Hefte zur Unfallheilkunde
Beihefte zur Zeitschrift „Unfallheilkunde/
Traumatology"
Herausgegeben von J. Rehn und L. Schweiberer

149

Verletzungen der Wirbelsäule

13. Reisensburger Workshop zu Ehren von H. Willenegger
14.–16. Februar 1980

Herausgegeben von
Caius Burri und Axel Rüter

unter Mitarbeit von

M. Allgöwer (Basel), G. Bargon (Ulm), E. Beck (Feldkirch), H. Bilow
(Tübingen), J. Böhler (Wien), U. Bötel (Bochum), F. Brussatis (Mainz),
C. Burri (Ulm), L. Deecke (Ulm), B. Dolanc (Basel), G. Friedebold
(Berlin), U. Guggenbühl (Grenchen), W. Hackenbruch (Rheinfelden),
G. Hierholzer (Duisburg), E. Hipp (München), K. H. Jungbluth (Hamburg),
P. M. Karpf (München), B.-D. Katthagen (Bochum), W. Kern
(Freiburg), L. Kinzl (Ulm), W. Küsswetter (Würzburg), E. H. Kuner
(Freiburg), E. Ludolph (Duisburg), F. Magerl (St. Gallen), K. A. Matzen
(München), E. Morscher (Basel), J. Müller (Liestal), M. E. Müller
(Bern), G. Muhr (Hannover), A. Pannike (Frankfurt/M.), J. Polster
(Münster), J. Rehn (Bochum), A. Rüter (Ulm), O. Russe (Innsbruck),
W. Schlickewei (Freiburg), R. Schneider (Biel), J. Schulte (Ulm),
L. Schweiberer (Homburg/Saar), A. Skuginna (Duisburg), W. Spier (Ulm),
E. Trojan (Wien), H. Tscherne (Hannover), S. Weller (Tübingen),
H. Willenegger (Bern), O. Wörsdorfer (St. Gallen), G. A. Zäch (Basel),
H. Zilch (Berlin)

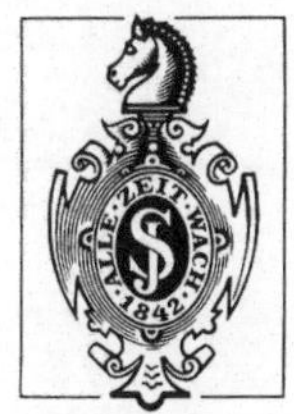

Springer-Verlag
Berlin Heidelberg New York 1980

Reihenherausgeber:

Prof. Dr. Jörg Rehn, Chirurgische Universitätsklinik und Poliklinik der Berufsgenossenschaftlichen Krankenanstalten „Bergmannsheil", Hunscheidtstraße 1, 4630 Bochum

Prof. Dr. Leonhard Schweiberer, Direktor der Abteilung für Unfallchirurgie der Chirurgischen Universitätsklinik, 6650 Homburg

Mit 168 Abbildungen

CIP-Kurztitelaufnahme der Deutschen Bibliothek
Verletzungen der Wirbelsäule / 13. Reisensburger Workshop zu Ehren von H. Willenegger. 14.–16. Februar 1980. Hrsg.
von Caius Burri u. Axel Rüter. Unter Mitarb. von M. Allgöwer . . . – Berlin, Heidelberg, New York: Springer, 1980.
  (Hefte zur Unfallheilkunde; 149)
    ISBN 978-3-540-10202-1   ISBN 978-3-642-88627-0 (eBook)
    DOI 10.1007/ 978-3-642-88627-0
NE: Burri, Caius [Hrsg.]; Allgöwer, Martin [Mitverf.]; Workshop zu Ehren von H. Willenegger ⟨1980, Reisensburg⟩;
Willenegger, Hans: Festschrift

Satz Oscar Brandstetter Druckerei KG, 6200 Wiesbaden
2124/3140-543210

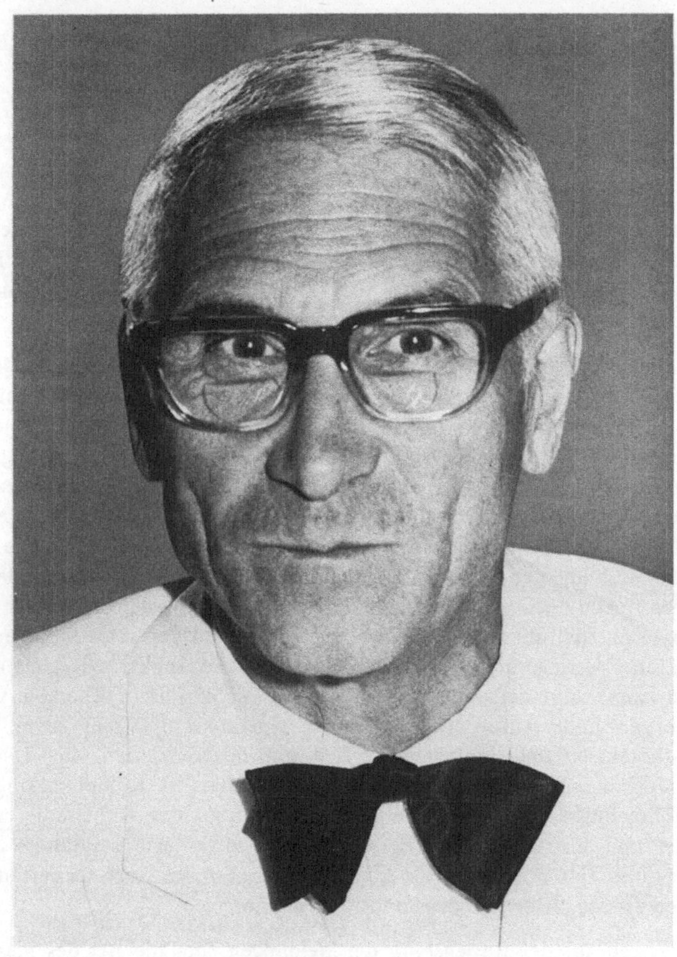

Prof. Dr. H. Willenegger

Vorwort

Vom 14. bis 16. Februar 1980 fand auf Schloß Reisensburg der 13. Unfallchirurgische Workshop statt. Er stand als Ehrung im Zeichen des 70. Geburtstages von Hans Willenegger, dem überragende Verdienste auf dem Gebiet der Unfall- und Wiederherstellungschirurgie zukommen. Ihm soll deshalb auch dieser Band gewidmet sein.

Entsprechend dem Sinne der Arbeitstagungen auf der Reisensburg, haben sich 47 Spezialisten aus den Gebieten Chirurgie, Orthopädie und Unfallchirurgie mit den Problemen der Pathophysiologie, der Diagnostik, Therapie, Nachbehandlung und Prognose von Verletzungen der Wirbelsäule befaßt. Die Verhandlungen haben gezeigt, daß sich im deutschen Sprachraum - wie in der ganzen Welt - nur relativ wenige Spezialkliniken mit der operativen Versorgung traumatischer Wirbelsäulenlaesionen befassen und sie auch durchführen. Die Domäne der operativen Vorgehen an der Wirbelsäule sind heute nach wie vor Mißbildungen, Fehlhaltungen und posttraumatische Zustände. Die Beiträge einzelner operativ eingestellter Kliniken zeigen jedoch, daß auch hier das aktive Vorgehen zu einer frühfunktionellen Nachbehandlung und damit zu kürzeren Krankenhausaufenthalten, Verringerung der Krankheitsdauer und funktionell günstigen Ergebnissen führen kann. Auf der anderen Seite stellt die chirurgische Therapie von Wirbelsäulenverletzungen hohe Anforderungen an den Operateur und sein Team, was insbesondere im thorakalen und lumbalen Bereich mit differenzierten Zugangswegen und verstärkten Möglichkeiten von thorakalen und abdominalen Komplikationen zutrifft. Um günstige Ergebnisse zu erzielen, verlangt die Chirurgie der Wirbelsäule entsprechende technische und instrumentelle Voraussetzungen sowie eine sorgfältige Ausbildung des OP-Teams und eine überlegte Taktik, zudem den Einsatz einer versierten Anaesthesie-Gruppe und die Möglichkeiten der intensiven Nachsorge.

Noch nie waren auf der Reisensburg die Meinungen über die Art des idealen Vorgehens so geteilt, wie bei diesem Diskussionsgebiet, so daß auch die aus den offen geführten Diskussionen gemeinsam erarbeiteten Schlußfolgerungen und Empfehlungen unter gewissen Vorbehalten zu verstehen sind. Dennoch glauben die Herausgeber, daß der vorliegende Band dem praktisch tätigen Unfallchirurgen eine Hilfe bei seiner täglichen Arbeit und seinen Entscheidungen sein kann.

Die Ulmer Unfallchirurgen als Organisatoren des Workshops danken allen Teilnehmern für ihre Beiträge und Diskussionsvoten sowie dem Verlag für seine speditive und saubere Arbeit.

Ulm, im Mai 1980

C. Burri   A. Rüter

Professor Dr. H. Willenegger

Geboren am 6. Januar 1910 in Zürich. Nach seinem Medizinstudium war er als Assistenzarzt am Bezirksspital Niederbipp, am Institut für Pathologie der Universität Zürich (Prof. von Albertini, Prof. Uehlinger), als Oberarzt am Kantonsspital Winterthur und als 1. Oberarzt an der Chirurgischen Universitätsklinik Basel (Prof. Schürch, Prof. Nissen) tätig. 3 Semester leitete er die Baseler Klinik kommissarisch. 1953 wurde Hans Willenegger zum Chefarzt der Chirurgischen Klinik des Kantonsspitals Liestal gewählt. Seit 1949 war er Privatdozent, 1958 verlieh ihm die Universität Basel den Titel Professor für Chirurgie.

Professor Willenegger ist Mitbegründer des Zentrallaboratoriums des Schweizerischen Roten Kreuzes in Bern, der Deutschen Gesellschaft für Bluttransfusion und des Collegium Internationale Chirurgiae digestivae.

In mehr als 200 Einzelpublikationen und 10 Buchbeiträgen hat Hans Willenegger entscheidende Beiträge auf dem Gebiet der Bluttransfusion, des Blutersatzes, der visceralen Chirurgie sowie der Chirurgie des Bewegungsapparates, insbesondere der Osteosynthese und der Gelenkbandplastiken, geleistet.

Das Echo seiner weltweiten wissenschaftlichen und klinischen Tätigkeit konnte nicht ausbleiben: So ist Hans Willenegger heute korrespondierendes Mitglied von vier und Ehrenmitglied von elf Fachgesellschaften in Europa und der ganzen Welt. Zudem ist er Träger des Prix Robert Danis de la Société Internationale de Chirurgie und der Ernst von Bergmann-Plakette der Deutschen Bundesärztekammer.

Die Ulmer Unfallchirurgen ehren zusammen mit den Teilnehmern des 13. Reisensburger Workshops seine hervorragende Chirurgenpersönlichkeit anläßlich des 70. Geburtstages.

Inhaltsverzeichnis

X

Bandherausgeber

Prof. Dr. C. Burri, Abteilung für Unfallchirurgie, Plastische und Wiederherstellungschirurgie der Universität, D - 7900 Ulm

Prof. Dr. A. Rüter, Abteilung für Unfallchirurgie, Plastische und Wiederherstellungschirurgie der Universität, D - 7900 Ulm

Mitarbeiter

Prof. Dr. M. Allgöwer, Department für Chirurgie, Kantonsspital CH - 4031 Basel

Prof. Dr. G. Bargon, Abteilung für Radiologie der Universität, D - 7900 Ulm

Prim. Dr. E. Beck, Abteilung für Unfallchirurgie, Landeskrankenhaus, A - 6807 Feldkirch

Dr. H. Bilow, Berufsgenossenschaftliche Unfallklinik, D - 7400 Tübingen

Prof. Dr. J. Böhler, Allgemeine Unfallversicherungsanstalt, Unfallkrankenhaus Lorenz Böhler, A - 1200 Wien

Dr. U. Bötel, Berufsgenossenscaftliche Krankenanstalten "Bergmannsheil", Abteilung für Rückenmarkverletzte, D - 4630 Bochum

Prof. Dr. F. Brussatis, Orthopädische Klinik, Johannes-Gutenberg-Universität, D - 6500 Mainz

Prof. Dr. C. Burri, Abteilung für Unfallchirurgie, Plastische und Wiederherstellungschirurgie der Universität, D - 7900 Ulm

Prof. Dr. L. Deecke, Abteilung für Neurologie der Universität, D - 7900 Ulm

Dr. B. Dolanc, Orthopädische Universitätsklinik, Felix-Platter-Spital, CH - 4055 Basel

Prof. Dr. G. Friedebold, Orthopädische Klinik der Freien Universität Berlin, im Oskar-Helene-Heim, D - 1000 Berlin

Dr. U. Guggenbühl, Spital, CH - 2540 Grenchen

Dr. W. Hackenbruch, Orthopädische Abteilung, Kreiskrankenhaus, D - 7888 Rheinfelden

Prof. Dr. G. Hierholzer, Berufsgenossenschaftliche Unfallklinik, D - 4100 Duisburg

Prof. Dr. E. Hipp, Orthopädische Klinik rechts der Isar der Technischen Universität, D - 8000 München

Prof. Dr. K. H. Jungbluth, Abteilung für Unfallchirurgie, Universitätskrankenhaus Eppendorf, D - 2000 Hamburg

Priv. Doz. Dr. P. M. Karpf, Orthopädische Klinik rechts der Isar der Technischen Universität, D - 8000 München

Dr. B. -D. Katthagen, Berufsgenossenschaftliche Krankenanstalten "Bergmannsheil", Chirurgische Universitätsklinik, D - 4630 Bochum

Dr. W. Kern, Abteilung für Unfallchirurgie, Chirurgische Universitätsklinik, D - 7800 Freiburg

Priv. Doz. Dr. L. Kinzl, Abteilung für Unfallchirurgie, Plastische und Wiederherstellungschirurgie der Universität, D - 7900 Ulm

Priv. Doz. Dr. W. Küsswetter, Orthopädische Klinik, König-Ludwig-Haus, D - 8700 Würzburg

Prof. Dr. E. H. Kuner, Abteilung für Unfallchirurgie, Chirurgische Universitätsklinik, D - 7800 Freiburg

Dr. E. Ludolph, Berufsgenossenschaftliche Unfallklinik, D - 4100 Duisburg

Dr. F. Magerl, Klinik für Orthopädische Chirugie, Kantonsspital, CH - 9007 St. Gallen

Priv. Doz. Dr. K. A. Matzen, Orthopädische Klinik im Klinikum Großhadern, Universität D - 8000 München

Prof. Dr. E. Morscher, Orthopädische Universitätsklinik, Felix-Platter-Spital, CH - 4055 Basel

Priv. Doz. Dr. J. Müller, Chirurgische Klinik, Kantonsspital, CH - 4410 Liestal

Prof. Dr. M.E. Müller, Klinik und Poliklinik für Orthopädie und Chirurgie des Bewegungsapparates der Universität, CH - 3010 Bern

Prof. Dr. G. Muhr, Unfallchirurgische Klinik, Medizinische Hochschule, D - 3000 Hannover

Prof. Dr. A. Pannike, Unfallchirurgische Klinik, Johann-Wolfgang-Goethe-Universität, D-6000 Frankfurt

Prof. Dr. J. Polster, Orthopädische Klinik der Westf. Wilhelms-Universtät, D - 4400 Münster

Prof. Dr. J. Rehn, Berufsgenossenschaftliche Krankenanstalten "Bergmannsheil", Chirurgische Universitätsklinik, D - 4630 Bochum

Prof. Dr. A. Rüter, Abteilung für Unfallchirurgie, Plastische und Wiederherstellungschirurgie der Universität, D - 7900 Ulm

Prof. Dr. O. Russe, Universitätsklinik für Unfallchirurgie, A - 6020 Innsbruck

Dr. W. Schlickewei, Abteilung für Unfallchirurgie, Chirurgische Universitätsklinik, D - 7800 Freiburg

Prof. Dr. R. Schneider, Regionalspital, CH - 2503 Biel

Dr. J. Schulte, Abteilung für Unfallchirurgie, Plastische und Wiederherstellungschirurgie der Universität, D - 7900 Ulm

Prof. Dr. L. Schweiberer, Abteilung für Unfallchirurgie, Chirurgische Universitätsklinik, D - 6650 Homburg/Saar

Dr. A. Skuginna, Berufsgenossenschaftliche Unfallklinik, D - 4100 Duisburg

Prof. Dr. W. Spier, Abteilung für Unfallchirurgie, Plastische und Wiederherstellungschirurgie der Universität, D - 7900 Ulm

Prof. Dr. E. Trojan, 1. Univ. -Klinik für Unfallchirurgie, Allgemeines Krankenhaus der Stadt, A - 1097 Wien

Prof. Dr. H. Tscherne, Unfallchirurgische Klinik, Medizinische Hochschule, D - 3000 Hannover

Prof. Dr. S. Weller, Berufsgenossenschaftliche Unfallklinik, D - 7400 Tübingen

Prof. Dr. H. Willenegger, AO International, CH - 3008 Bern

Dr. O. Wörsdorfer, Klinik für Orthopädische Chirurgie, Kantonsspital, CH - 9007 St. Gallen

Dr. G. A. Zäch, Schweizerisches Paraplegikerzentrum, Bürgerspital, CH - 4055 Basel

Dr. H. Zilch, Orthopädische Klinik der Freien Universität Berlin, im Oskar-Helene-Heim, D - 1000 Berlin

1. Pathophysiologie und Diagnostik

Funktionelle Anatomie der Wirbelsäule

O. Wörsdörfer und F. Magerl

Die Wirbelsäule hat 3 biomechanische Funktionen. Erstens eine statische als Aufnehmer und Überträger von Kräften und Biegemomenten, zweitens eine dynamische als Bewegungsorgan und drittens eine Schutzfunktion von traumatisierenden Kräften und Momenten für die Wirbelsäule selbst und das empfindliche Rückenmark.

Diese Funktionen werden durch die hochdifferenzierten mechanischen Eigenschaften der normalen Wirbelsäulenanatomie erreicht.

Bei der äußeren Betrachtung erscheint die Wirbelsäule in der frontalen Ebene symmetrisch in einer Senkrechten, gelegentlich besteht eine leichte rechtskonvexe thorakale Kurve bei verstärktem Gebrauch der rechten Hand. In der seitlichen Ansicht bestehen vier normal konfigurierte Kurven. Cervical und lumbal besteht eine Lordose, thorakal und sacral eine Kyphose. Diese geschwungene Form erlaubt eine höhere Flexibilität und hat eine stoßabsorbierende Wirkung. Die thorakale und sacrale Kyphose ist strukturell durch die ventrale Keilform der Wirbelkörper gebildet. Die cervicale und lumbale Lordose wird durch die Keilform des Discus intervertebralis verursacht.

Umfassende Darstellungen über die funktionelle Anatomie, Biomechanik und Biochemie der Wirbelsäule sind bei Junghanns [12], White und Panjabi [24] und Farfan [8] zu finden. Die Literaturangaben umfassen weit über 3000 Zitate.

Anatomische Strukturen der Wirbelsäule

Folgende anatomische Grundstrukturen lassen sich unterscheiden:
a) Wirbel
b) Discus intervertebralis
c) Ligamente
d) Rippenkorb
e) Muskulatur
f) Rückenmark.

a) Wirbel

Die Wirbelsäule umfaßt 7 Halswirbel, 12 Brustwirbel, 5 Lendenwirbel, 5 verschmolzene Sacralwirbel und 3 bis 4 Steißbeinwirbel. Der ventrale Anteil des Wirbels ist ein spongiöser Knochenblock mit einer dünnen Corticalis und leicht konkaven Deckplatten. Der hintere Anteil ist der knöcherne Bogen, bestehend aus 2 Pedunculi und einer paarig angelegten Lamina. Davon entspringen die Gelenksfortsätze, Querfortsätze und der Dornfortsatz.

2

Dieses Bauprinzip ist bei allen Wirbeln gewahrt mit Ausnahme der obersten zwei Wirbel. Die nach caudal zunehmenden mechanischen Belastungen verändern die Wirbel in Größe und Masse. Zusätzlich findet man an der Halswirbelsäule Foramina für die Arteria vertebralis sowie die Processus uncinati, an der Brustwirbelsäule Gelenksflächen für die Rippen, an der Lendenwirbelsäule die Processus mamillares.

Die Flächen der Intervertebralgelenke sind nach den biomechanischen Erfordernissen für Belastung und Bewegung orientiert und sind für die Halswirbelsäule, Brustwirbelsäule und Lendenwirbelsäule jeweils charakteristisch. Abbildung 1 orientiert über die räumliche Situation der Gelenksflächen in den drei Wirbelsäulenabschnitten. Die Gelenksflächen in der lumbalen Wirbelsäule sind nicht eben und zeigen in den oberen Anteilen eine konkave, in den unteren eine konvexe Krümmung.

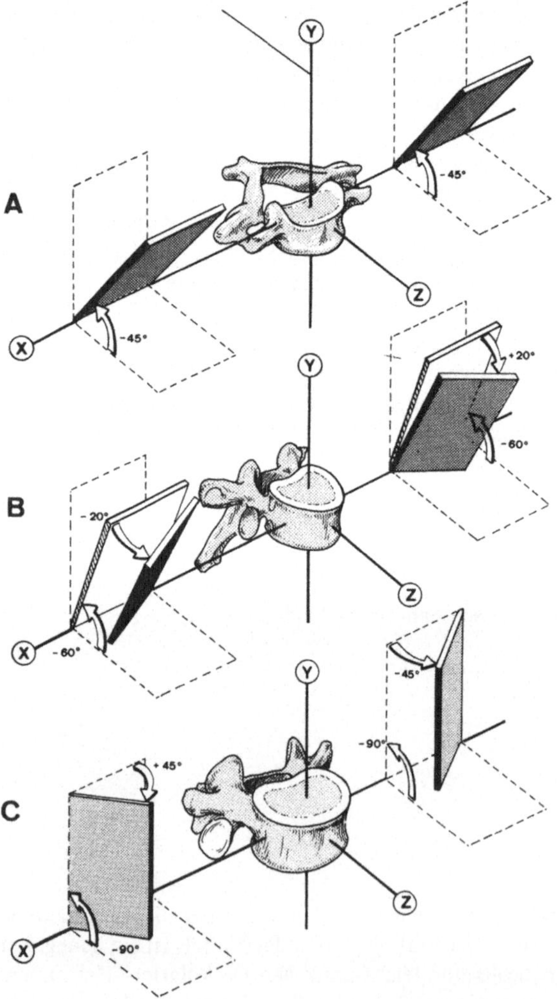

Abb. 1. Räumliche Stellung der Gelenksflächen in der Halswirbelsäule, Brustwirbelsäule und Lendenwirbelsäule

Als Übergangswirbel werden die Wirbel mit Umorientierung der Gelenksfläche bezeichnet. Diese sind in ihrer Lokalisation variabel und müssen deshalb nicht immer mit dem Übergang einer Wirbelsäulenregion in eine andere übereinstimmen. An der Halswirbelsäule besteht ein regelmäßiger Übergang durch den anatomisch bestimmten Anfang des Rippenkorbes am ersten Brustwirbel. Im thoracolumbalen Bereich kann der Übergangswirbel zwischen Th 10 und L 1 liegen. Im lumbosacralen Bereich ist der Übergangswirbel immer festgelegt zwischen freiem Wirbel und verschmolzenen Sacralwirbeln.

Die axiale Belastbarkeit der Wirbelkörper hängt neben deren Größe von der Struktur des Knochens ab, die wiederum durch biologische Faktoren beeinflußt wird. Im Alter über 40 Jahren kommt es zu einer deutlichen Verminderung der Tragfähigkeit. Bereits ein geringer Verlust an Knochengewebe zeigt einen deutlichen Rückgang der Festigkeit. Bei einer Verminderung des Knochengewebes um 25% resultiert ein Festigkeitsverlust von über 50% (Bell [3]). Tragfähige Strukturen sind der trabeculierte spongiöse Knochen und die corticale äußere Schale. Bei Personen unter 40 Jahren werden 55% einer Belastung vom spongiösen Knochen aufgenommen, bei Personen über 40 Jahren reduziert sich der Anteil auf 35% (Rockoff [21]). Die maximalen axialen Belastungswerte bis zum Bruch des Wirbels liegen experimentell um 2000 bis 8000 Newton, zunehmend nach caudal. Bevor es nach Überschreiten der Grenzwerte zu einer Fraktur kommt, unterliegt der Wirbel jedoch einer großen Deformation, welche im spongiösen Bereich um 10%, im corticalen Anteil unter 2% beträgt (Lindahl [14]). Der energieabsorbierende Effekt des spongiösen Knochens wird noch verstärkt durch das Knochemark, das im Sinne eines hydraulischen Systems wirkt (Hayes [10]).

Obschon der Wirbelkörper den Hauptanteil einer axialen Belastung übernimmt, können je nach Körperstellung bis zu 35% der Belastung von den Gelenksfortsätzen un den Intervertebralgelenken getragen werden (King [13]). Zudem werden nach Farfan [8] etwa 45% der Torsionsstabilität von den Gelenksfortsätzen und den Gelenken übernommen. Ein gleich großer Teil entfällt auf den Discus intervertebralis und etwa 10% verteilen sich auf die interspinalen Ligamente.

b) Discus intervertebralis

Die Gesamthöhe aller Disci intervertebrales machen etwa 20 bis 30% der Gesamtlänge der Wirbelsäule aus. Drei Grundstrukturen lassen sich unterscheiden: der Nucleus pulposus, der Anulus fibrosus und die knorpeligen Endplatten. Der zentral gelegene Nucleus pulposus, bestehend aus einem Mucoproteingel mit verschiedenen Mucopolysacchariden

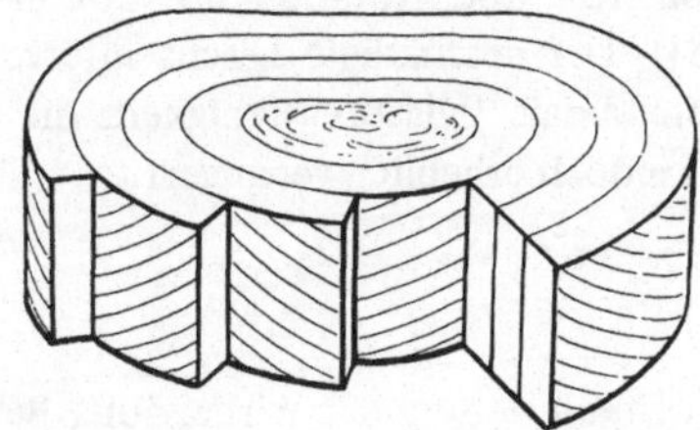
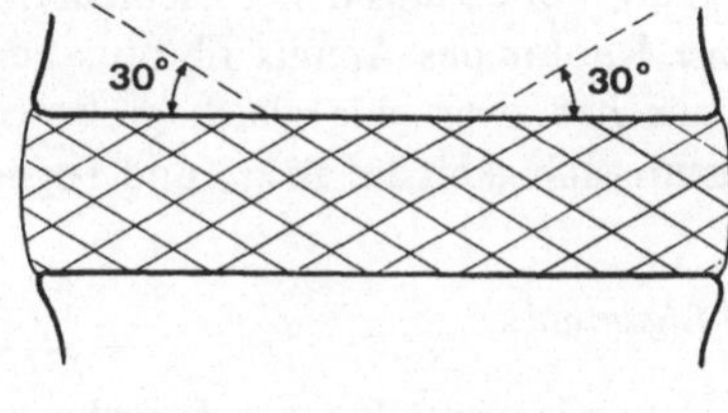

Abb. 2. Aufbau des Discus intervertebralis. Konzentrische Laminate des Anulus fibrosus um den Nucleus pulposus. Die Fasern sind in einem Winkel von ± 30º zur Deckplattenebene für zwei aufeinanderfolgende Schichten angeordnet

4

und einem variablen Wassergehalt von 70 bis 90%, nimmt mit zunehmendem Alter an Größe ab. Peripher vom Nucleus pulposus liegen in konzentrischen Schichten die Fasern des Anulus fibrosus. Diese Fasern liegen in einem Winkel von 30º zur Ebene des Discus. Je zwei angrenzende Schichten haben eine Faserrichtung in die entgegengesetzte Seite, sodaß sie in einem Winkel von 120º zueinander stehen (Abb. 2). Diese architektonische Struktur ist für die erhebliche Stabilität des Discus intervertebralis verantwortlich. Die Fasern heften sich in der inneren Zone an die hyaline knorpelige Endplatte an, in der äußeren Schicht sind sie direkt mit dem Knochen des Wirbelkörpers verbunden und werden Sharpey'sche Fasern genannt und erreichen eine beträchtliche Zugfestigkeit. Der Discus ist den größten Belastungen der Wirbelsäule ausgesetzt. Wird ein Bewegungssegment, bestehend aus 2 Wirbeln und einer Zwischenwirbelscheibe, mit einer hohen axialen Kraft belastet, bricht zuerst die Deckplatte ein ohne sichtbare Schädigung des Discus (Brown [5]). Der degenerierte Discus zeigt in seinem Verhalten keinen Unterschied zum normalen Discus unter axialer Belastung. Farfan [8] fand, daß im Gegenteil der degenerierte Discus unter Kompressionsbelastung straffer ist als der normale. Auch ein Discusprolaps konnte unter axialer Belastung nicht erzeugt werden, selbst wenn an der typischen Herniationsstelle der posterolaterale Anulus fibrosus incidiert wurde (Hirsch [11]).

Der intradiscale Druck ist ein direkter Parameter der axialen Belastung. Die von Nachemson [16, 17] entwickelte Technik zum Bestimmen des intradiscalen Druckes ergab, daß der Discus im intakten Bewegungssegment eine Vorspannung von 120 Newton hat. Nach Durchtrennung der hinteren Elemente sank der Druck auf Null herab. Durch diese Vorspannung wird eine primäre Stabilität erreicht. Durch weitere Kompression erhöht sich auch zunehmend die Stabilität. In vivo-Messungen haben gezeigt, daß axiale Belastungen auf den Discus sehr hoch sein können. Beim Sitzen oder Stehen steigt die Belastung auf das Zweifache des Körpergewichtes an. Mit einem Gewicht von 20 kg in den Händen steigt die Belastung bereits auf das Dreifache des Körpergewichtes. Noch höhere Drücke können erzeugt werden, wenn die Arme nach vorne gestreckt werden, sodaß der Hebelarm größer wird. Zu der axialen Belastung kommt noch ein Biegemoment hinzu, welches eher geeignet ist, einen Discusschaden hervorzurufen, als eine rein axiale Kraft. Diese Gesichtspunkte sind von arbeitsmedizinischer Bedeutung. Durch eine richtige Hebe- und Tragetechnik können Bandscheibenschäden vermieden werden. In perfekter Form wird diese ökonomische Technik von den Gewichthebern demonstriert. Unter maximaler Verkürzung des Hebelarmes wird das Gewicht in axialer Richtung in die Höhe gebracht. Die angespannte Bauch- und Rückenmuskulatur sowie der stark erhöhte intraabdominelle Druck stabilisieren die Wirbelsäule und reduzieren den intradiscalen Druck.

Ein anderes Verhalten zeigt der Discus auf Biege- und Torsionskräfte. Diese sind geeignet, Verletzungen herbeizuführen. Biegungen von 15º und Rotation um 20º rufen eine Ruptur des Anulus fibrosus hervor (Farfan [8]). Der geschädigte Discus intervertebralis hat zwar eine gleich große oder auch höhere axiale Belastungsfähigkeit, die Belastungsfähigkeit auf Biege- und Torsionsmomente ist jedoch erheblich verringert.

c) Ligamente

Der Bandapparat hat die Aufgabe der dynamischen Stabilisierung der Wirbelsäule, Bewegungen zu erlauben und ab einem gewissen Ausmaß zu limitieren, sowie hohe Energien, wie sie bei einem Trauma auftreten, zu absorbieren. Beim Trauma wird etwa siebenmal soviel Energie absorbiert wie bei normalen Bewegungen. Bei Überschreiten der Absorptionskapazität kommt es entweder zur Fraktur oder zur Ruptur oder zu beidem, je nach Größe und Art der Gewalteinwirkung. Bei langsamem Kraftanstieg entsteht eher die Läsion am Knochen, bei raschem Anstieg kommt es zur ligamentären Verletzung (Noyes [19]).

Sieben Ligamente sind an der Wirbelsäule von Bedeutung.

1. Das Ligamentum longitudinale anterius (vorderes Längsband) erstreckt sich von der Vorderfläche des Atlas entlang der Wirbelkörpervorderflächen bis in den oberen Teil des Sacrums. Es ist fest verbunden mit den Wirbelkörpern und in lockerem Verband mit dem Anulus fibrosus des Discus intervertebralis. An der Halswirbelsäule schmal, verbreitert es sich im thorakalen Abschnitt und erreicht dort auch die größte Zugfestigkeit, nach lumbal wird es wieder schwächer.

2. Das Ligamentum longitudinale posterius (hinteres Längsband) verläuft über die Hinterflächen der Wirbelkörper bis zum Steißbein. Proximal des 2. Halswirbels läuft das hintere Längsband über die Hinterfläche des Dens, biegt um 45° nach ventral und inseriert am vorderen Rand des Foramen occipitale magnum. Dieser Teil wird Membrana tectoria genannt.

3. Die intertransversalen Bänder erstrecken sich zwischen den benachbarten Querfortsätzen. In der thorakalen Wirbelsäule werden die Rippen am Wirbelkörper durch das Ligamentum costovertebrale und das Ligamentum capituli costae radiatum und mit den Querfortsätzen durch das Ligamentum costotransversum fixiert.

4. Die Kapselbänder der Intervertebralgelenke verlaufen senkrecht zur Gelenksfläche und sind kräftig entwickelt in der thorakalen und lumbalen Wirbelsäule. Auf Grund der größeren Beweglichkeit der Halswirbelsäule umschließen sie die Intervertebralgelenke locker.

5. Das Ligamentum flavum erstreckt sich zwischen beiden Lamina von ventral-proximal nach dorsal-caudal und ist paarig angelegt. Am dicksten ist es im thorakalen Abschnitt. Es enthält einen hohen Anteil an elastischen Fasern, welche im Alter durch Bindegewebe ersetzt werden.

Nachemson [18] fand, daß das Ligamentum flavum eine altersabhängige Vorspannung von 18–5 Newton hat und unter anderem die bereits erwähnte Vorspannung im Discus intervertebralis beim intakten Bewegungssegment bewirkt. Die hohe Elastizität und Vorspannung haben eine weitere große klinische Bedeutung. Bei der Reclination wird das Ligamentum flavum nie völlig entspannt, somit wird eine Faltung mit Einbuchtung in den Spinalkanal verhindert. In neutraler Stellung ist das Band auf 15% seiner Länge vorgedehnt und geht bei voller Reclination auf 5% Vordehnung zurück. Bei voller Flexion wird das Band auf 50% seiner Länge gedehnt. Über eine Dehnung von 75% hinaus kommt es zur Ruptur. Der Elastizitätsverlust durch Narbenbildung nach einem Trauma oder durch altersbedingte Veränderungen kann bei forcierter Reclination eine Kompression des Rückenmarks zur Folge haben. Deshalb muß ausdrücklich auf diese Gefahr bei Korrekturen posttraumatischer kyphotischer Fehlstellungen insbesondere an der Halswirbelsäule hingewiesen werden. Auch bei der Reposition von Luxationen kann es auf Grund der bereits eingetretenen Narbenbildung oder der bestehenden Ruptur oder der Überdehnung mit plastischer Deformierung zu einer Faltenbildung mit Rückenmarkskompression kommen, wenn die Wirbelsäule recliniert wird. Bei der offenen Reposition von ventral ist diese Gefahr unseres Erachtens vorhanden. Eine Reclination muß strikt vermieden werden.

6. Das Ligamentum interspinale liegt zwischen den einzelnen Dornfortsätzen und ist an der Halswirbelsäule schwach entwickelt, an der Lendenwirbelsäule kann es teilweise sogar fehlen.

7. Das Ligamentum supraspinale ist an der Halswirbelsäule als Ligamentum nuchae bekannt. Distalwärts zieht es über die Dornfortsatzspitzen bis zum Sacrum.

Beide Ligamente haben eine geringe biomechanische Bedeutung.

d) Rippenkorb

Der Rippenkorb hat eine wichtige stabilisierende Funktion der thorakalen Wirbelsäule. Das Rippenköpfchen artikuliert seitlich mit seinem entsprechenden Wirbel und mit dem darüber liegenden Wirbel und bildet das Costovertebralgelenk. Die Gelenkskapsel wird durch das Ligamentum capituli costae radiatum verstärkt, welches sich vom Rippenköpfchen auf Wirbel und Discus ausbreitet. Das Tuberculum der Rippe artikuliert mit dem Processus transversus des entsprechenden Wirbels und bildet das Costotransversalgelenk, fixiert wird dieses Gelenk durch ein mediales, laterales und oberes costotransversales Ligament.

Experimentelle Untersuchungen von Andriacchi [1] ergaben eine deutliche Verbesserung der Stabilität der Wirbelsäule durch den Rippenkorb bei allen vier physiologischen Bewegungen. Nach Resektion des Sternums sanken die Stabilitätseigenschaften auf die Werte eines rippenkorbfreien Präparates. Bei axialer Belastung erhöht der Rippenkorb die Stabilität um das Vierfache.

e) Muskulatur

Die Muskulatur und deren Steuerung erlauben erst, daß die Wirbelsäule in einer bestimmten Position gehalten werden kann. Zwei Muskelgruppen, je eine ventral und eine dorsal gelegen, verspannen die Wirbelsäule. Die dorsale Muskulatur wird in eine oberflächliche, intermediäre und tiefe Schicht unterteilt. Die kurzen Muskelgruppen sind in der tiefen Schicht gelegen und reichen meist von einem zum benachbarten Wirbel. Die prävertebrale Muskulatur besteht aus den 4 Abdominalmuskeln.

Bei entspanntem Stehen sind keine oder nur geringe korrigierende Muskelaktivitäten vorhanden, sofern die Wirbelsäule im Lot steht und der Schwerpunkt in der Wirbelsäule liegt. Wandert der Schwerpunkt in der Horizontalebene, so ist auf der Gegenseite ein Muskelzug zur Balance erforderlich. Beim Adipösen wandert der Schwerpunkt ventral, daraus resultiert ein kontinuierlicher Muskelzug der dorsalen Muskelgruppen mit entsprechenden klinischen Folgen.

Beim Vorwärtsbeugen ist zunächst das Becken fixiert durch die Glutaealmuskulatur, die Beugung geschieht bis 60° in der lumbalen Wirbelsäule, über 60° wird die Beugung in der Hüfte fortgesetzt. Dies hat eine Bedeutung für die Entstehung von Verletzungen der lumbosacralen Wirbelsäule durch ein Flexionstrauma, wenn das Becken durch Hüftbeugung und Kniestreckung (zum Beispiel im Autositz) fixiert ist. Da eine Flexionsbewegung in der Wirbelsäule nur bis 60° möglich ist und das Becken eine weitere Flexion nicht durchführen kann, kann es zu Ausbrüchen der lumbosacralen Wirbelsäule aus dem Sacrum kommen.

Beim Beugen nach lateral kommt es zur verstärkten Muskelaktivität der gleichen Seite. Muß eine Belastung in seitlicher Beugung jedoch gehalten werden, so ist die Aktivität auf der kontralateralen Seite im lumbalen Bereich und auf der ipsilateralen Seite im thorakalen Bereich erhöht. Bei axialer Rotation wirken der Erector spinae auf der gleichen Seite und der Musculus multifidus und die Rotatoren auf der gegenüberliegenden Seite. Das Becken wird dabei stabilisiert durch den Glutaeus medius und Tensor fasciae latae (Carlsöö [6]).

f) Rückenmark

Das Rückenmark wird von den drei Membranen Dura mater, Pia mater und Arachnoidea umhüllt. Die feste Dura mater ist die äußerste Hülle, zwischen ihr und dem Periost des Wirbelkanales liegt der epidurale Raum mit Fettgewebe und Venenplexus. Das Spinalganglion ist ebenfalls noch von Dura umhüllt. Die nächste Schicht ist die elastische, feingewebte Arachnoidea, welche dicht der Dura angepaßt ist. Der subdurale Raum ist eng. Trabekel heften die Arachnoidea an die Dura an. Der Subarachnoidalraum ist mit Liquor cerebrospinalis gefüllt. Die elastische Pia mater als dritte Hülle liegt dem Rückenmark eng an und ist vascularisiert. Im cervicalen und thorakalen Abschnitt bilden sich aus Verdickungen der Pia mater ventral und dorsal der Nervenwurzeln das seitliche Ligamentum dentatum, welches den subarachnoidalen und subduralen Raum durchquert und an der Innenseite der Dura mater inseriert. Das Rückenmark wird somit etwas verschieblich im Duralkanal aufgehängt.

Bei Flexion der Wirbelsäule kommt es zur Verlängerung des Spinalkanals, bei Extension zur Verkürzung. Das Rückenmark folgt diesen Längenveränderungen jedoch nicht durch Auf- und Absteigen im Spinalkanal. Das elastische Mark ist bei Reclination ziehharmonikaförmig gefaltet und entfaltet sich bei Flexion durch Streckung (Abb. 3). Unter physiologischem Zug steht das Rückenmark bei voller Flexion und erreicht etwa 75%

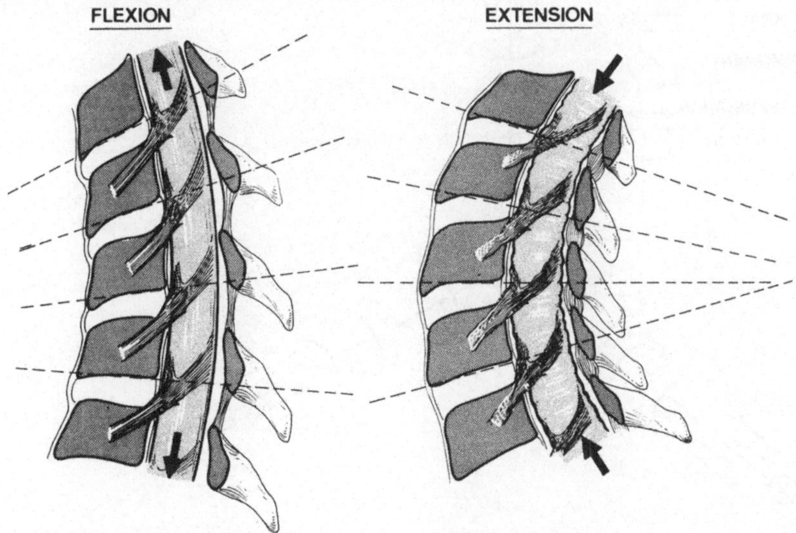

Abb. 3. Anpassung des Rückenmarks an die Längendifferenzen des Spinalkanals bei Flexion und Extension. Das elastische Rückenmark faltet sich durch die Eigenelastizität ziehharmonikaförmig und entfaltet sich bei maximaler physiologischer Streckung

8

seiner Länge (Breig [4]). Die gute Elastizität und Compliance ist nur in axialer Richtung vorhanden. In horizontaler Richtung ist das Rückenmark höchst verletzungsgefährdet auf translatorische Kräfte.

Beweglichkeit und regionale Besonderheiten

Zwei benachbarte Wirbel, die dazugehörige Zwischenwirbelscheibe und der Bandapparat bilden die funktionelle Einheit eines Bewegungssegmentes. Die Summe aller Bewegungssegmente ergeben das gesamte Beweglichkeitsverhalten der Wirbelsäule mit individueller Anpassung.

Setzt man ein solches Bewegungssegment in ein dreidimensionales Koordinatensystem, so kann auf jede Achse eine Kraft und ein Moment wirken, welche eine Translation und Rotation zur Folge hat. Somit ergeben sich 6 Freiheitsgrade der Bewegung (Abb. 4). Eine Kraft in der vertikalen Achse ergibt Kompression oder Zug, eine Moment ergibt Rechts- oder Linksrotation. In der frontalen Achse resultiert ein seitlicher Schub und Flexion/Extension, in der sagittalen Achse anteroposteriorer Schub und Seitwärtsneigung.

Unter Kompression wird das Bewegungssegment um 60% steifer als unter Zug (White [24]). Die Schubsteifigkeit ist im thorakalen Bereich in der Horizontalebene nach allen Richtungen hin gleich, im lumbalen Bereich lateral steifer als anteroposterior. In Flexion ist die Wirbelsäule um 30% beweglicher als in Extension. Nach Resektion der dorsalen knöchernen Elemente nimmt die Flexibilität zu (Markolf [15]).

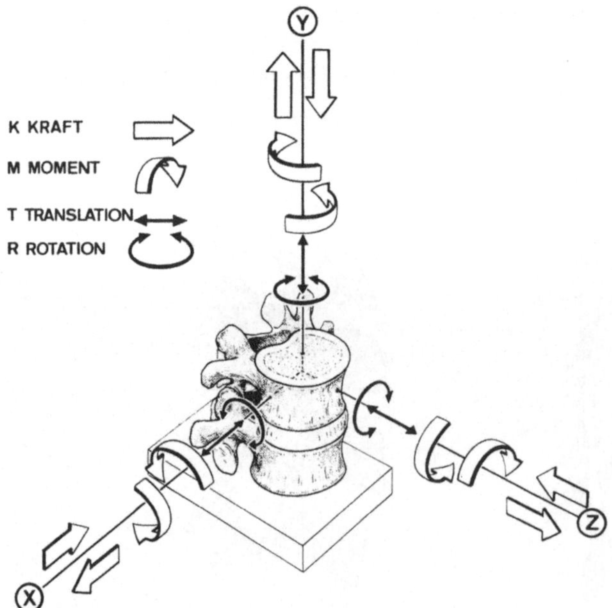

Abb. 4. Dreidimensionales Koordinatensystem zur Definierung von Kräften und Momenten auf ein Bewegungssegment. In jeder Achse wirkt eine Kraft und ein Moment. Eine Kraft verursacht Translation, ein Moment verursacht Rotation. Daraus ergeben sich für ein Bewegungssegment 6 Freiheitsgrade

Bei axialer Rotation findet man einen konstanten Torsionswiderstand in der oberen thorakalen Wirbelsäule, der ab Th 8 zunimmt und den größten Widerstand am thoracolumbalen Übergang mit einem etwa elffachen Wert erreicht. Nach Entfernen der Wirbelgelenke kommt es zu einer erheblichen Abnahme (25%) des Widerstandes. Die Stellung der Gelenksfacetten ist für den Torsionswiderstand verantwortlich. Wenn die Gelenksebenen so stehen, daß Rotation erlaubt ist, besteht ein geringer Torsionswiderstand, wie er in der oberen Brustwirbelsäule vorliegt (Markolf [15]). Die plötzliche Umorientierung der Gelenksflächen im Übergangswirbel des thoracolumbalen Bereiches blockiert die axiale Rotation, wodurch eine außerordentlich hohe Rotationsfestigkeit resultiert. Die abrupte Änderung des Torsionswiderstandes hat eine Stresskonzentration in diesem Bereich zur Folge. Die klinisch bekannte Häufigkeit von Verletzungen des thoracolumbalen Überganges dürfte dadurch erklärt werden.

Bewegungen der Wirbelsäule dürfen nicht als isolierte Einzelbewegungen betrachtet werden. Es gibt keine reine Flexion, Extension, seitliches Biegen oder Rotation. Die verschiedenen Bewegungen sind miteinander gekoppelt. Axiale Rotation ist z.B. in der Lendenwirbelsäule streng gekoppelt mit einem lateralen und einem sagittalen Biegemoment, oder bei seitlichem Biegen entsteht gleichzeitig ein Vorwärtsbiegen und eine axiale Rotation. Dagegen verursacht ein Vorwärtsbiegen nicht die beiden anderen Rotationen. Aus diesem Grund ist eine Klassifizierung von Wirbelsäulenverletzungen nach dem scheinbaren Verletzungsmechanismus wie Hyperflexion, Hyperextension und dergleichen eine allzu starke Vereinfachung und gibt keinen Hinweis auf eventuell zu erwartende Verletzungsmuster.

Der occipito-atlanto-axiale Komplex

Das occipito-atlanto-axiale Gelenk ist anatomisch und kinetisch das komplexeste Gelenk des menschlichen Körpers (White [26]). Das atlanto-occipitale sowie das atlanto-axiale Gelenk erlauben zu gleichen Teilen eine Flexion und Extension von 10-12º. Laterales Biegen ist nur im atlanto-occipitalen Gelenk um etwa 8º möglich (Tabelle 1). Axiale Rotation findet man nur im atlanto-axialen Gelenk. Die besondere konvexe Oberfläche der Kopfcondylen und die eng angepaßte, entsprechende Negativform der Massa lateralis des Atlas erlauben keine Rotation, sodaß beide Wirbel als eine Einheit rotieren. Dies kann man sich zunutze machen, will man bei einer Rotationsdislokation des Atlas seitliche Röntgenaufnahmen zur Diagnose einer atlanto-dentalen Dislokation erhalten (Shapiro [22]).

Im atlanto-axialen Gelenk sind Translationsbewegungen minimal. Normal sind Bewegungen von 2-3 mm zwischen Dens und Atlasring in der Sagittalebene. Bei Kleinkindern können die Werte bis 4 mm ansteigen.

Tabelle 1. Bewegungsmaße des occipito-atlanto-axialen Komplexes. (n. White und Panjabi [24])

Atlanto-occipitales Gelenk	Flexion/Extension	(º)	13
(C0−C1)	Laterale Biegung	(º)	8
	Axiale Rotation	(º)	0
Atlanto-axiales Gelenk	Flexion/Extension	(º)	10
(C1−C2)	Laterale Biegung	(º)	0
	Axiale Rotation	(º)	47

10

Eine ausgeprägte Rotation von jeweils 45º ist im atlanto-axialen Gelenk möglich und 50% der Rotation der gesamten Halswirbelsäule geschieht in diesem Gelenk (Werne [23]). Dies sollte in der Indikationsstellung zur atlanto-axialen Spondylodese berücksichtigt werden.

Die seitlichen atlanto-axialen Gelenksflächen sind bikonvex und wegen der großen Beweglichkeit mit einer lockeren Gelenkskapsel umgeben. Die Stabilität dieses Gelenkes wird nahezu ausschließlich durch das Zapfengelenk ventral zwischen Dens und vorderem Atlasring und dorsal zwischen Dens und Ligamentum transversum erhalten.

Bandstrukturen des atlanto-occipito-cervicalen Komplexes:

Als Fortsetzung des vorderen Längsbandes ist die dünne atlanto-axiale und atlanto-occipitale Membran ohne wesentliche biomechanische Eigenschaften.

Am Dens epistrophei entspringen 3 Bänder, 2 seitliche, die Ligamenta alaria, und 1 apicales, das Ligamentum apicis dentis. Die Ligamenta alaria inserieren an der medialen Fläche der Kopfcondylen und limitieren somit die Rotation des Kopfes und des Atlas zum 2. Halswirbel. Das apicale Ligament mit elastischen Fasern inseriert an der vorderen Ecke des Foramen occipitale magnum und hat geringe biomechanische Bedeutung.

Das wichtigste stabilisierende Band ist, wie bereits erwähnt, das Ligamentum cruciatum und davon der transversale Anteil. Diese Band läuft straff über die Dorsalfläche des Dens und inseriert an beiden Atlascondylen. Es hat eine Dicke von 7-8 mm und verhindert die Translation des Atlas nach ventral. Zwischen Dens und Ligamentum transversum sowie zwischen Dens und vorderem Atlasring liegt eine Bursa synovialis. Der aufsteigende Teil des Ligamentum cruciatum inseriert wie das Ligamentum apicis dentis an der vorderen Ecke des Foramen occipitale magnum. Der absteigende Teil inseriert an der Hinterfläche des 2. Wirbelkörpers.

Das Ligamentum cruciatum wird bedeckt durch die Membrana tectoria, welche die Fortsetzung des hinteren Längsbandes darstellt, und hat stabilisierende Wirkung auf Flexion und Extension.

Die hintere atlanto-axiale und atlanto-occipitale Membran verbindet den Bogen des 1. und 2. Halswirbels sowie den Atlasbogen mit dem Hinterrand des Foramen occipitale magnum und stellt die Fortsetzung des Ligamentum flavum dar, das erstmals zwischen der 2. und 3. Lamina erscheint.

Die Bewegungen des occipito-atlanto-axialen Komplexes werden durch folgende Strukturen kontrolliert (Werne [23]). Die Flexion im Atlanto-Oc cäpital-Gelenk wird durch den knöchernen Kontakt zwischen vorderem Ring des Foramen occipitale magnum und dem Dens limitiert. Die Extension wird durch die Membrana tectoria und das vordere Längsband kontrolliert. Laterale Biegung wird durch die Ligamenta alaria limitiert.

Im atlanto-axialen Gelenk wirken limitierend in Flexion die Membrana tectoria und die hinteren Ligamente, in Extension die Membrana tectoria und das vordere Längsband. Die Rotation wird wie bereits erwähnt durch die Ligamenta alaria kontrolliert, wobei sich bei Drehung nach rechts das linke Band anspannt und umgekehrt. Die Translation des Atlas nach dorsal wird durch den vorderen Atlasring und den Dens verhindert, die Translation nach ventral durch das Ligamentum transversum und den Dens (Fielding [9]).

Die untere Halswirbelsäule

Die größte Beweglichkeit der unteren Halswirbelsäule ist zwischen dem 5. und 6. Segment. Degenerative Veränderungen sind auch in diesem Segment am häufigsten lokalisiert. Tabelle 2 zeigt die Bewegungsausmaße in den einzelnen Segmenten. Seitwärtsneigen und Rotation nehmen nach caudal ab (White [25]).

Die Processi uncinati dienen als Führung für die Flexion/Extension, limitieren die laterale Rotation und verhindern die dorsale Translation (Compere [7]). Die maßgeblichen Stabilisatoren der unteren Halswirbelsäule sind die feste Verbindung des Discus interverte-bralis mit dem Wirbelkörper, das vordere und hintere Längsband und das Ligamentum flavum (Bedbrook [2]). Eine nicht geringere Rolle zur dynamischen Stabilisierung spielt die Muskulatur. Experimentelle Studien von Panjabi [20] und White [25] haben ergeben, daß eine klinische Instabilität besteht, wenn entweder alle vorderen oder alle hinteren Elemente durchtrennt sind. Die vorderen Elemente werden definiert als das Ligamentum longitudi-nale posterius und alle Strukturen davor.

Tabelle 2. Bewegungsmaße der unteren Halswirbelsäule (n. White und Panjabi [24])

	Flexion/Extension ($^{\circ}$)	Laterale Biegung ($^{\circ}$)	Axiale Rotation ($^{\circ}$)
C2–C3	8	10	9
C3–C4	13	11	11
C4–C5	12	11	12
C5–C6	17	8	10
C6–C7	16	7	9
C7–T1	9	4	8

Die thorakale und thoracolumbale Wirbelsäule

Die Bewegungsausmaße in der thorakalen Wirbelsäule zeigt Tabelle 3. Es besteht caudal-wärts eine Zunahme der Flexion/Extension von 4° auf 12°. Seitwärtsneigen ist im Schnitt

Tabelle 3. Bewegungsmaße der thorakalen Wirbelsäule (n. White und Panjabi [24])

	Flexion/Extension ($^{\circ}$)	Laterale Biegung ($^{\circ}$)	Axiale Rotation ($^{\circ}$)
T1–T2	4	6	9
T2–T3	4	6	8
T3–T4	4	6	8
T4–T5	4	6	8
T5–T6	4	6	8
T6–T7	5	6	8
T7–T8	6	6	8
T8–T9	6	6	7
T9–T10	6	6	4
T10–T11	9	7	2
T11–T12	12	9	2
T12–L1	12	8	2

bis 6° pro Segment möglich. Wie bereits erwähnt, besteht in der thoracolumbalen Wirbelsäule durch die Umorientierung der Gelenksflächen eine abrupte Abnahme der Rotation bis auf 2° (White [25]). Die thorakale Wirbelsäule ist steifer und weniger beweglich als alle anderen Abschnitte. Der Spinalkanal ist eng und die Blutversorgung des Thorakalmarkes ist im wesentlichen von der Arteria spinalis anterior abhängig. Das verletzungsgefährdete Rückenmark ist somit durch die Steifigkeit und geringe Beweglichkeit gut geschützt.

Die kräftig entwickelten Ligamente sowie der fest verankerte Discus intervertebralis und der Rippenkorb sind die wesentlichen stabilisierenden Elemente, wobei dem besonders kräftig entwickelten vorderen und hinteren Längsband eine besondere Bedeutung zukommt. Im Experiment bleibt eine Extensionsstabilität allein mit dem vorderen Längsband erhalten und umgekehrt bei Flexion mit dem hinteren Längsband (White [25]).

Die lumbale Wirbelsäule

Die lumbale Wirbelsäule zeigt die einheitlichsten Eigenschaften. Sie ist erheblichen Belastungen unterworfen und trägt zusammen mit den Hüftgelenken den Hauptanteil der Rumpfbeweglichkeit. Die Winkelverhältnisse des lumbosacralen Überganges mit der Neigung gegenüber der Horizontalen bestimmen die Lordose der Lendenwirbelsäule und somit auch die Haltung der gesamten Wirbelsäule (Junghanns [12]).

Aus Tabelle 4 sind die Bewegungsausmaße der einzelnen lumbalen Wirbelsäulenabschnitte ersichtlich. Caudalwärts besteht eine Zunahme von Flexion und Extension, die Seitwärtsneigung ist gleich groß und die Rotation ist mit 2° gering. Eine Ausnahme bildet der lumbosacrale Übergangswirbel, der auf Grund der veränderten Stellung seiner lumbosacralen Gelenksfacetten eine größere Beweglichkeit erlaubt. Die oberen Gelenksfortsätze des Übergangswirbels haben die typische sagittale Stellung der Gelenksflächen der Lendenwirbelsäule, die unteren Gelenksfortsätze zeigen eine frontale Stellung, ähnlich wie an der thorakalen Wirbelsäule.

Für die Stabilität der lumbalen Wirbelsäule sind hauptsächlich die Stellung der Gelenke und die festen Kapselbänder verantwortlich. Die kräftig entwickelte Muskulatur ventral und dorsal ist ein weiterer Stabilisator.

Um die lumbale Wirbelsäule zu dislocieren ist ein Flexions-Rotationstrauma erforderlich. Da die Rotation durch die sagittale Stellung der Gelenksfacetten knöchern blokkiert ist, ist eine Luxation mit einer Fraktur oder eine Luxationsfraktur der Gelenksfortsätze zu erwarten.

Tabelle 4. Bewegungsmaße der lumbalen Wirbelsäule (n. White und Panjabi [24])

	Flexion/Extension (°)	Laterale Biegung (°)	Axiale Rotation (°)
L1–L2	12	6	2
L2–L3	14	6	2
L3–L4	15	8	2
L4–L5	17	6	2
L5–S1	20	3	5

Sacrum

Das Sacrum ist mit den beiden ohrmuschelförmigen Gelenksflächen des sacroiliacalen Gelenkes in den Beckenring eingefügt und dient als Lastaufnehmer von Kräften, die in den Beckenring einfließen. Der hintere Beckenring ist der Hauptlastträger. Vertikale Belastungen werden durch die ohrmuschelförmige, unebene Fläche der sacroiliacalen Gelenke sowie durch die Keilform des Sacrums aufgefangen. Mit zunehmender Belastung wird diese Verbindung auch zunehmend stabiler. Die Schub- und Zugstabilität wird durch die starken sacroiliacalen Bänder erreicht.

Literatur

1 Andriacchi TP, Schultz AB, Belytschko TB, Galante JO (1974) A model for studies of mechanical interactions between the human spine and rib cage. J Biomech 7:497
2 Bedbrook GM (1969) Are cervical spine fractures ever unstable? J West Pac Orthop Assoc 6:7
3 Bell GH, Dunbar O, Beck JS, Gibb A (1967) Variation in strength of vertebrae with age and their relation to osteoporosis. Calcif Tissue Res 1:75
4 Breig A (1960) Biomechanics of the Central Nervous System: Some Basic Normal and Pathological Phenomena. Almquist & Wicksell, Stockholm
5 Brown T, Hanson R, Yorra A (1957) Some mechanical tests on the lumbo-sacral spine with particular reference to the intervertebral discs. J Bone Jt Surg 39-A:1135
6 Carlsöö S (1961) The static muscle load in different work positions: an electromyographic study. Ergonomics 4:193
7 Compere EL, Tachdjian MD, Kernakan WT (1958/59) The Luschka joints — their anatomy, physiology and pathology. Orthopedics 1:159
8 Farfan HF (1973) Mechanical Disorders of the Low Back. Lea & Febiger, Philadelphia
9 Fielding JW, Cochran GVB, Lansing JF, Hohl M (1974) Tears of the transverse ligament of the atlas. A clinical biomechanical study. J Bone Jt Surg 56-A:1683
10 Hayes WC, Carter DR (1976) The effect of marrow on energy absorption of trabecular bone. 22nd Annual Meeting of Orthop Res Soc New Orleans
11 Hirsch C (1955) The reaction of intervertebral discs to compression forces. J Bone Jt Surg 37-A:1188
12 Junghanns H (1979) Die Wirbelsäule in der Arbeitsmedizin. Teil 1: Biomechanische und biochemische Probleme der Wirbelsäulenbelastung. In: Die Wirbelsäule in Forschung und Praxis, Bd 78. Hippokrates, Stuttgart
13 King AI, Prasad P, Ewing CL (1975) Mechanism of spinal injury due to caudocephalad acceleration. Orthop Clin North Am 6:19
14 Lindahl O (1976) Mechanical properties of dried defatted spongy bone. Acta orthop scand 47:11
15 Markolf KL (1972) Deformation of the thoracolumbar intervertebral joint in response to external loads: a biomechanical study using autopsy material. J Bone Jt Surg 54-A:511
16 Nachemson A (1960) Lumbar Intradiscal Pressure. Acta Orthop Scand Suppl 43
17 Nachemson A, Morris JM (1964) In vivo measurements of intradiscal pressure. J Bone Jt Surg 46:1077
18 Nachemson A, Evans J (1968) Some mechanical properties of the third lumbar interlaminar ligament (ligamentum flavum). J Biomech 1:211
19 Noyes FR, De Lucas JL, Torvik PJ (1974) Biomechanics of anterior cruciate ligament failure: an analysis of strain-rate sensitivity and mechanisms of failure in primates. J Bone Jt Surg 56-A:236
20 Panjabi MM, White AA, Johnson RM (1975) Cervical spine mechanics as a function of transection of components. J Biomech 8:327

21 Rockoff SD, Sweet E, Bleustein J (1969) The relative contribution of trabecular and cortical bone to the strength of human lumbar vertebrae. Calcif Tissue Res 3:163
22 Shapiro R, Youngberg AS, Rothman SLG (1973) The differential diagnosis of traumatic lesions of the occipito-atlanto-axial segment. Radiol Clin North Am 11:505
23 Werne S (1957) Studies on spontaneous atlas dislocation. Acta Orthop Scand Suppl 23
24 White AA III, Panjabi MM (1978) Clinical Biomechanics of the Spine. JB Lippincott Co., Philadelphia
25 White AA, Johnson RM, Panjabi MM, Southwick WO (1975) Biomechanical analysis of clinical stability in the cervical spine. Clin Orthop 109:85
26 White AA, Panjabi MM (1978) The basic kinematics of the human spine. A review of past and current knowledge. Spine 3:12

Entstehungsmechanismus und Verletzungsformen von Frakturen und Luxationen

J. Polster

Bei der Beschreibung von Bewegungsabläufen im Bereich der Wirbelsäule ist aufgrund der zahlreichen Einzelelemente (Wirbelkörper), welche voneinander unterschiedliche Bewegungen im Raum ausführen können, eine exakte Definition unerläßlich. Vor einigen Jahren hat sich Roaf [31, 32] mit der Nomenklatur von Bewegungsvorgängen bei der Analyse von Wirbelkörperfrakturen befaßt. Diese Nomenklatur wird seither bei der Beschreibung biomechanischer Modelle der Wirbelsäule häufig benutzt und auch von White u. Panjabi [34] übernommen. Die von Roaf zusammengestellten Definitionen entstammen fast ausnahmslos dem gängigen Sprachgebrauch im englischen Schrifttum. Dabei werden von Roaf auch sprachlich unkorrekte Bezeichnungen bewußt dann übernommen, wenn sie in ihrer inkorrekten Bedeutung im Schrifttum fest verankert sind, wie beispielsweise die Bezeichnung Extension für den Vorgang der Dorsal-Flexion. Junghanns [19] hat in seiner Nomenclatura Columnae vertebralis die Nomenklatur der Verletzungen der Wirbelsäule dagegen bewußt ausgeklammert.

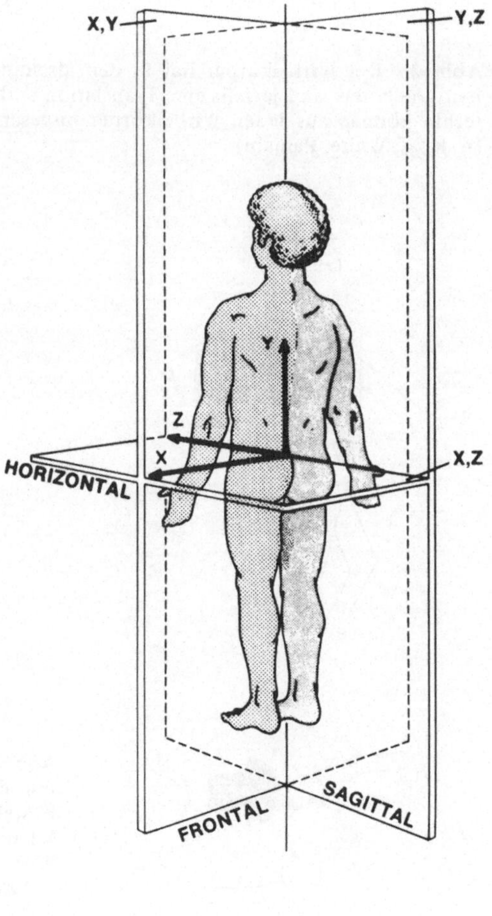

X,Y Y,Z

Z X X,Z

HORIZONTAL FRONTAL SAGITTAL

Abb. 1. Die Bewegungsabläufe an der Wirbelsäule werden in einem rechtshändigen, dreidimensionalen Koordinatensystem mit den Achsen X, Y und Z beschrieben

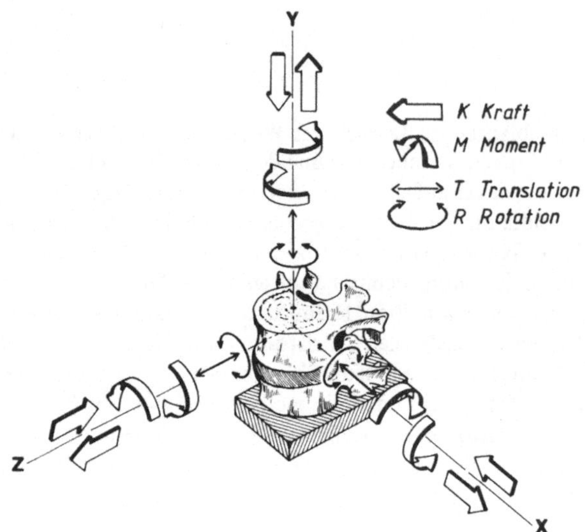

Abb. 2. Der Wirbelkörper hat in dem dreidimensionalen Koordinatensystem sechs Freiheitsgrade, das sind jeweils eine Translation entlang und eine Rotation um eine Achse. Weiterhin können auf jeden Wirbelkörper insgesamt zwölf Kräfte bzw. Momente einwirken (n. Roaf, White, Panjabi)

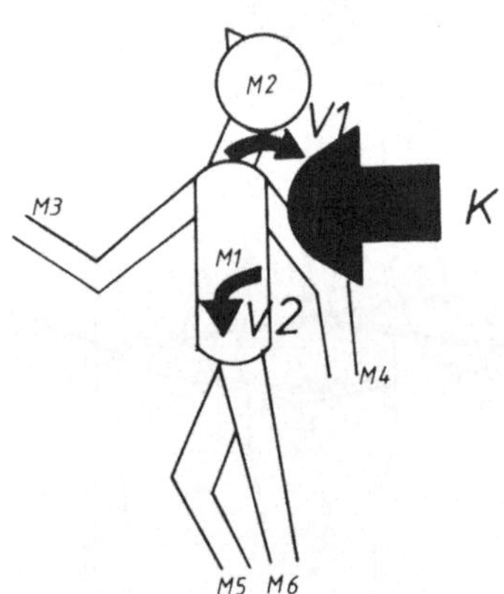

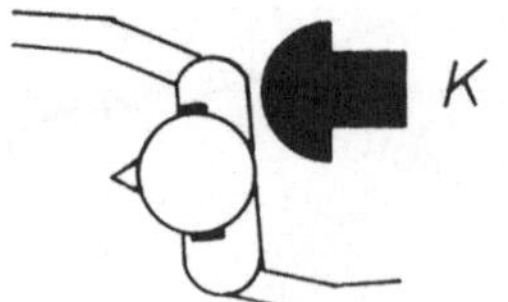

Abb. 3. Die Bezeichnungen M1 bis M6 beinhalten die verschiedenen Teilmassen des Körpers. K stellt die von außen einwirkende Kraft dar und V1 und V2 bezeichnen den Bewegungsablauf der Wirbelkörper in dem analysierten Bereich. Nähere Erklärung siehe Text

Roaf betrachtet die Bewegungsabläufe der Wirbelsäule in einem rechtshändigen, dreidimensionalen Koordinatensystem mit einer vertikal verlaufenden Y-Achse, einer in der Frontalebene verlaufenden X-Achse und einer in der Sagittalebene verlaufenden Z-Achse (s. Abb. 1 und 2). Ein in diesem Koordinatensystem betrachteter Wirbelkörper hat sechs Freiheitsgrade, bestehend aus Translationen entlang einer Achse und aus Rotationen um eine Achse. Bei der Rotation wird die rechtsdrehende Bewegung in Richtung der Achse mit plus und die linksdrehende mit minus und bei der Translation entsprechend die vom Nullpunkt wegführende Translation mit plus und die zum Nullpunkt hinführende mit minus bezeichnet. Auf den Wirbelkörper können Kräfte und Momente einwirken. Die Kräfte lösen eine Translation, also Verschiebung entlang einer Achse und die Momente eine Rotation des Wirbelkörpers um eine Achse aus. Insgesamt können also zwölf gerichtete Kräfte bzw. Momente auf den Wirbelkörper einwirken. Wichtig erscheint noch bei der folgenden Betrachtung die Vereinbarung, daß bei der Beschreibung einer Bewegung zwischen zwei Wirbelkörpern, der cranial liegende Wirbelkörper die Bewegungen ausführt und der caudal liegende als feststehend angenommen wird. Als Sprachregelung wird weiterhin folgendes übernommen:

Flexion (Beugung nach vorn); Extension (Beugung nach hinten); Bending (Seitneigung) und Traction (Zug in Längsrichtung).

Das klinische Erscheinungsbild einer Wirbelsäulenverletzung stellt einen Summationseffekt aus folgenden Faktoren dar:
1. Richtung der einwirkenden Kraft,
2. Größe der einwirkenden Kraft,
3. Massenverteilung des betroffenen Körpers,
4. Augenblickliche Position der Teilmassen,
5. Ort der Krafteinleitung,
6. Eigenbewegung des betroffenen Körpers,
7. Muskeltonus,
8. Materialkonstanten der Gewebe,
9. Anatomische Gegebenheiten.

Das Zusammenwirken dieser Faktoren soll an folgendem Beispiel erläutert werden: Ein Kind läuft auf der Straße und wird von hinten im mittleren Thoraxbereich, rechtslateral der Mittellinie von der Stoßstange eines größeren LKW erfaßt (Abb. 3). Die Kraft K löst nun je nach dem Ort der Krafteinwirkung und in Abhängigkeit von der Massenverteilung des getroffenen Körpers unterschiedliche Kräfte und Momente in und zwischen den verschiedenen Teilmassen M1 bis M6 aus. Für die Wirbelsäule bedeutet dies nun wiederum, daß in den verschiedenen Abschnitten unterschiedliche Reaktionen auf die einwirkende Kraft zu erwarten sind. Es gibt also keine geschlossene Antwort der Wirbelsäule auf das Trauma, sondern zahlreiche Einzelantworten der verschiedenen Bewegungssegmente in Abhängigkeit von ihrer Zuordnung zu unterschiedlichen Teilmassen. Es muß also in unserem gewählten Beispel für jedes Bewegungssegment eine einzelne Analyse durchgeführt werden. Die Segmente C7/Th1 und Th12/L1 sollen als Beispiel dienen, wobei wir die genannten Bewegungssegmente in das Koordinatensystem (Abb. 2) transferieren wollen. Der Kopf des Kindes befindet sich zum Zeitpunkt der Krafteinleitung in Extensionsstellung, d.h. das Kind schaut beispielsweise einem Flugzeug nach. Durch die träge Masse des Kopfes erfolgt eine Hyperextension – eine Rotation um die X-Achse und da dieselbe gegen den Uhrzeigersinn abläuft, also X- (Abb. 4). Daneben tritt eine

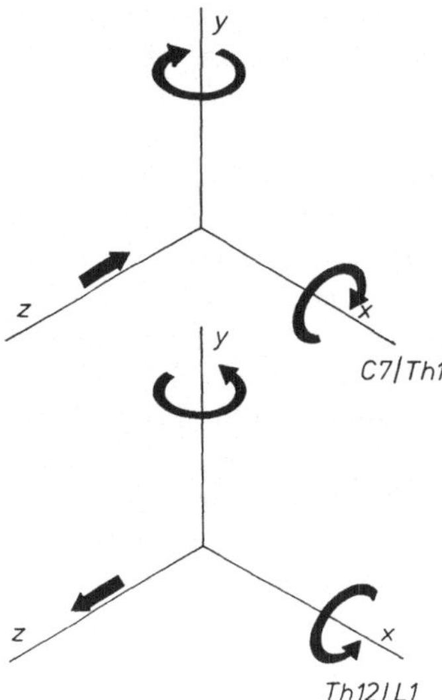

Abb. 4. Die Pfeile verdeutlichen die Translation und Rotationsbewegungen von C7 und Th12

Translation des Kopfes in der Sagittalebene nach dorsal, also Z- auf und durch die asymmetrische Einwirkung auch eine Rotation um die vertikal stehende Y-Achse, linksdrehend und damit Y-. Das wäre die Analyse des zu erwartenden Bewegungsablaufes. Betrachten wir jetzt die einzelnen Kräfte und Momente, so ergibt sich, daß mit einem großen Drehmoment um die X-Achse, einem kleineren Drehmoment um die Y-Achse und einer geringen Kraft entlang der Z-Achse gerechnet werden muß. Welche Verletzungen sind zu erwarten? Aus den Untersuchungen von Gosch [12], Roaf [31], Griffith [13] u.a. kann als gesichertes Wissen akzeptiert werden, daß Kräfte an der Wirbelsäule, insbesondere Kompressionskräfte, zu Frakturen führen können, und daß Momente im Zusammenhang mit den dadurch bedingten Rotationsbewegungen zu Bandrupturen, Luxationen und/oder Luxationsfrakturen führen können. Speziell Gosch hat in einer experimentellen Studie an Primaten nachgewiesen, daß auch extreme Bewegungen im Sinne der Flexion und Extension in der Sagittalebene wohl zu Kompressionsfrakturen, aber nicht zu Rupturen der Bänder führen. Erst die Kombination mit einer Rotationsbewegung führt zur Bandruptur bzw. Luxation oder gar Luxationsfraktur.

Die Situation bei C7 wird also durch ein großes Drehmoment in der Richtung X- charakterisiert, hier muß also mit Zerreißungen des vorderen Längsbandes und des Anulus fibrosus gerechnet werden. Ob es zu einer Subluxation der Wirbelbogengelenke oder gar Luxationsfraktur unter Beteiligung der Interarticularportion kommt, hängt weitgehend von der Größe des Drehmomentes um die Y-Achse ab. Die Kraft entlang der Z-Achse ist gegenüber den Drehmomenten zu klein, als daß sie sich wesentlich auswirken könnte. Eine Berechnung der tatsächlich auftretenden Kräfte und Momente ist für den Einzelfall völlig unmöglich, da die notwendigen Eingangsdaten, wie Größe und Richtung der angreifenden Kraft sowie Position und Geschwindigkeit der betroffenen Massen bzw. Teilmassen im nachhinein nicht mehr rekonstruiert werden können. Aus diesem Grunde erscheint es fragwürdig, einen sogenannten Hauptkraft-Vektor zu konstruieren, wie es White u. Panjabi [34] tun. Ein derartiger Vektor stellt die exakte zeichnerische Wiedergabe einer Kraft oder eines Momentes dar und beides kann eben nicht exakt bestimmt werden. In dem gewählten Beispiel des von hinten angefahrenen Kindes können Verletzungen vom gleichen Muster aber unterschiedlichen Ausmaßes in mehreren Bewegungssegmenten der HWS auftreten. Wie sich die Größenordnungen der auftretenden Momente um die Y- und X-Achse und die Größe der Kraft von Segment zu Segment ändert, ist für den Einzelfall in der klinischen Praxis nicht logisch konstruierbar. Dies wird sofort deutlich, wenn man annimmt, daß das Kind im Augenblick des Anpralles den Kopf stark nach vorn gesenkt gehalten hätte, um beispielsweise eine Münze zu suchen. Mit großer Wahrscheinlichkeit wäre in diesem Fall ein kleineres oder gar ein Drehmoment mit umgekehrter Drehrichtung um die X-Achse und eine größere Kraft in Z-Richtung zu erwarten gewesen, mit der Folge einer Kompressionsfraktur.

In der Höhe Th12/L1 tritt eine Kraft in Richtung Z+ auf, ein Drehmoment um die X-Achse in der Richtung X+ und ein Drehmoment um die Y-Achse in Richtung Y+. Nehmen wir an, daß die Kraft äußerst exzentrisch an der lateralen Thoraxwand eingeleitet wurde, müssen wir mit einem großen Moment um die Y-Achse und damit mit einer fatalen Luxationsfraktur im Bereich des dorso-lumbalen Überganges etwa in Höhe Th11/ L2 rechnen. Trifft die gleich große Kraft mehr zentrisch auf, dann ist mit einem großen, evtl. ausschließlichen Moment um die X-Achse in Richtung X+ zu rechnen − mit den wahrscheinlichen Folgen einer oder mehrerer Kompressionsfrakturen im Bereich des dorsolumbalen Überganges. Je weiter die Kraft zentriert auf den Schwerpunkt des Körpers auftrifft, um so größer wird die Kraft im Sinne einer Translation, also Verschiebung in der Z-Richtung und um so kleiner werden die auftretenden Momente, d.h. im Falle des Angreifens der Kraft im Schwerpunkt selbst tritt eine Translation und kein Moment in Erscheinung.

Von den eingangs erwähnten neun Faktoren haben wir bei unseren bisherigen Betrachtungen im wesentlichen die Faktoren 1 bis 6 berücksichtigt. Im folgenden soll nun zu den drei übrigen Faktoren Stellung genommen werden.

Muskeltonus. Der Aktuelle Muskeltonus spielt bei der Frakturentstehung im Bereich der Wirbelsäule eine große Rolle. Einmal stehen die Bewegungssegmente in Abhängigkeit von der Körperhaltung durch den Muskeltonus unter einer bestimmten Vorspannung, und zum anderen beeinflußt der Kontraktionszustand der Muskulatur die Steifigkeit des Muskels und bei der Masse der die Wirbelsäule umgebenden Rumpfmuskulatur die Steifigkeit des ganzen Rumpfes. Dies trifft gleichermaßen für den Bereich der Halswirbelsäule zu. Obwohl es zahlreiche Modellberechnungen zur Kalkulation der Muskelkraft gibt, so u.a. von Hill [16] und Fung [10], existieren doch keine genauen Vorstellungen über die Wechselwirkungen und deren Größenordnung zwischen den von außen einwirkenden Kräften und den Muskelkräften, bei der Entstehung von Wirbelsäulenfrakturen. Aus den Untersuchungen und Beobachtungen über das Verhalten der Wirbelsäule bei Beschleunigungen durch den Schleudersitz wissen wir, daß beispielsweise die Frakturhäufigkeit und deren Ausmaß bei aufrechter Sitzposition und angespannter Rumpfmuskulatur mit zusätzlicher Verspannung der Wirbelsäule zwischen Schultergürtel und Sitz, durch die Anspannung der Armmuskulatur, gesenkt werden kann. Beim derzeitigen Erkenntnisstand über die Rolle der Muskulatur bei der Entstehung von Wirbelsäulenverletzungen muß man annehmen, daß durch die Anspannung der Muskulatur die Bewegungsmöglichkeiten der Teilmassen gegeneinander vermindert oder ausgeschlossen werden. Das bedeutet nichts anderes als die Abbremsung oder gar Verhinderung der gefährlichen Rotationsbewegungen zwischen den verschiedenen Teilmassen. Die eingeleitete Kraft

20

wird bei angespannter Muskulatur zu einem bestimmten Teil bei der Verformung bzw. Dehnung der Muskulatur verbraucht.

Die Materialkonstanten

Hinsichtlich der Materialkonstanten der verschiedenen Gewebearten gibt es bereits eine ausgedehnte Spezialliteratur, und es kann an dieser Stelle nur auf einige Arbeiten hingewiesen werden, so u.a. auf die Arbeiten von Andriacchi u. Mitarb. [2], Brown u. Mitarb. [8], Horst [17], Nachemson [26, 27], Roaf [31], Virgin [33]. In der neueren Zusammenstellung von White und Panjabi [34] sind ebenfalls ausführliche Literaturhinweise im Hinblick auf das Verhalten der verschiedenen Komponenten der Bewegungssegmente unter unterschiedlichen Bedingungen enthalten. Es soll in diesem Zusammenhang nur auf einige Punkte von besonderer Bedeutung hingewiesen werden. Für die Stabilität der Wirbelsäule sind die Bandverbindungen von entscheidender Bedeutung. Dabei haben die verschiedenen anatomischen Strukturen eine unterschiedliche Wertigkeit. So kommt nach den Untersuchungsergebnissen von Johnson u. Mitarb. [18] insbesondere dem hinteren Längsband, dem Anulus fibrosus und den Kapsel-Band-Verbindungen der Wirbelbogengelenke die entscheidende, stabilisierende Funktion zu, dies konnte auch durch die Untersuchungen von Polster und Hoefert [30] bestätigt werden. Roaf [31] konnte beweisen, daß durch extreme Krafteinwirkungen in Richtung der Z-Achse mit den Folgen einer Hyperflexion oder Hyperextension praktisch nie eine Bandzerreißung eintrat, eher kommt es zu Kompressionsfrakturen, wie bereits erwähnt. Die Rupturen der Bänder treten nur dann ein, wenn die Bandverbindungen entgegen ihren eigentlichen Konstruktionsmerkmalen nicht durch Zugbelastung, sondern durch Scherkräfte beansprucht werden.

Die Untersuchungen von Nachemson [28] über die Druckverhältnisse im Nucleus pulposus haben uns erstmals einen objektiven Einblick in die wirklichen Größenordnungen des Druckes im Nucleus pulposus vermittelt. Horst [17] konnte in vitro-Versuchen das Druckverteilungsmuster über der gesamten Deckplatte messen und dabei feststellen, daß bei nicht degenerierten Bandscheiben eine gleichmäßige Druckverteilung über die gesamte Deckplatte erfolgt, vollständig unabhängig davon, ob die Krafteinleitung axial oder unter Flexion bzw. Extension erfolgt. Für das Frakturverhalten der Wirbelkörper ergibt sich aus diesen Untersuchungen, daß durch die gleichmäßige Drucktransformation bei maximaler Kompression ein totaler Deckplatteneinbruch entsteht. Lassen sich in der Zwischenwirbelscheibe degenerative Veränderungen nachweisen, bzw. wurde der Nucleus pulposus entfernt, zeigt sich eine asymmetrische Druckverteilung mit der Folge, daß in Abhängigkeit von der Ausgangsstellung im Bereich der Druckspitzen isolierten Kanten- oder Deckplatteneinbrüche entstehen können.

Selbstverständlich besteht hinsichtlich des Wirbelkörpers auch eine Abhängigkeit der Frakturgefahr vom Alter. Bis zum 5. Lebensdezenium bleibt die Tragfähigkeit praktisch konstant, bei den über 60-Jährigen sinkt sie auf etwas mehr als die Hälfte ab. Mit zunehmendem Alter nehmen die horizontal verlaufenden Bälkchen zahlenmäßig ab, wobei aber bis etwa zum 50. Lebensjahr die vertikalen Bälkchen verstärkt werden. In der Summe ergibt sich daraus, daß sich die Tragfähigkeit des zentralen Bereiches der Deckplatte bis etwa zum 50. Lebensjahr kaum ändert, wie man aus den Untersuchungsergebnissen von Atkinson [3] entnehmen kann.

Bei der Erwähnung der Gewebeeigenschaften muß auch kurz auf einige biomechanische Zusammenhänge zwischen Wirbelkanal und Myelon hingewiesen werden. Aus den eingehenden Untersuchungen von Breig [7] ist bekannt, daß die elastischen Eigenschaften des Myelon eine Grundvoraussetzung für die Anpassung desselben an die verschiedenen Positionen der Wirbelsäule darstellen. Entsprechend dem Verlauf der Wirbelsäule mit seinem Wechsel von Lordose und Kyphose stellt eine maximale, lordotische Haltung der Wirbelsäule die größtmögliche Entlastung für das Myelon dar. Im gegenteiligen Fall der maximalen Flexion wird die Elastizität und die darin enthaltene Längenreserve des Myelons maximal ausgenutzt, das Myelon liegt dann der ventralen Wand des Wirbelkanales eng an. Daraus folgt, daß die Translationen in der Z-Ebene, also extreme dorsal-ventral-Verschiebungen hinsichtlich der Gefäßversorgung durch Strangulation oder Kompression der Gefäße sehr gefährlich sind. Andererseits besteht im Bereich des atlanto-occipitalen Überganges eine Reserve hinsichtlich des Bewegungsraumes für das Myelon von über 100%. So ist erklärlich, daß bei Frakturen und/oder Luxationen im Bereich des atlanto-occipitalen Überganges mit zum Teil erheblichen Raumforderungen nicht unbedingt eine Traumatisierung des Myelons eintreten muß.

Anatomische Gegebenheiten

Es steht außer Zweifel, daß die differenten anatomischen Gegebenheiten im Verlauf der Wirbelsäule die Hauptursachen für die unterschiedlichen Frakturtypen darstellen. Neben den besonderen anatomischen Details eines einzelnen Wirbelkörpers, die besonders im atlanto-occipitalen Übergang für die Verletzungsarten ausschlaggebend sind, gibt es auch anatomische Gegebenheiten, welche für besondere Verletzungsformen größerer Wirbelsäulenabschnitte verantwortlich sind. Hier sei der Verlauf der Lordosen und Kyphosen sowie Form und Position der Gelenkfacetten der Wirbelbogengelenke genannt. Die Interarticularportionen gehören zu den belastungsfähigsten Knochenstrukturen des gesamten Körpers. Selbst extreme axiale Belastungen führen bei idealer Position der Wirbelsäule, d.h. bei maximaler Aufrichtung, also möglichst flache Einstellung der Lordosen und Kyphosen, zu keiner Fraktur im Bereich der Wirbelbogengelenke, sondern eher zu Kompressionsfrakturen der Wirbelkörper selbst (Abb. 5 + 17). Je weiter die Linie der Beanspruchung bei axialer Beanspruchung von der Reihe der Wirbelkörper weg hin zur Wirbelbogenreihe verläuft, desto geringer wird die Frakturgefahr bei axialer Belastung. Gleichzeitig erklärt dies, warum im Abschnitt L4/L5 so selten Kompressionsfrakturen nachgewiesen werden können. Durch die anatomische Situation läuft die Hauptbelastungslinie im Abschnitt L4/L5 durch die Lendenlordose. Es kann aber auch bei extremer Rotation des Thorax um L1/L2 nach ventral kaum die Voraussetzung für eine Kompressionsfraktur entstehen, wie sie für den Bereich des dorso-lumbalen Überganges selbst so typisch ist. Bedeutungsvoll für die Verletzungsmuster an der Wirbelsäule sind weiterhin die Formen der Gelenkfacetten der Wirbelbogengelenke. Die Gelenkfacetten der Wirbelbogengelenke zeigen im Verlauf der Wirbelsäule nicht nur die bekannte Änderung der Winkelposition, sondern auch eine typische Variation im Krümmungswinkel der Gelenkfläche selbst, wie aus den Untersuchungen von Med u. Cihak [23, 24] hervorgeht. Danach weisen sowohl die Position der Gelenkfacetten als auch die Krümmungsradien der Gelenkflächen eine bisher nicht bekannte Variabilität auf. Diese Variation der Wirbelbogengelenke kann im Einzelfall für den Frakturtyp von entscheidender Bedeutung sein, insbesondere dann,

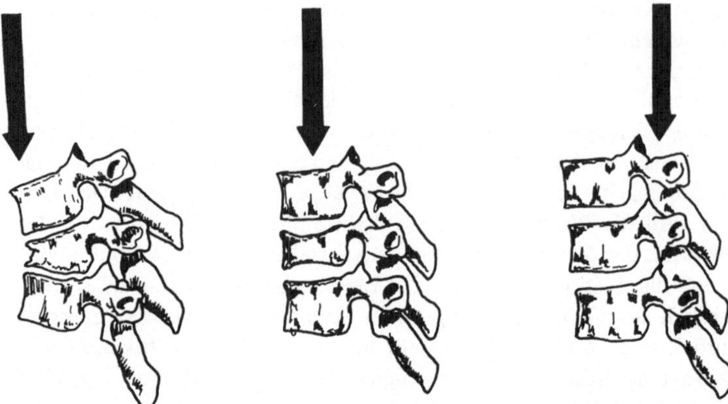

Abb. 5. Der Frakturtyp wird entscheidend durch die Richtung der angreifenden Kraft bestimmt. Trifft die Kraft an der ventralen Kante auf, so resultiert eine Kompressionsfraktur mit keilförmiger Deformierung, trifft sie mehr zentral auf, dann erfolgt der Einbruch der gesamten Grund- und Deckplatte und bei Auftreffen der Kraft im dorsalen Abschnitt über den Wirbelbogengelenken tritt in der Regel gar keine Fraktur ein

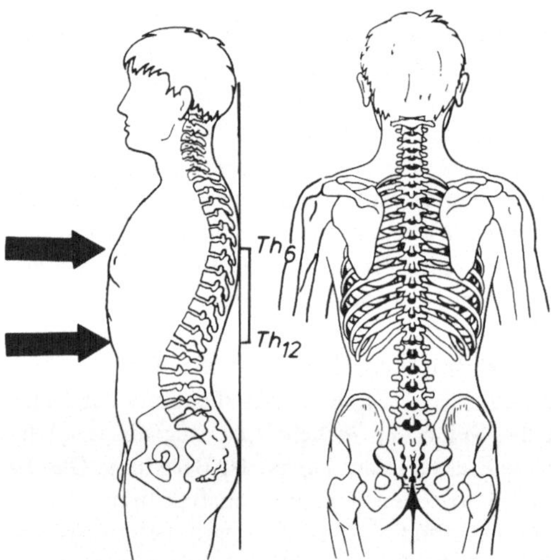

Abb. 6. Die Luxationsfrakturen zeigen im mittleren Thorakalbereich und im Bereich des thoraco-lumbalen Überganges eine typische Lokalisation

wenn man an den Bereich der HWS und des dorso-lumbalen Überganges denkt. Die Untersuchungsergebnisse von Med lassen weiterhin exaktere Aussagen hinsichtlich der Verteilung der Rotationsfähigkeit zu. Danach besteht im Bereich zwischen Th2 bis Th10 die größtmögliche Rotation zwischen den einzelnen Wirbelkörpern, während bei Th12–L1 die geringste Rotationsmöglichkeit nachweisbar ist. In diesem Zusammenhang muß noch auf die Wertigkeit des Rippenkorbes für die Stabilität der Wirbelsäule hingewiesen werden. Der Rippenkorb verleiht der BWS nicht nur hinsichtlich der Flexion, Extension und Rotation eine erhöhte Stabilität, sondern erhöht vor allen Dingen auch gegenüber der axialen Kompression die Stabilität um das Vierfache. Die Verteilung der Wirbelsäulenverletzungen mit Frakturen bzw. Luxationsfrakturen zeigen einen typischen Gipfel zwischen Th6 und Th8 und Bei Th12–L1 (Abb. 6). Dies trifft nicht nur, wie aus den Untersuchungen von Gubser [14] hervorgeht, für schwere Wirbelsäulenverletzungen im Zusammenhang mit Flugunfällen, sondern diese Verteilung der schweren und schwersten Wirbelsäulenverletzungen trifft auch für zivile Unfälle zu. Zieht man alle Wirbelkörperfrakturen in einer Statistik zusammen, liegt demgegenüber der Gipfel zwischen L1 und I3 . Für diesen Gipfel bei L2 sind dann in der Gesamtstatistik natürlich die zahlenmäßig führenden Kompressionsfrakturen verantwortlich. Das Verteilungsmuster der schweren und schwersten Wirbelsäulenverletzungen hebt die Bedeutung der Rotation für die Entstehung dieser Verletzungen hervor. Die Wirbelsäule ist für eine axiale Belastung konstruiert und hält hierbei enorme Belastungen aus. Wird die Wirbelsäule dagegen Rotationsbewegungen unterworfen oder wirken große Momente auf sie ein, können die Folgen katastrophal sein. Nicht von ungefähr drängt sich hier eine Parallele zur idiopathischen Skoliose auf. Auch hier wird die Schwere des Krankheitsbildes bzw. die Progredienz des Verlaufes zunächst durch die Rotation und dann durch die Torsion der Wirbelkörper im gleichen anatomischen Bereich, also dem Thorakalbereich, bestimmt.

Biomechanische Analyse spezieller Verletzungsformen

Atlanto-occipitale Dislokation: Diese relativ seltene Verletzung ist in der Regel mit letalen Folgen gekoppelt. Es muß davon ausgegangen werden, daß die einwirkende Kraft hauptsächlich in eine Translation des Kopfes in Richtung der Z-Achse umgesetzt wird, so daß die Bandverbindungen der Scherkraft nicht standhalten und eine Kontusion bzw. eine quere Durchtrennung des Myelons bewirkt wird. Nach Alker u. Mitarb. [1] liegen diesen Verletzungen in 21% der Fälle direkte Gewalteinwirkungen auf die Hinterhaupt-Nacken-

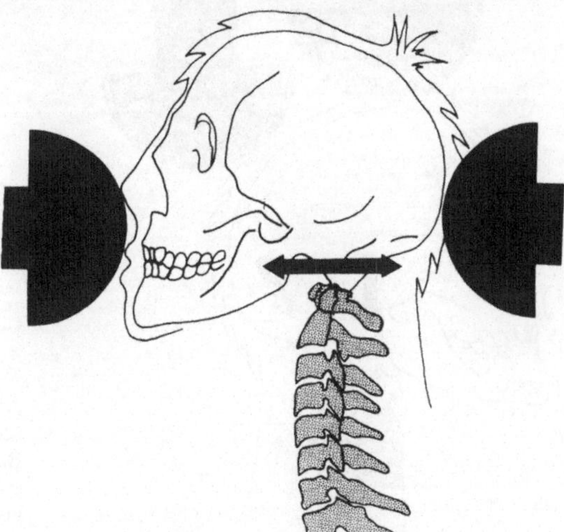

Abb. 7. Wird eine erhebliche Kraft in der Sagittalebene auf das Hinterhaupt eingeleitet, kann es zur Dislokation zwischen Occiput und C1 kommen

24

region zugrunde (Abb. 7). Diese Verletzungen zeichnen sich weiterhin durch eine hochgradige Instabilität aus, wobei die Instabilität dahingehend definiert ist, daß die Wirbelsäule unter physiologischen Belastungen nicht mehr ihre Hauptfunktionen wahrnehmen kann. Dies sind a) Stützfunktionen zur Ermöglichung des bipeden Ganges bei freier Beweglichkeit der oberen Extremitäten und optimaler Positionierung des Kopfes und b) Schutzfunktion für das Myelon und die austretenden Wurzeln. Eine biomechanische Grundlage für eine Behandlung dieser Frakturen erscheint nur auf der Basis der Längsachse möglich.

Fraktur des hinteren Atlasbogens: Die Fraktur erfolgt bekanntlich dorsal der Massa lateralis. Das typische Merkmal liegt in einer Translation in Richtung Y-Achse, vor allen Dingen aber in einer Rotation des Kopfes um die X-Achse, wodurch das Occiput den dorsalen Bogen von C1 nach caudal drückt, und die Fraktur an der schwächsten Stelle von C1 ausgelöst (Abb. 8, 9, 10). Die Fraktur erscheint in der Regel stabil und zeigt kaum Dislokationen. Biomechanische Behandlungsgrundlage ist die Stabilisierung durch eine Halskrawatte, gegebenenfalls die Traction.

Berstungsfraktur von C1 (Jefferson)

Das typsiche Merkmal besteht in der Gewalteinwirkung auf die Kalotte, da die einwirkende Kraft direkt axial verläuft und daher kein Moment auslöst, besteht nur die Möglichkeit, die eingeleitete Kraft in eine Translation umzusetzen oder eine Verformung zu bewirken. Da C1 unmittelbar zwischen Knochen eingelagert ist und eine Translation dadurch unmöglich wird, ergibt sich in logischer Konsequenz — die Berstungsfraktur, als Endprodukt der Verformung. Es entsteht in der Regel eine stabile Fraktur ohne neurologische Ausfälle. Als biomechanische Behandlungsgrundlage kommt die Stabilisierung durch eine

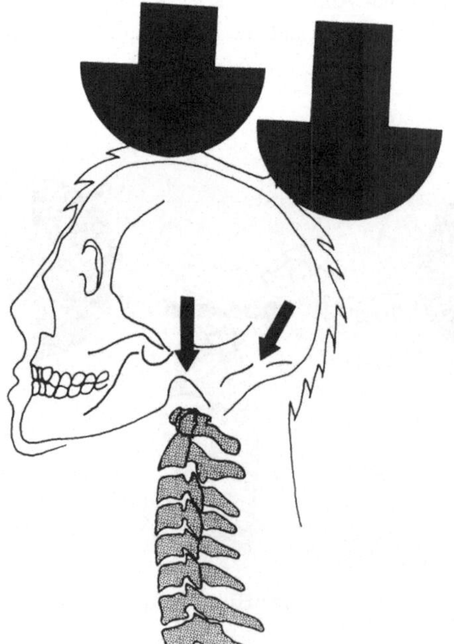

Abb. 8. Der Ort der Krafteinleitung entscheidet in hohem Maße den Frakturtyp. Bei axialer Krafteinleitung muß beispielsweise mit einer Jefferson-Fraktur gerechnet werden. Liegt eine exzentrische Krafteinleitung vor, kann dieselbe zur Fraktur des dorsalen Bogenanteiles von C1 führen, siehe auch Abb. 9

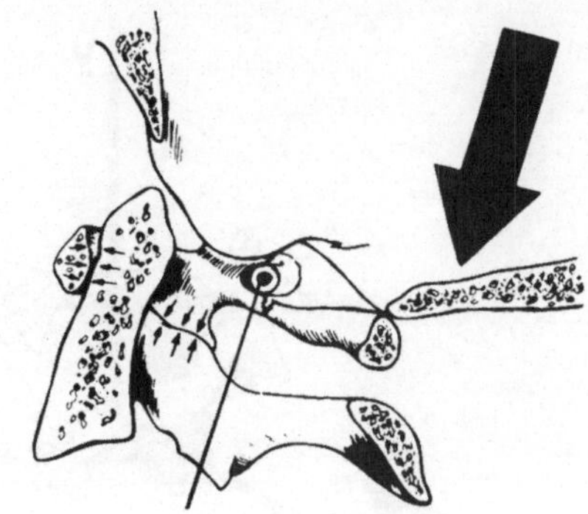

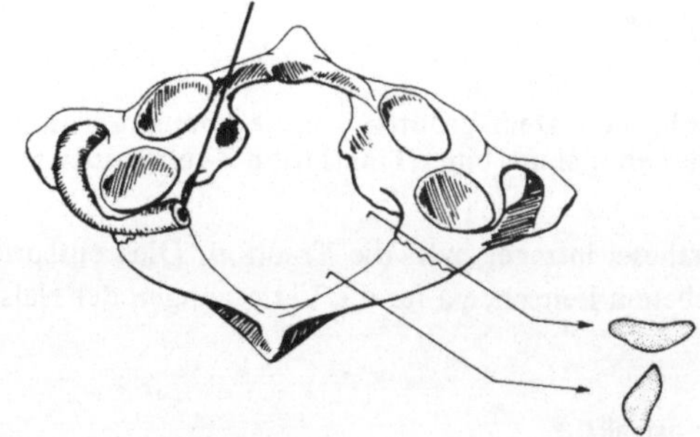

Abb. 9. Wirkt eine Kraft auf das Hinterhaupt ein, so kann bei C1 eine Fraktur an der Basis des dorsalen Bogenanteiles entstehen (nach White und Panjabi)

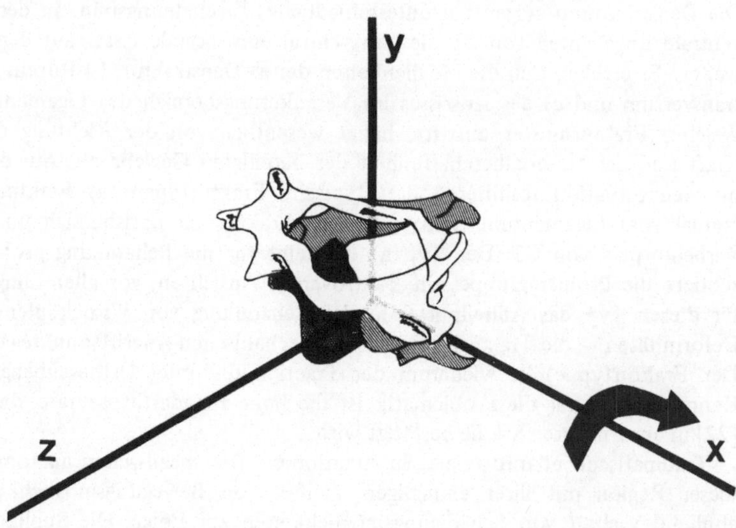

Abb. 10. Der Pfeil markiert den Hauptbewegungsablauf von C1 über C2 im Sinne einer Rotation um die X-Achse. Diese Rotation kann sowohl das Ergebnis einer Krafteinleitung in axialer Richtung entsprechend Abb. 8 und 9 sein, als auch das Ergebnis einer Krafteinleitung entlang der Z-Achse, Z-

26

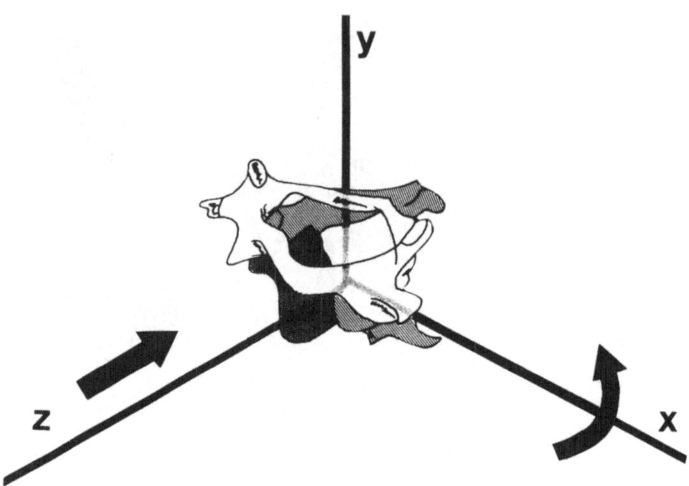

Abb. 11. Dem größten Teil der Densfrakturen liegt ein Bewegungsablauf zugrunde, welcher einmal aus einer Translation Z- und einer Rotation X- besteht

Orthese infrage, evtl. die Traction. Dies entspricht u.a. auch dem von Böhler [5] angegebenen Leitschema für die Verletzungen der Halswirbelsäule.

Densfraktur

Die Densfrakturen zeigen ein unterschiedliches Erscheinungsbild. In der Regel leitet der ventrale Bogenanteil von C1 die von ventral einwirkende Kraft auf den Dens (Abb. 11) weiter. Er ergeben sich die Möglichkeiten der a) Densfraktur, b) Ruptur des Ligamentum transversum und c) des Ausrisses im Verankerungsbereich des Ligamentum transversum. Welches Frakturmuster auftritt, hängt wesentlich von der Richtung der einwirkenden Kraft und der Materialbeschaffenheit der beteiligten Gewebe ab. Aus der lokalen anatomischen Situation resultieren drei typische Frakturtypen: a) Fraktur der Densspitze cranial vom Ligamentum transversum, b) Fraktur im Basisbereich und c) Fraktur des Wirbelkörpers von C2. Der Typ a) erscheint für die Behandlung problemlos, b) repräsentiert die Problemgruppe mit kontroversen Ansichten, vor allen Dingen deshalb, weil für diesen Typ das Allheilmittel in der Behandlung von Wirbelsäulenverletzungen und Deformitäten — die Traction — seines biomechanischen Angriffspunktes beraubt erscheint. Der Frakturtyp c) ist wiederum der Traction und/oder Orthesenbehandlung zugängig. Kennzeichnend für die Problematik ist die hohe Pseudarthrosenrate, die auch von Marar [22] in einer neueren Studie bestätigt wird.

Traumatische atlanto-axiale Subluxationen: Die spezifischen anatomischen Merkmale dieser Region mit ihrer einmaligen Vielfalt von Bewegungsmöglichkeiten haben eine ähnliche Vielfalt von Schädigungsmöglichkeiten zur Folge. Die Subluxationen in dieser Region können in Kombination mit den Densfrakturen in mehreren Variationen auftreten, je nach Richtung der eingeleiteten Kraft. Durch exzentrische Krafteinleitung auf die Schädelkalotte können erhebliche Momente mit der Folge von Luxationen auftreten (Abb. 12, 13, 14). Als biomechanische Behandlungsgrundlage und Methode der Wahl gilt

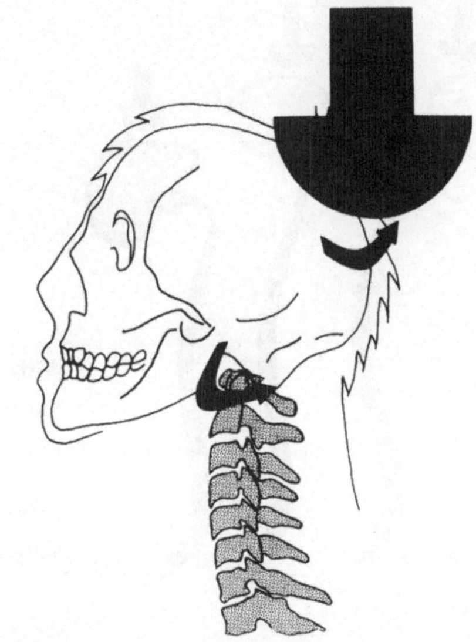

Abb. 12. Die exzentrische Krafteinleitung auf die Kalotte führt stets zum Auftreten von Momenten und schafft damit die Voraussetzungen für das Auftreten von Luxationen und/ oder Luxationsfrakturen

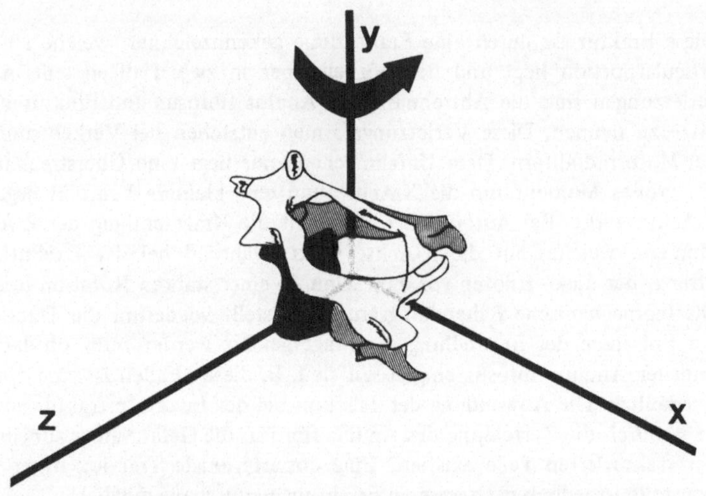

Abb. 13. Der hauptsächliche Bewegungsablauf bei exzentrischer Einleitung der Kraft entsprechend der Abb. 12 liegt in der Rotation um die Y-Achse. Sicher ist dieser Bewegungsablauf mit gleichzeitig auftretenden Rotationen um die Z- und X-Achse verbunden, dies erklärt die zahlreichen, bekannten Luxationsstellungen, siehe auch Abb. 14

hier wiederum die Traction. Die Stützung bzw. Stabilisierung des Kopfes erfolgt nicht von caudal, sondern durch das Einleiten einer Zugspannung von cranial her. Für eine atlantoaxiale Instabilität stellt die Halo-Traction die beste Versorgung dar, dies wird durch zahlreiche Autoren, u.a. Böhler [5, 6], Beatson [4], Fried [9], Goldie [11], Harolson [15] u.a. bestätigt. Insgesamt kommt dem Ligamentum transversum für die Stabilität des atlantoaxialen Bereiches die Hauptbedeutung zu.

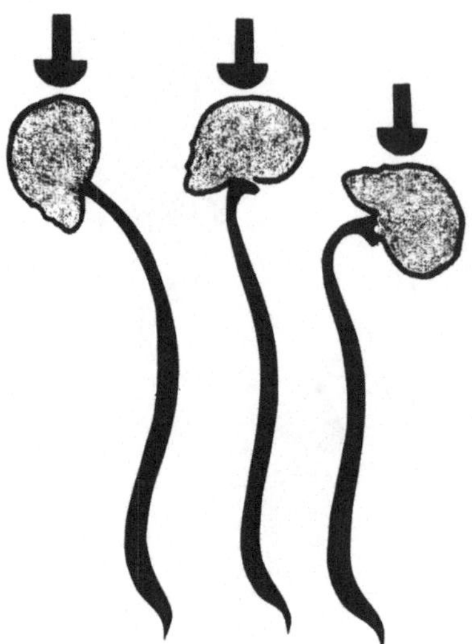

Abb. 14. Bei gleicher Richtung der einwirkenden Kraft kann durch eine unterschiedliche Haltung des Kopfes ein völlig anderer Verletzungstyp erzeugt werden. Die Zeichnung soll die Fehlermöglichkeiten bei der Beurteilung des Entstehungsmechanismus von Wirbelsäulenverletzungen verdeutlichen

Luxationsfraktur von C2

Diese Fraktur ist durch eine Frakturlinie gekennzeichnet, welche an der Basis der Interarticularportion liegt und den Wirbelkörper in zwei Hälften teilt. Als typische Begleitverletzungen sind die Abtrennung des Anulus fibrosus und Frakturen weiterer Dornfortsätze zu nennen. Diese Verletzungsformen entstehen bei Verkehrsunfällen, insbesondere bei Motorradfahrern. Dem Unfallmechanismus liegt eine Überstreckung zugrunde, wobei ein großes Moment um die X-Achse und eine kleinere Kraft in negativer Richtung der Z-Achse wirkt. Bei Autounfällen erscheint die Kraft entlang der Z-Achse größer als das Moment, welches auf die X-Achse wirkt, während bei der Exekution, Tod durch den Strang, der dicke Knoten vor dem Kinn zu einer starken Rotation um die X-Achse führt. Die biomechanische Behandlungsgrundlage stellt wiederum die Traction dar, wobei aber vor Einsetzen der Behandlung die Frage geklärt werden muß, ob das vordere Längsband und der Anulus fibrosus eingerissen sind. In diesen Fällen ist eine operative Stabilisation unerläßlich. Die Anwendung der Traction bei der Luxationsfraktur von C2 ist umstritten, da ja durch die Zerreißung des Anulus fibrosus die Gefahr einer zunehmenden Dislokation der frakturierten Teile existiert. Eine dosierte axiale Traction unter laufender Röntgenkontrolle ist jedoch nach unseren Erfahrungen durchaus möglich.

Cervicale Kompressionsfraktur

Bei axialer Krafteinleitung auf die Schädelkalotte kann es, wie im allgemeinen Teil bereits ausgeführt, in Abhängigkeit vom Verlauf der Kraft zu einer einfachen Kompressionsfraktur in Form eines Keilwirbels oder aber einer völligen Trümmerfraktur mit Eindringen von Frakturmaterial in den Wirbelkanal, kommen. Die biomechanische Behandlungsgrundlage für die Behandlung einfacher Kompressionsbrüche stellt die Stabilisierung durch eine Orthese dar, während beim Vorliegen einer Dislokation infolge eines zusätzlich einwirkenden Momentes die Traction erforderlich sein kann.

Luxation der HWS

Die Luxationen im HWS-Bereich können isoliert unilateral oder aber auch bilateral sowie in Kombination mit Frakturen auftreten. Der Verletzungstyp wird auch hierbei entscheidend von der Richtung der einwirkenden Kraft bestimmt. Bei der bilateralen Luxation erfolgt eine Translation entlang der Z-Achse, also Z+, aber auch eine Rotation um die X-Achse, X-. Entscheidend ist das Moment um die X-Achse, welches eine bilaterale Lu-

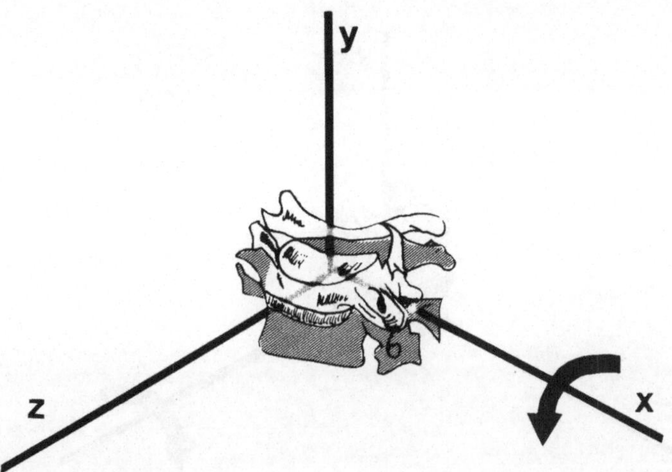

Abb. 15. Die Rotation um die X-Achse im Sinne von X+ kann zum Auftreten einer bilateralen Luxation und/oder Luxationsfraktur führen. Die unilateralen Luxationen und/oder Luxationsfrakturen sind die Folge zusätzlicher Momente im Bereich der Y- und Z-Achse

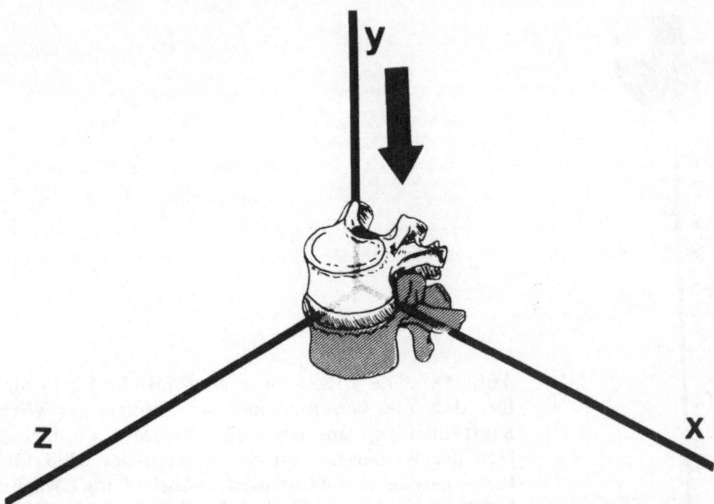

Abb. 16. Die Wirkung der Kraft entlang der Y-Achse führt je nach Ort der Krafteinleitung und in Abhängigkeit von der Position der Wirbelsäule zum Zeitpunkt der Krafteinwirkung (siehe auch Abb. 5 und 18) zu den unterschiedlichen Typen von Kompressionsfrakturen

xation zur Folge haben kann (Abb. 15). In Abhängigkeit von einer zusätzlichen Translation entlang der Z-Achse, Z+, kann auch eine Kompressionsfraktur auftreten. Bei einer bilateralen Luxation entfällt die Traction als biomechanische Behandlungsgrundlage, da durch Zug die Verhakung nicht zu lösen ist. Es muß letztlich in der Regel eine operative Reposition unter Abtragung der caudalen Gelenkfacetten mit nachfolgender Stabilisation erfolgen. Trifft die Kraft exzentrisch auf, so können verschiedene Momente unterschiedlicher Stärke entstehen und unilaterale Luxationen mit und ohne Frakturen die Folge sein.

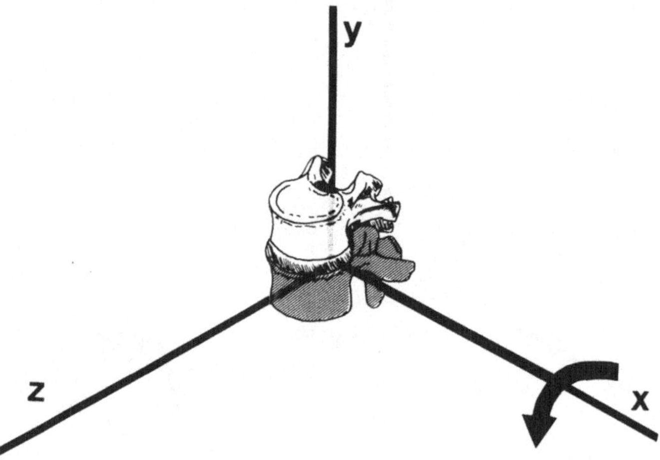

Abb. 17. Tritt in Abhängigkeit vom Ort der Krafteinleitung und der Position der Teilmassen eine Kippbewegung des Thorax gegen das Becken auf (Taschenmessereffekt), so führt das auftretende Moment um die X-Achse ebenfalls zu Kompressionsfrakturen

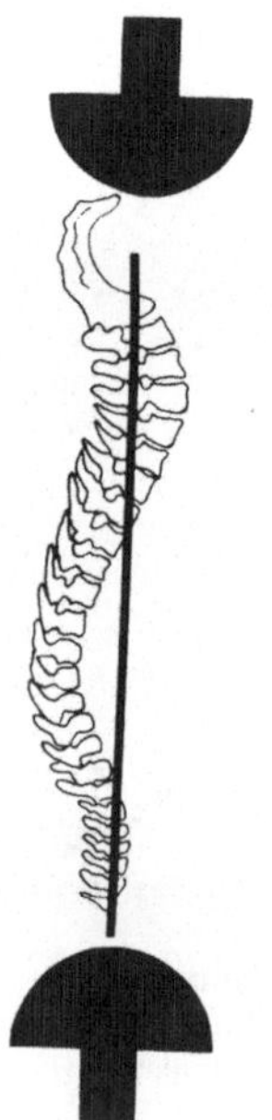

Abb. 18. Die vorgegebene anatomische Form bildet die Ursache dafür, daß die verschiedenen Abschnitte der Wirbelsäule bei axialer Krafteinleitung unterschiedlich belastet werden. Bei aufrechter Position der Wirbelsäule ist der Bereich der BWS für Kompressionsfrakturen geradezu prädestiniert, während im LWS-Bereich die Hauptbelastung durch die Reihe der Interarticularportionen verläuft und daher keine Frakturen ausgelöst werden. Die Häufung der Kompressionsfrakturen im dorso-lumbalen Übergang stellt eine Folge des Taschenmessereffektes dar

Verletzungen der Brust- und Lendenwirbelsäule, Deckplattenfrakturen. Die Kraft wirkt axial entlang der Y-Achse, wobei der Frakturtyp davon abhängt, ob die Kraft mehr ventral, genau zentral über der Mitte des Wirbelkörpers oder mehr dorsal auftrifft (Abb. 16, 18). Besondere Behandlungsmaßnahmen sind nicht erforderlich, allenfalls eine Orthese.

Kompressionsfrakturen

Diese Frakturen sind für die untere BWS und den oberen LWS-Bereich typisch. Der Fraktur liegt ein Kraftverlauf entlang der Y-Achse und in der Regel auch ein Moment um die X-Achse zugrunde (Abb. 17). Je nach Richtung und Ausmaß können eine Fraktur der Endplatte oder eine Kompressionsfraktur mit Keilwirbelbildung entstehen. Mitentscheidend für die Art der Fraktur ist vor allen Dingen die Position der WS zum Zeitpunkt der Krafteinleitung. Wie im allgemeinen Teil bereits ausgeführt, zeigt die Wirbelsäule in Streckstellung eine größere Belastbarkeit. Die Frakturschwelle ist in Extensionshaltung fast doppelt so hoch wie bei leichter Vorbeugung. Das klinische Erscheinungsbild reicht von einer geringen Keilform ohne nachweisbare Funktionsminderung bis zur Paraplegie. Eine genaue Analyse des dorsalen Wirbelkörperbereiches bildet die biomechanische Behandlungsgrundlage. Sind die dorsalen Elemente intakt, besteht in der Regel normale Belastungsfähigkeit. Nach Plaue [29] kann man davon ausgehen, daß ein Wirbelkörper nach einer Kompressionsfraktur 60 bis 70% seiner normalen Tragfähigkeit behält, also für die normalen Funktionen, wie Stehen, Gehen und Liegen, voll belastbar ist. Lediglich eine Fraktur der Gelenkfacetten oder eine Zerreißung der dorsalen Bänder könnte eine Instabilität und damit eine Progredienz der kyphotischen Fehlstellung mit sich bringen.

Frakturdislokationen

Diese Gruppe ist durch das Auftreten erheblicher Momente gekennzeichnet. Nach Griffith u. Mitarb. [13] ereignet sich die Mehrzahl dieses Frakturtyps im Bereich des thoracolumbalen Überganges, wie in den allgemeinen Ausführungen bereits dargelegt wurde. Diese Frakturgruppe läßt wie keine andere die Welle der Diskussion über den Begriff einer stabilen und instabilen Fraktur hochschlagen. Die Ansichten über Stabilität und die Bedeutung der anatomischen Reposition sind durchaus kontrovers. Autoren wie Böhler [5, 6] und Lewis [20] vertreten die Linie der anatomischen Reposition, während andererseits auch bekannt ist, daß eine Deformität in der Sagittalebene von 30° und mehr keine signifikant schlechteren Ergebnisse bringt. Ein entscheidender Faktor in der Aufstellung von Behandlungsrichtlinien für diese Frakturen liegt im jeweiligen neurologischen Status. Die Frakturen sind durch Momente um eine oder mehrere Achsen gekennzeichnet, wobei vor allen Dingen zwei Momente besonders häufig auftreten, einmal das Moment um die X-Achse (Klappmechanismus des Taschenmessers) sowie ein Moment um die Y-Achse (Abb. 19). Als biomechanische Behandlungsgrundlage fungiert hier wieder die Traction, wobei bei verbleibender Instabilität eine Fusion angezeigt erscheint.

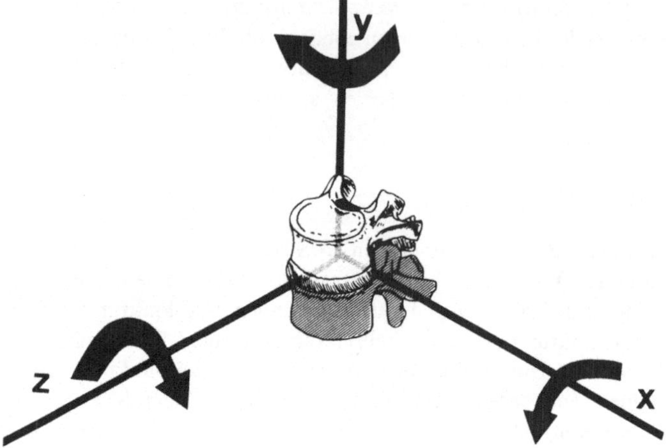

Abb. 19. Bei den Luxationsfrakturen im dorso-lumbalen Übergang sind Rotationen um die drei Raumachsen die Ursache für das Auftreten dieser schweren Verletzungen

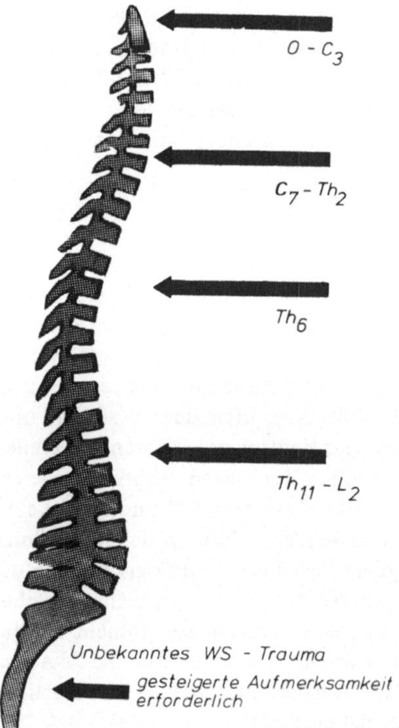

Abb. 20. Die Pfeile markieren die für differentialdiagnostische Untersuchungen kritischen Bereiche im atlanto-occipitalen und im cervico-dorsalen Übergang sowie Prädelektionsstellen für Luxationsfrakturen im mittleren Thoraxbereich und im dorso-lumbalen Übergang

Zusammenfassung

Für die Beurteilung von Wirbelsäulenverletzungen ist eine biomechanische Analyse des Unfallherganges unerläßlich. Es muß versucht werden, möglichst ein klares Bild über den zu erwartenden Frakturtyp, also beispielsweise Kompressions- oder Luxationsfraktur, zu bekommen. Hieraus können Hilfestellungen für die einzuschlagende Therapie erwachsen. Eine exakte Rekonstruktion ist nicht möglich, da keine Kenntnisse über die Größenordnung der einwirkenden Kräfte bestehen und auch die Richtung der einwirkenden Kraft nie genau rekonstruiert werden kann. Auch bei scheinbar bekanntem Unfallhergang und bekannter Diagnose sollten die folgenden vier kritischen Regionen der Wirbelsäule nochmals genauestens überprüft werden (Abb. 20): Die Region Occiput bis C2 zeigt häufig eine Mitbeteiligung, da auf die Teilmasse des Kopfes (M2, Abb. 3) durch die enorme Beweglichkeit des Kopfes häufig zusätzliche Momente einwirken können. Die Region C7/Th2 weist durch die Abdeckung durch den Schultergürtel eine besonders hohe Quote von Fehldiagnosen auf. Die Region Th6 bis Th8 stellt eine typische Lokalisation für Luxationsfrakturen dar, vor allen Dingen bei Kindern und Jugendlichen.

Die Region Th11/L2 weist ebenfalls eine hohe Quote von Luxationsfrakturen auf, welche zum Teil nur eine geringe Dislokation zeigen.

Literatur

1 Alker GJ et al (1975) Post mortem radiology of head and neck injuries in fatal traffic accidents. J Neuroradiol 114:611
2 Andriacchi TP, Schultz AB, Belyschko TB, Galante JO (1974) A model for studies of mechanical interactions between the human spine and rib cage. J Biomech 7:497
3 Atkinson PJ (1967) Variation in trabecular structure of vertebrae with age. Calcif Tissue Res 1:24
4 Beatson TR (1963) Fractures and dislocations of the cervical spine. J Bone and Joint Surg 45-B:1
5 Böhler J (1977) Operative Behandlung instabiler Frakturen und Luxationsfrakturen der Halswirbelsäule. Unfallchirurgie 3:25
6 Böhler J (1977) Verletzungen der Halswirbelsäule und ihre Behandlung. Chirurg 48:493
7 Breig A (1960) Biomechanics of the central nervous system: Some basic normal and pathological phenomena. Stockholm, Almquist & Wiksell
8 Brown R, Hanson R, Yorra A (1957) Some mechanical tests on the lumbo-sacral spine with particular reference to the intervertebral disc. J Bone Joint Surg 39-A:1135
9 Fried LC (1973) Atlanto-axial fracture-dislocations. J Bone Joint Surg 55-B:3
10 Fung Y-C (1970) Mathematical representation of the mechanical properties of the heart muscle. J Biomech 3:381
11 Goldie IF, Reichmann S (1977) The biomechanical influence of traction on the cervical spine. Scand J Rehabil Med 9:31−34
12 Gosch HH, Gooding E, Schneider RC (1972) An experimental study of cervical spine and cord injuries. J Trauma 12:570
13 Griffith HB, Cleave JRW, Taylor RG (1966) Changing patterns of fracture in the dorsal and lumbar spine. Br Med J 1:891
14 Gubser A (1974) Wirbelsäulenfrakturen: Entstehung − Erkennung − Beurteilung. Die Wirbelsäule in Forschung und Praxis Bd 68. Die Wirbelsäule in der Flugmedizin, Hippokrates, Stuttgart, pp 19−23

15 Harolson RH III, Boyd HB (1969) Posterior dislocation of the atlas on the axis without fracture. J Bone Joint Surg 51-A:3, 561

16 Hill AV (1939) Heat of shortening and dynamic constants of muscle. Proc R Soc Lond B-126:136

17 Horst M (1980) Messung der Verteilung der Normalspannung an der Grenzfläche Bandscheibe-Wirbelkörper. Habilitationsschrift, Münster

18 Johnson RM, Crelin ES, White AA, Panjabi MM (1975) Some new observations on the functional anatomy of the lower cervical spine. Clin Orthop 111:192

19 Junghanns H (1977) Nomenclatura Columnae vertebralis. Hippokrates, Stuttgart

20 Lewis J, McKinnin B (1974) The Treatment of unstable fracture-dislocations of the thoraco-lumbar spine accompanied by paraplegia. J Bone Joint Surg 56-B:4, 603

21 Macnab I (1964) Acceleration injuries of the cervical spine. J Bone Joint Surg 46-A: 8, 1797–1799

22 Marar BC, Tay CK (1976) Fracture of the odontoid process. Aust NZJ Surg 36:231

23 Med M (1972) Articulations of the thoracic vertebrae and their variability. Folia Morphologica 2:XX, 212–215

24 Med M (1973) Articulations of the cervical vertebrae and their variability. Folia Morphologica 4:XXI, 324–327

25 Nachemson A (1966) Electromyographic studies on the vertebral portion of the psoas muscle. Acta Orthop Scand 37:177

26 Nachemson A (1966) The load on lumbar discs in different positions of the body. Clin Orthop 45:107

27 Nachemson A, Evans J (1968) Some mechanical properties of the thord lumbar interlaminar ligament (ligamentum flavum). J Biomech 1:211

28 Nachemson A, Morris JM (1964) In vivo measurements of intradiscal pressure. J Bone Joint Surg 46:1077

29 Plaue R, Gesche E (1974) Das Frakturverhalten von Brust- und Lendenwirbelkörpern. Z Orthop 112:427–432

30 Polster J, Hoefert H-R (1974) Die biomechanischen Grundlagen für die Indikationsstellung zur vorderen und hinteren Spondylodese. Z Orthop 112:753–757

31 Roaf R (1960) A study of the mechanics of spinal injuries. J Bone Joint Surg 42-A: 810

32 Roaf R (1972) International classification of spinal injuries. Paraplegia 10:78

33 Virgin WJ (1951) Experimental investigations into the physical properties of the intervertebral disc. J Bone Joint Surg 33-B:607

34 White AA III, Panjabi MM (1978) Clinical biomechanics of the spine. JB Lippincott Company, Philadelphia

Radiologische Diagnostik der Wirbelsäulen-Verletzungen

G. Bargon

Die Röntgenuntersuchung der verletzten Wirbelsäule steht im Zentrum der ärztlichen Bemühungen um den unfallverletzten Patienten. Wegen der meist schweren Traumatisierung des Patienten ist die klinische Untersuchung nur orientierend möglich, so daß die Röntgenuntersuchung die Bestandsaufnahme der Verletzungsfolgen eröffnet. Die aus dem Röntgenbild erhaltenen Informationen bestimmen weitgehend Art und Umfang der einzuschlagenden Maßnahmen. Aus diesem Grunde müssen hohe Anforderungen an Aufnahmequalität und Sorgfalt der Bildbetrachtung gestellt werden. Die schmerzhafte Immobilität des Unfallverletzten beeinträchtigt häufig die für eine optimale Röntgenabbildung notwendige Lagerung. Der Untersucher wird sich in diesen Fällen zunächst mit Übersichtsaufnahmen begnügen müssen, die aber später durch Aufnahmen in Spezialprojektionen oder durch tomographische Aufnahmen ergänzt werden müssen, wenn der Patient besser lagerungsfähig ist. Im Verlauf meiner Ausführungen werde ich auf solche röntgenologische Zusatzuntersuchungen verweisen.

Lob (1954) hat eine Einteilung der Wirbelsäulenverletzungen vorgenommen, die auch für den röntgenologisch-tätigen Arzt praktikabel ist. Ich möchte diese Einteilung auch meinen Ausführungen zugrunde legen (Tabelle 1).

Tabelle 1. Einteilung der Wirbelsäulenverletzungen nach Lob

---

1. Kontusionen und Distorsionen
2. Isolierte Bandscheibenverletzungen
3. Isolierte Wirbelkörperbrüche
4. Wirbelbrüche mit Bandscheibenverletzung
5. Voll ausgebildete Wirbelsäulenverletzung
   a. Wirbelkörperbruch mit Bandscheiben-, Bogen-, Querfortsatz-, Bänderverletzung
   b. Luxationsfraktur
6. Wirbelluxation
7. Isolierter Bogen- oder Fortsatzbruch

Kontusionen und Distorsionen der Wirbelsäule werden nur selten erfaßt. Im Bereich der Halswirbelsäule kann die Distorsion zu einer vorübergehenden kyphotischen Einstellung in dem betroffenen Segment führen (Abb. 1a und b). Hierdurch entstehende Bewegungseinschränkungen sind auf Funktionsaufnahmen zu erfassen. Führen Bandscheibenverletzungen zu neurologischen Störungen, so sind Discographie und Myelographie die röntgenologischen Maßnahmen, die Bandscheibenverletzung sichtbar zu machen. Über diese relativ seltene Symptomatik einer massiven Verlagerung von Bandscheibengewebe nach dorsal ohne knöcherne Verletzung der Wirbelsäule soll hier nicht weiter referiert werden.

Wenden wir uns nun gleich den verschiedenen Arten der knöchernen Wirbelsäulenverletzung zu, die isoliert oder gemeinsam mit Bandscheibenverletzungen und auch mit Bandzerreißungen einhergehen.

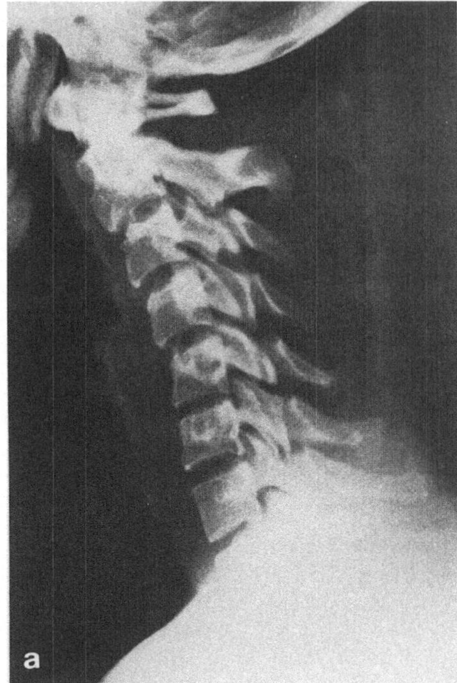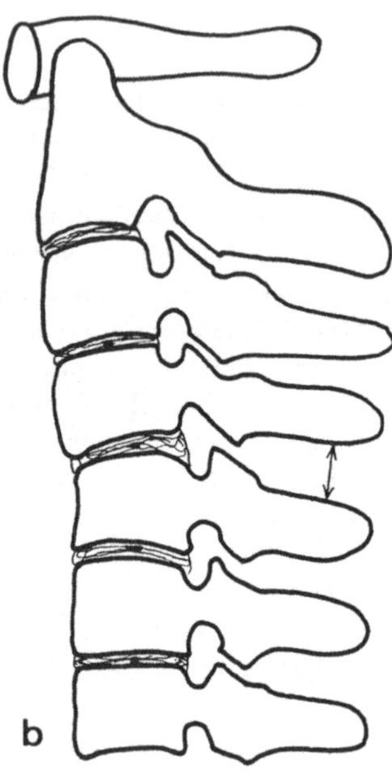

Abb. 1a,b. ʹKontusion und Distorsion der Halswirbelsäule mit kyphotischer Einstellung, wobei der Scheitelpunkt zwischen dem 4. und 5. Halswirbelkörper liegt. Der Abstand zwischen den beiden Dornfortsätzen 4 und 5 ist vergrößert

Wegen der unterschiedlichen Verletzungsmechanismen, die auf die einzelnen Wirbelsäulenabschnitte einwirken, erscheint es mir notwendig, die einzelnen Wirbelsäulenabschnitte auch gesondert abzuhandeln.

Die Halswirbelsäule

Die Halswirbelsäule ist vorwiegend Gewalteinwirkungen ausgesetzt, die zur Verstärkung der Flexion und Extension führen und damit bestimmte für die Halswirbelsäule typische Verletzungsformen hervorrufen:

Die Jefferson-Fraktur ist eine Fraktur des Atlasringes. Die Fraktur ist am besten auf der Aufnahme in seitlicher Projektion zu erkennen. Sie entsteht durch eine axial einwirkende Gewalt auf den Kopf und die Wirbelsäule, wobei die Massae laterales jeweils nach lateral ausweichen und somit den Atlasring aufsprengen. Weil die Bandscheibe zwischen dem Atlas und dem II. Halswirbelkörper fehlt, kann die Gewalteinwirkung nicht durch die elastische Bandscheibe abgemildert werden. Die charakteristische laterale Dislokation der Massae laterales kann einseitig oder doppelseitig auftreten (Abb. 2a und b).

Die Dens-Fraktur wird häufig bei Auffahrunfällen oder beim Auftreffen des Kopfes auf den Boden, z.B. beim Sprung in zu flaches Wasser, angetroffen, dabei kann die Luxation des Atlas und des Dens gegenüber dem Epistropheus nach ventral oder dorsal er-

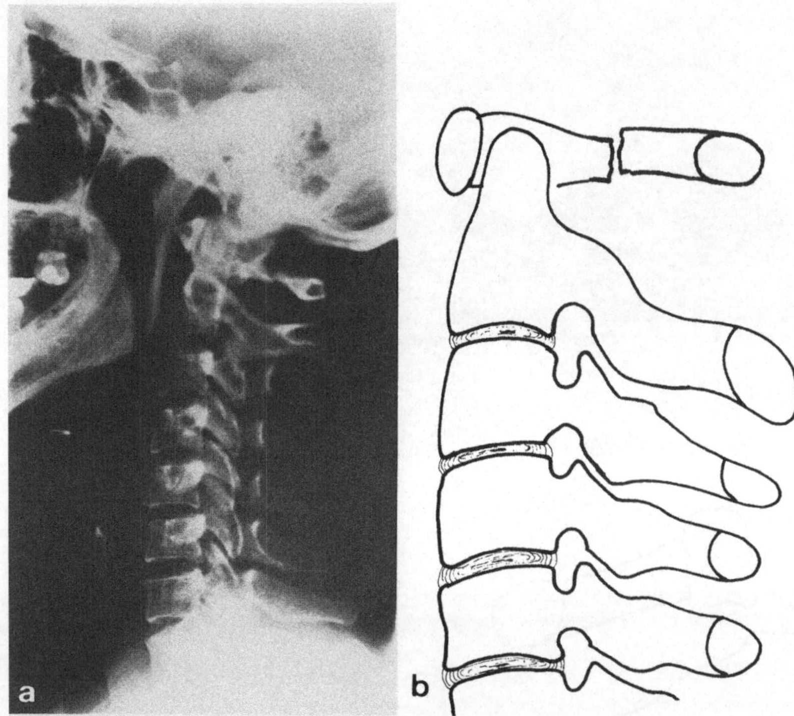

Abb. 2a,b. Jefferson-Fraktur. Der Atlasbogen ist dorso-lateral frakturiert

folgen. Die Abgrenzung einer Dens-Fraktur gegenüber einem Os odontoideum kann gelegentlich Schwierigkeiten bereiten (Abb. 3a und b).

Die tomographische Untersuchung wie in diesem Falle läßt erkennen, daß die Fraktur zu einer unregelmäßig begrenzten Abtrennung des Dens von seiner Basis geführt hat (Abb. 4). Liegt ein Os odontoideum vor, so ist der Spalt, der beide Knochen voneinander trennt, glatt begrenzt und mit einer feinen Corticalislamelle bedeckt.

Eine Dens-Fraktur ohne Dislokation wird leicht auf der seitlichen Halswirbelsäulen-Aufnahme übersehen, wie dies die Aufnahme (Abb. 5a) demonstriert. Eine Spezialaufnahme in schräger Position bei geöffnetem Munde läßt die durch die Dens-Basis gehende Fraktur gut erkennen (Abb. 5b).

Gelegentlich sind aber auch Schichtaufnahmen des II. Halswirbelkörpers erforderlich, um eine Fraktur der Dens-Basis sichtbar zu machen. Auf der vorliegenden Übersichtsaufnahme (Abb. 6a) läßt sich eine Stufe an der linken Gelenkfläche des II. Halswirbelkörpers erkennen. Das Ausmaß der Fraktur ist aber erst auf der Schichtaufnahme sichtbar (Abb. 6b und c).

Durch die Einwirkung einer Flexionsgewalt kann es zu einem Bruch des Bogenansatzes des II. Halswirbelkörpers kommen. Diese Frakturform wird ohne Dislokation auf der Übersichtsaufnahme der Halswirbelsäule leicht übersehen, weil die Aufhellungslinie durch Überlagerungen verdeckt wird (Abb. 7a).

Spezialprojektionen mit Darstellung der Foramina intervertebralia beseitigen die Überlagerung und lassen die Fraktur deutlich hervortreten (Abb. 7b und c).

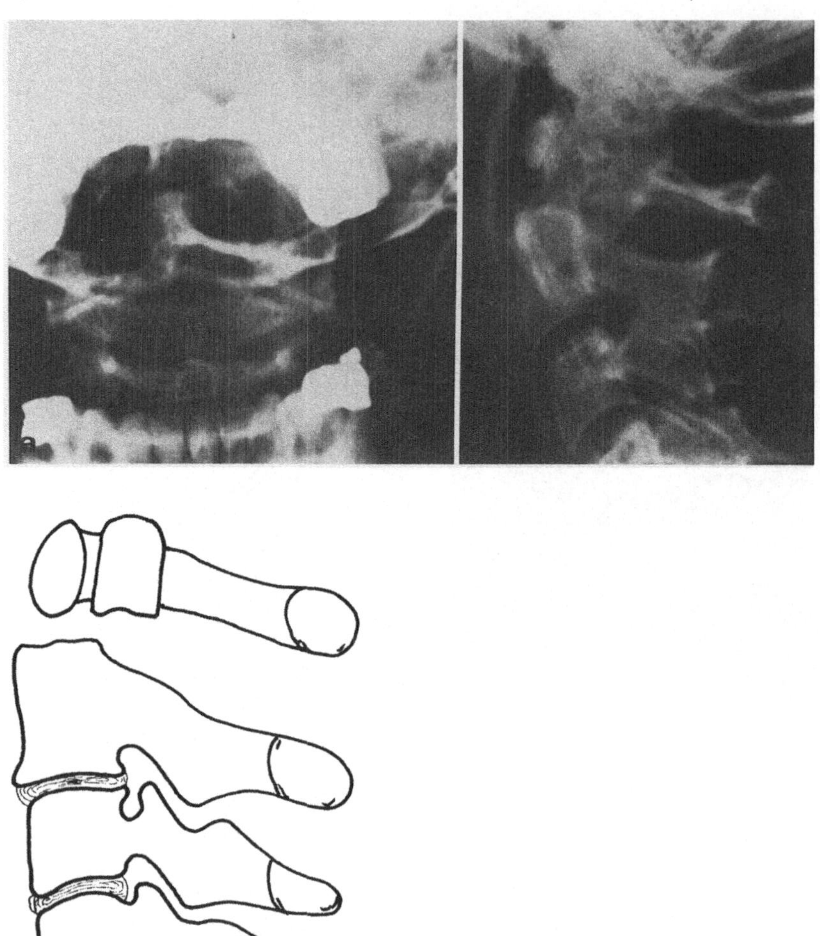

Abb. 3a,b. Dens-Fraktur mit Dislokation des Dens nach dorsal

Dornfortsatzfrakturen können an allen Wirbelkörpern beobachtet werden. Sie sind klinisch weniger bedeutungsvoll, weil sie die Stabilität der Wirbelsäule nicht beeinträchtigen. Als Beispiel dieser Frakturform soll die Fraktur des Dornfortsatzes des II. Halswirbelkörpers gelten (Abb. 8a und b).

Je nach Ausmaß und Richtung der Gewalteinwirkung können im Bereich der Halswirbelsäule auch Sprengungs- und Zertrümmerungsbrüche vorkommen. Der Gallertkern der Bandscheibe sprengt den Wirbelkörper in Stücke, wobei keilförmige Wirbelfragmente abgetrennt werden und Bandscheibengewebe in die Bruchtrichter hineingepreßt wird. Dabei kann der Bandscheibenfaserring aufgesprengt und Bandscheibengewebe gegen das Rückenmark oder die Nervenwurzel abgedrängt werden (Abb. 9a und b).

Im mittleren und besonders im unteren Abschnitt der Halswirbelsäule können Flexionstraumen zu einer Kantenabsprengung mit Einpressung von Bandscheibengewebe in den Frakturspalt und Luxation der proximalen Halswirbelsäule gegenüber der distalen

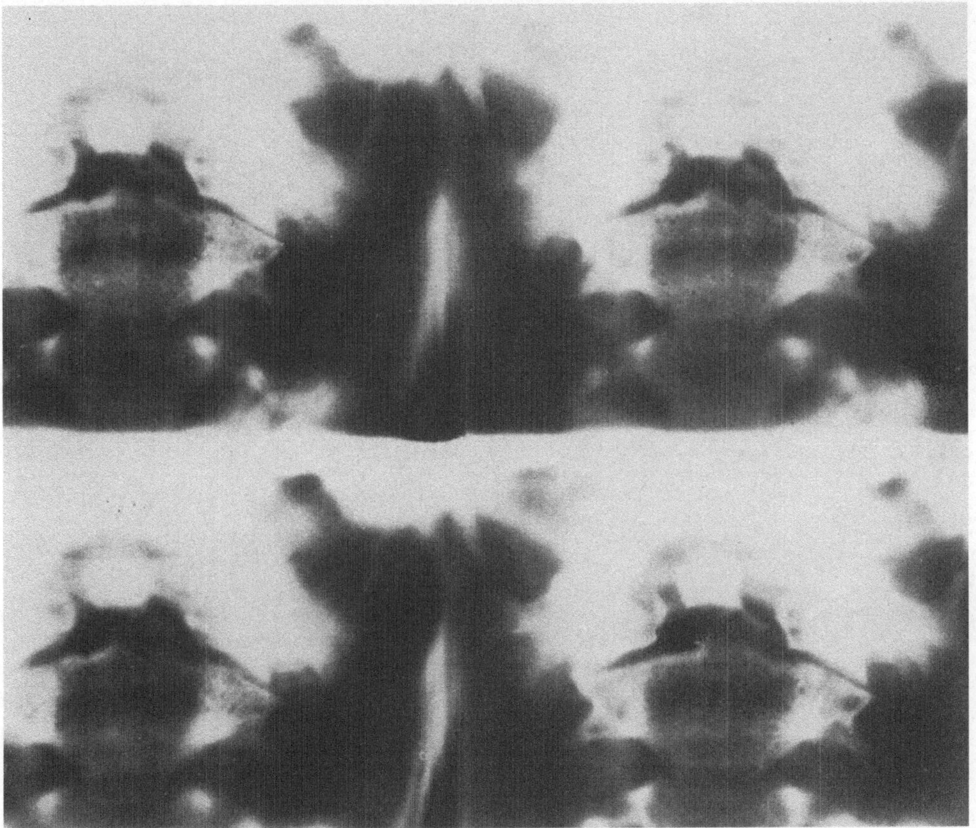

Abb. 4. Tomographie-Aufnahme des Atlas und Epistropheus. Dens-Fraktur. Unregelmäßig begrenzter Frakturspalt deutlich sichtbar

Halswirbelsäule nach ventral kommen. Das Röntgenbild eines 46-jährigen Mannes zeigt diese Verletzungsfolgen nach einem erlittenen Autounfall (Abb. 10a und b).

Eine untere Kantenabsprengung und ein Randleistenabbruch des benachbarten unteren Wirbelkörpers zeigt das nächste Röntgen-Beispiel (Abb. 11a und b). Bei der Art dieser Verletzung muß der Faserring der Bandscheibe zwischen dem 4. und 5. HWK verletzt worden sein. Der Einbruch des Bandscheibenmaterials hat die Vereinigung der Kante mit dem Wirbelkörper bisher verhindert.

Querfortsstzfrakturen sind von rudimentären Rippenstummeln abzugrenzen. Die Abgrenzung ist bei frischen Frakturen wesentlich einfacher als bei Pseudarthrosen. Die Rippenstummeln sind glatt berandet und an den Kanten abgerundet. Sie sind außerdem mit einer deutlich sichtbaren Corticalislamelle versehen. Demgegenüber verläuft die frische Fraktur scharfrandig und gezackt und besitzt keine Corticalislamelle (Abb. 12a und b).

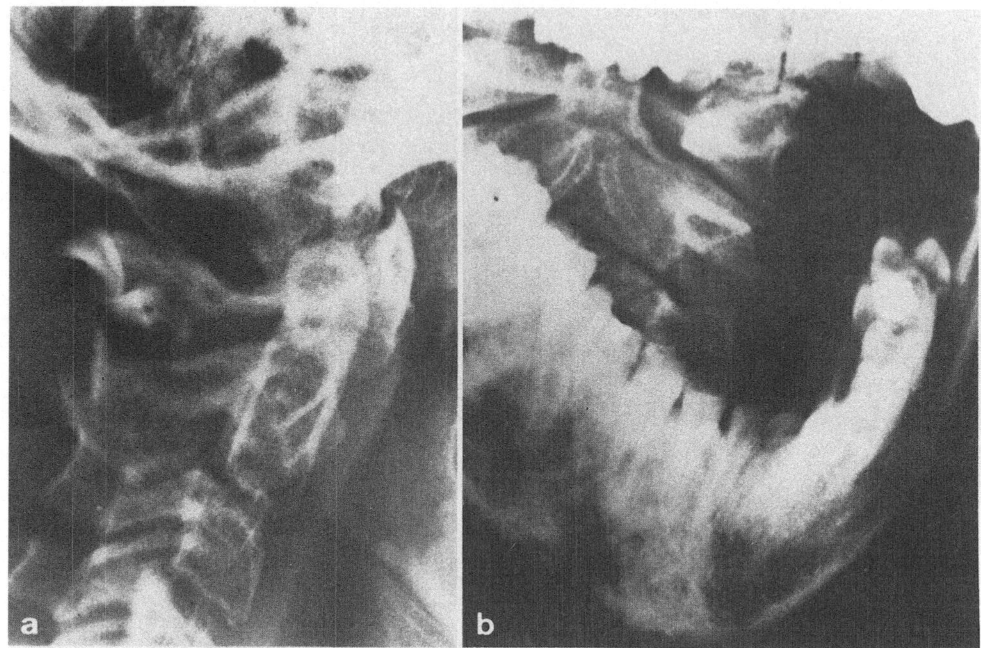

Abb. 5a,b. Dens-Fraktur ohne Dislokation. Auf der Spezialaufnahme (Abb. 5b) im Bereich der Dens-Basis deutlich abgrenzbarer Frakturspalt

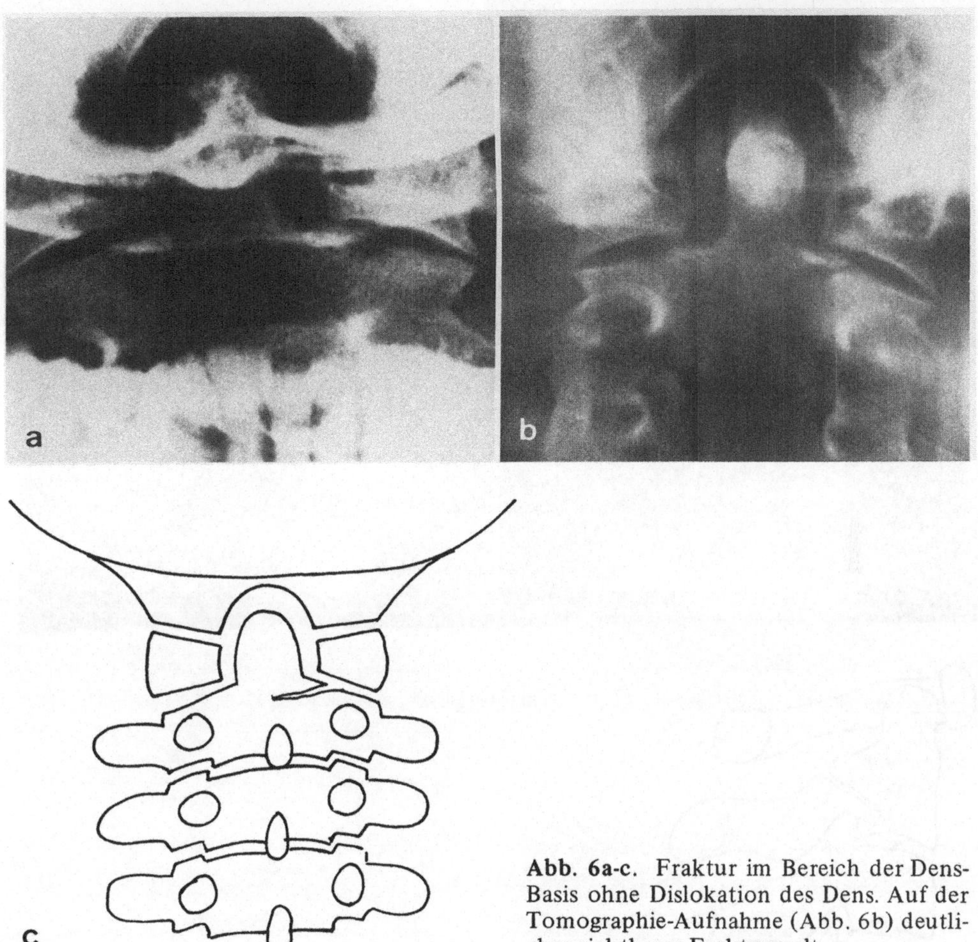

Abb. 6a-c. Fraktur im Bereich der Dens-
Basis ohne Dislokation des Dens. Auf der
Tomographie-Aufnahme (Abb. 6b) deutli-
cher sichtbarer Frakturspalt

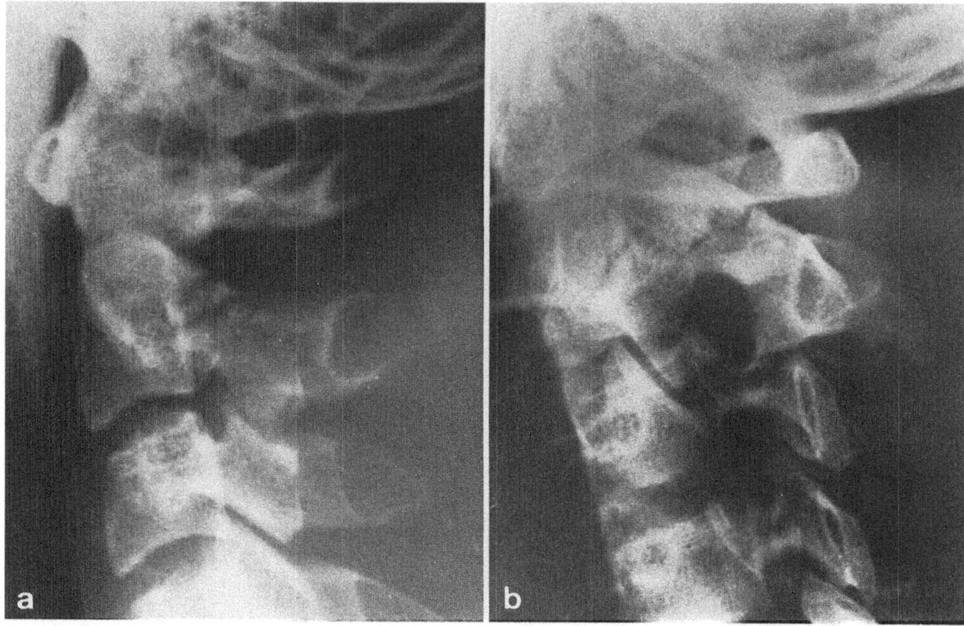

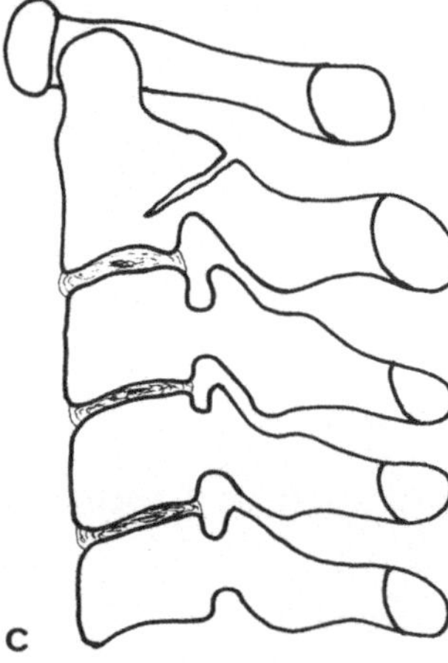

Abb. 7a. Fraktur am Bogenansatz des II. Halswirbelkörpers ohne Dislokation. **b,c.** Auf der 45° gedrehten Aufnahme ist das Ausmaß der Fraktur besser zu erkennen

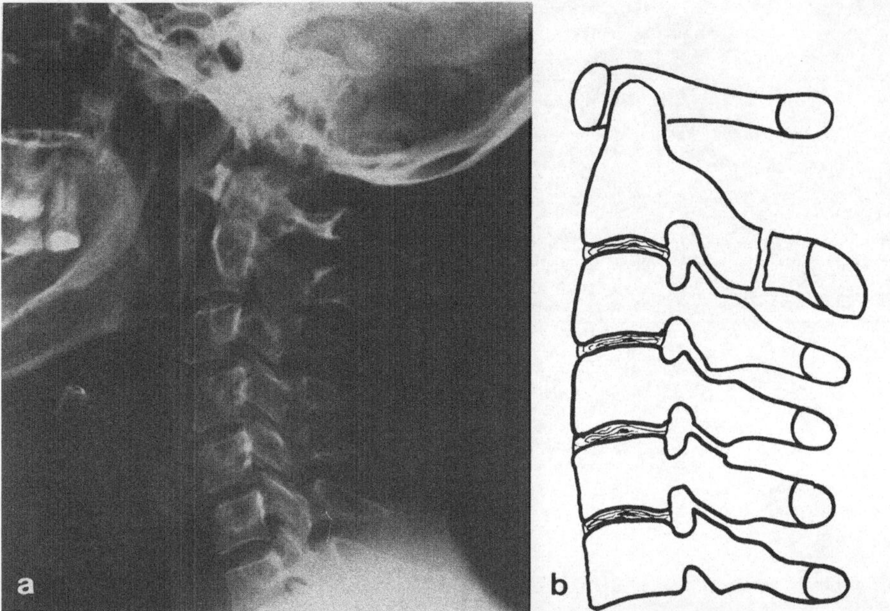

Abb. 8a,b. Fraktur des Dornfortsatzes des II. Halswirbels ohne Dislokation

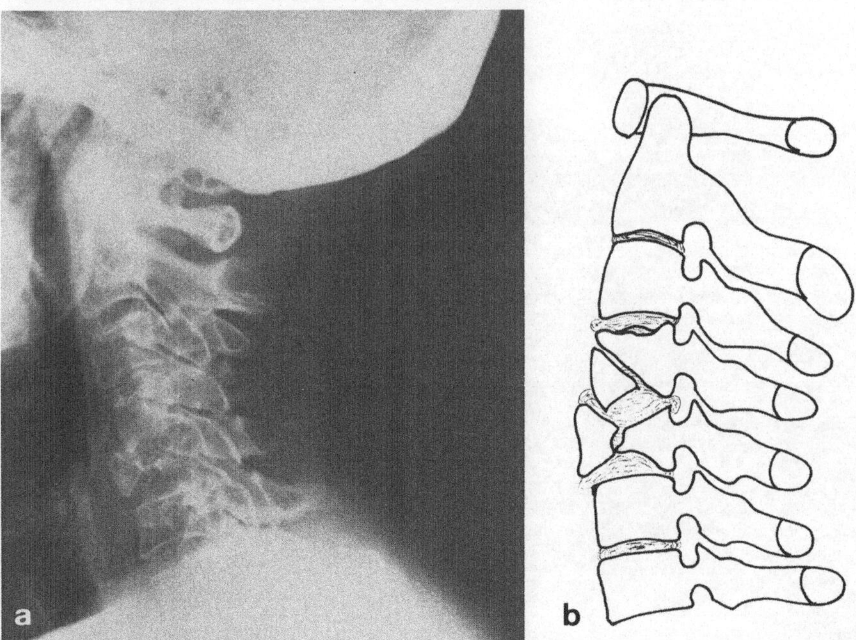

Abb. 9a,b. Sprengungs- und Zertrümmerungsfrakturen des 4. und 5. Halswirbelkörpers mit Abtrennung des vorderen Körperabschnittes und Einstauchung des ventralen Fragmentes des 4. Halswirbelkörpers in den 5. Halswirbelkörper

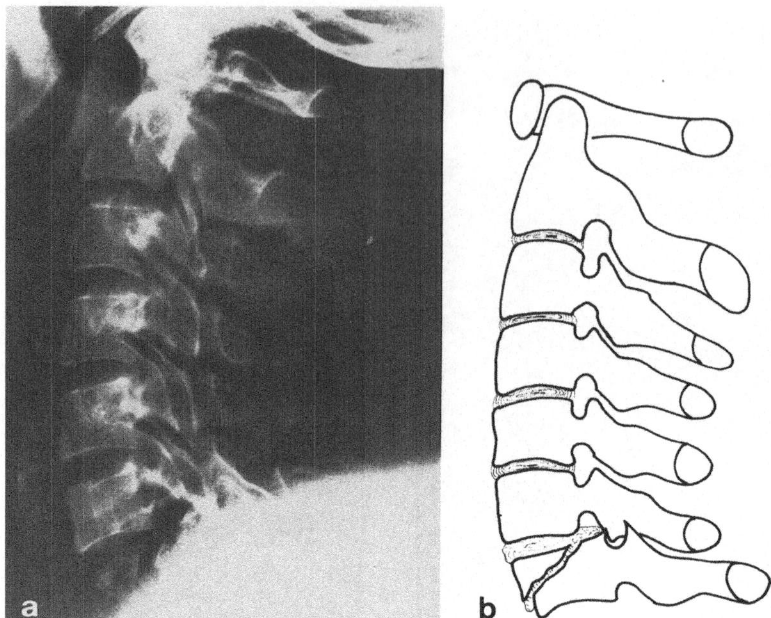

Abb. 10a,b. Kantenabsprengung des 7. Halswirbelkörpers mit Luxation der proximalen Halswirbelsäule nach ventral

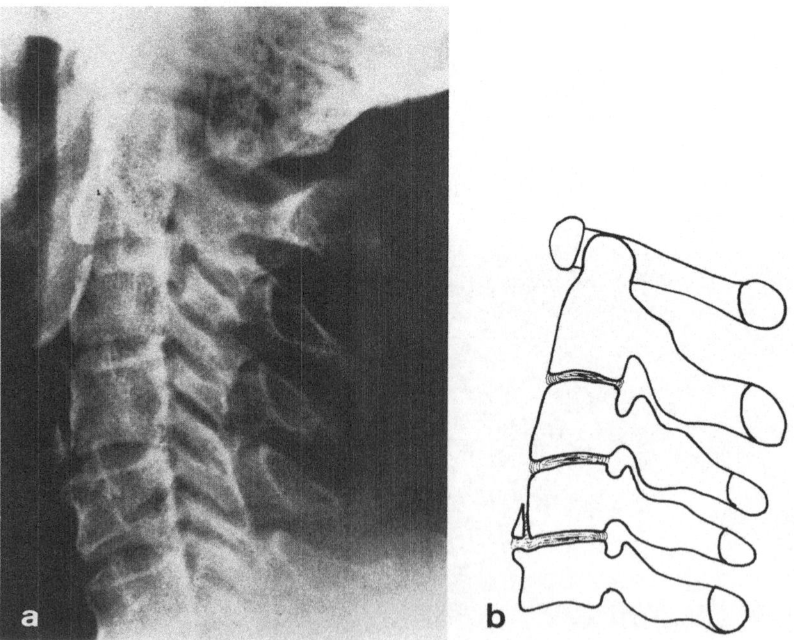

Abb. 11a,b. Kantenabsprengung des 4. Halswirbelkörpers mit bereits knöchern konsolidiertem Randleistenbruch am 5. Halswirbelkörper

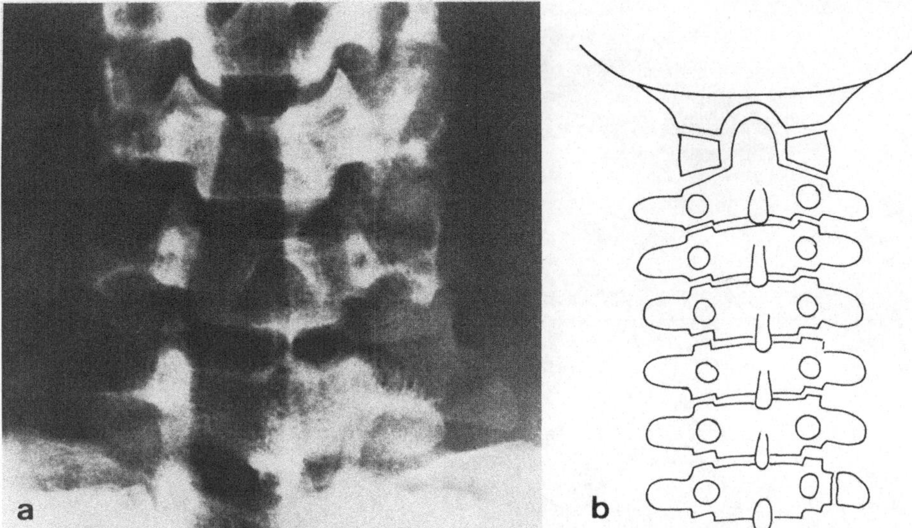

Abb. 12a,b. Querfortsatzfraktur des 7. Halswirbels links ohne Dislokation

Die Brustwirbelsäule

An der Brustwirbelsäule überwiegen in dem oberen Brustwirbelsäulenabschnitt die Stauchungs- und Biegungsbrüche. Im unteren Abschnitt überwiegen Frakturen mit Sprengung der Deck- und Grundplatte. Das Charakteristikum der reinen Stauchungs- und Biegungsfrakturen ist die keilförmige Verschmälerung des Wirbelkörpers ohne Einbruch der Deck- und Grundplatte. An der vorderen Wirbelkante ist eine trichterförmige Ausbuchtung zu erkennen. Neben diesen reinen Stauchungs- und Biegungsbrüchen kommen jedoch häufiger gemischte Formen vor. Es sind dies Kombinationen von Stauchungs- und Biegungsbrüchen mit Impressionen der Wirbelkörperabschlußplatten durch die Sprengwirkung des elastischen Gallertkernes der Bandscheibe.

Bei dem 27jährigen Manne weisen der 4. und 5. BWK eine Eindellung der Deckplatte auf. Die ventralen oberen Kanten dieser Wirbelkörper sind gering nach ventralwärts gebogen (Abb. 13a). Auf der Schichtaufnahme erkennt man einen Bruch der Randleisten und der Deckplatte des Wirbelkörpers 4 und 5. Der Faserring der Bandscheibe muß erhalten geblieben sein, während das Innengefüge verletzt und Bandscheibengewebe in die Lücke vorgetrieben wurde (Abb. 13b und c).

Die Lendenwirbelsäule

Die untere Brustwirbelsäule und die Lendenwirbelsäule sind in ihrem Verhalten gegenüber Gewalteinwirkungen eine Einheit. Die Bandscheiben in diesen Wirbelsäulenabschnitten sind breit und voluminös. Das elastische Gewebe mit einem großen Gallertkern wirkt wie eine Feder bei Einwirkung von Gewalt. Die Bandscheibe ist in bestimmten Grenzen

46

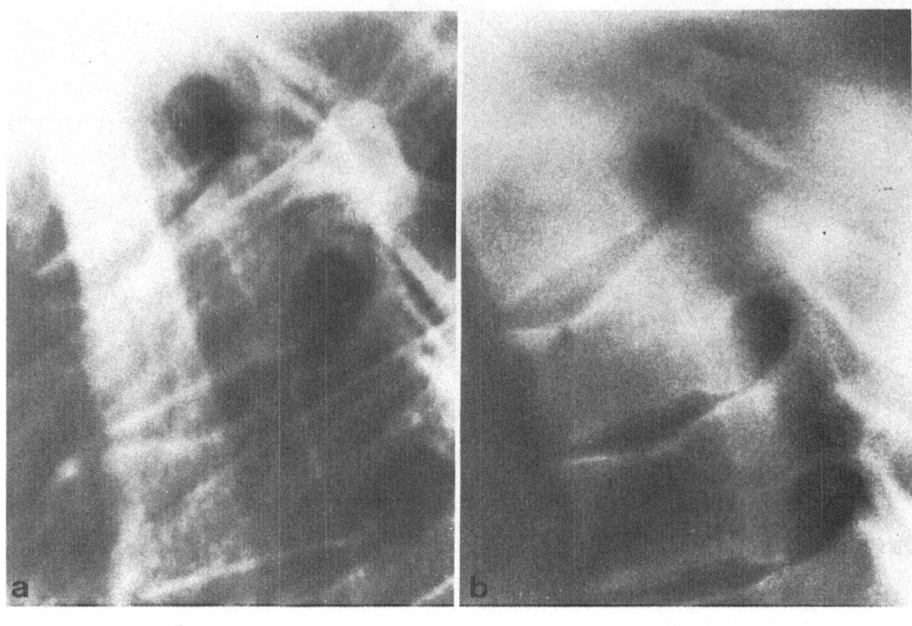

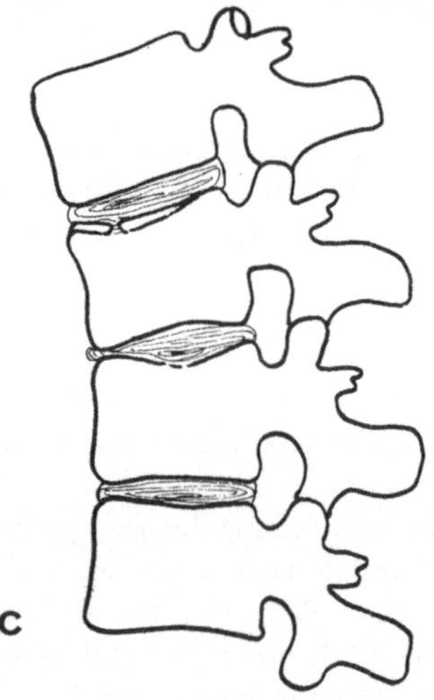

Abb. 13a. Deckplatten-Einbruch am 4. und 5. Brustwirbelkörper mit geringer ventralwärts gerichteter Abkippung der vorderen oberen abgetrennten Kante des 4. Brustwirbelkörpers. **b,c.** Tomographische Aufnahme. Der Frakturspalt am 4. Brustwirbelkörper, der die vordere obere Kante abtrennt, ist gut sichtbar (gut erhaltener Faserring)

verformbar. Demgegenüber ist der Wirbelkörper ein mehr starres Gebilde, daß nur eine geringe elastische Verformung zuläßt und dann bricht. Dementsprechend finden sich in diesen Wirbelsäulenabschnitten stets Brüche mit Impression der Wirbelabschlußplatten. In Abhängigkeit von Schwere und Richtung der Gewalteinwirkung entstehen Randleistenabbrüche, Fragmentbrüche, Sprengungs- und Zertrümmerungsbrüche. Dabei spielt die Elastizität der Bandscheibe eine wesentliche Rolle. So können bei Jugendlichen Kompressionsfrakturen auftreten, ohne daß das Bandscheibengewebe zerstört wurde. Bandscheibengewebe wird dann zwischen die Fragmente eingeklemmt.

Eine typische Bruchform ist die Absprengung der oberen vorderen Kante des Wirbelkörpers. Die Kante ist nach ventral verschoben. Die Bandscheibe ist intakt geblieben.

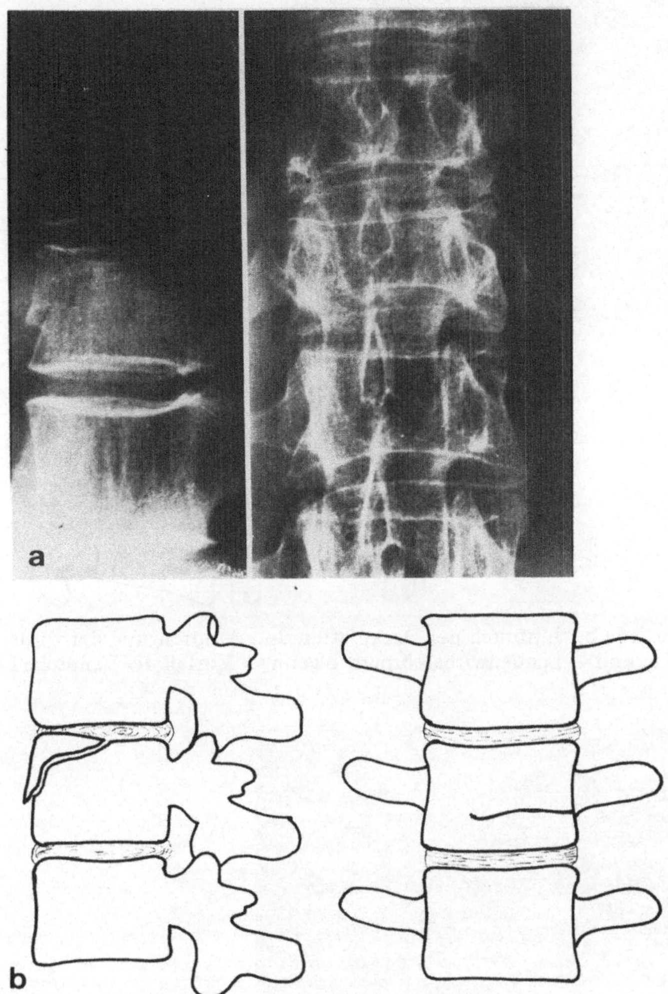

Abb. 14a,b. Absprengung der vorderen oberen Kante des 12. Brustwirbelkörpers mit geringer Dislokation nach ventral, **b** Kantenbruch mit intakter Bandscheibe

Die einwirkende Gewalt hat nur zu einer elastischen Verformung der Bandscheibe geführt, während der Wirbelkörper gebrochen ist (Abb. 14a und b).

Im anderen Falle kann eine Verletzung des Innengefüges der Bandscheibe auftreten und Bandscheibengewebe in die Frakturspalte eintreten, während der Faserring der Bandscheibe noch intakt geblieben ist (Abb. 15a und b).

Bei einem hohen Grade von Elastizität der Bandscheibe kann der Gallertkern die auf ihn einwirkenden Kräfte durch eine elastische Verformung aufnehmen und dann in Form einer Sprengkraft an den Wirbelkörper weitergeben. Der Wirbelkörper zerspringt in mehrere Fragmente und nur das Innengefüge der Bandscheibe wird verletzt. Dieser Frakturmechanismus liegt der Röntgenaufnahme der Lendenwirbelsäule des 21jährigen Mannes zugrunde, der einen Sturz von einem Gerüst erlitt (Abb. 16a und b).

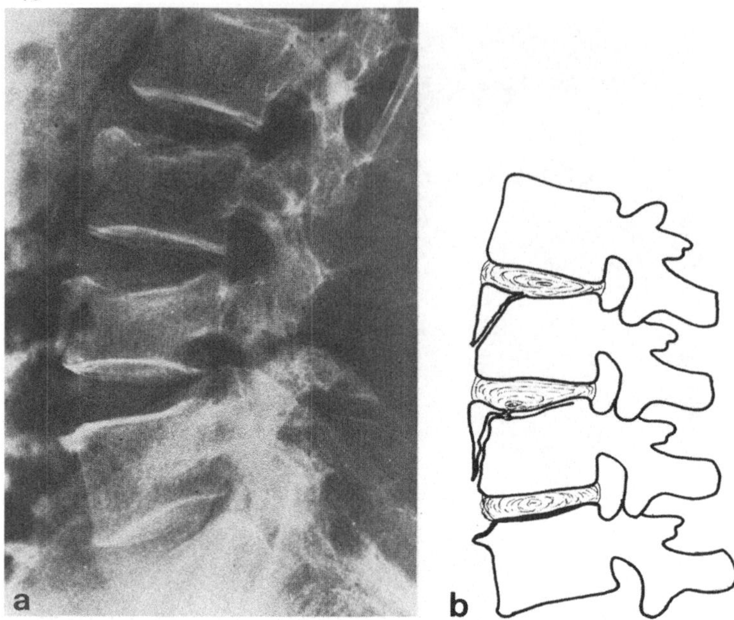

Abb. 15a,b. Einbruch der Deckplatten und Absprengung der vorderen Wirbelkörperkante des 3. und 4. Lendenwirbelkörpers, **b** geringer Vorfall des Bandscheibengewebes

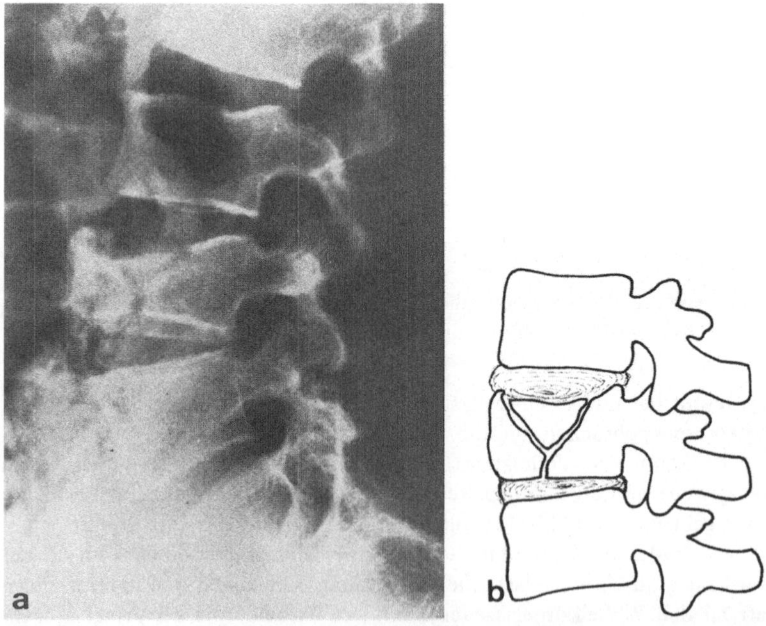

Abb. 16a,b. Mehrfragementfraktur des 3. Lendenwirbelkörpers mit Einbruch eines dreieckförmigen Knochenfragmentes und Auseinanderdrängung der Rahmenfragmente, erhaltener Faserring

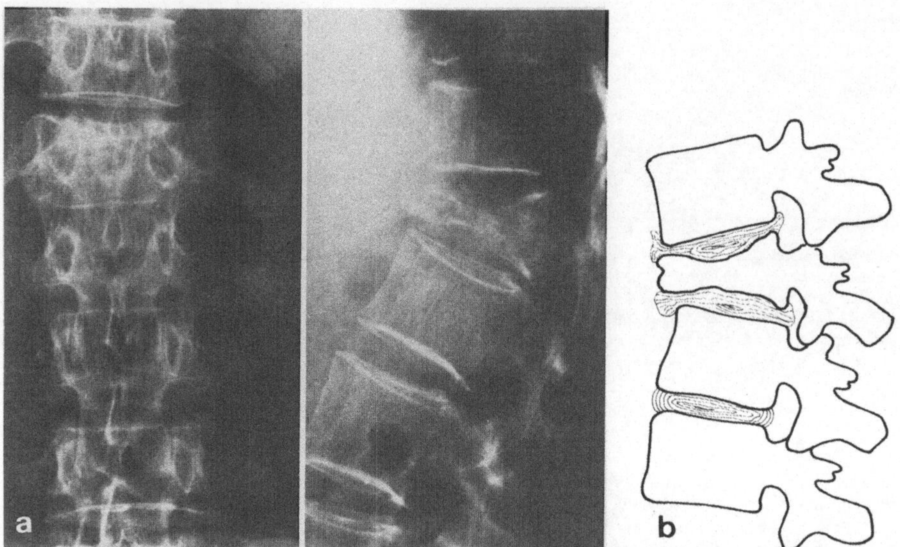

Abb. 17a,b. Stauchungs-Quetschfraktur des 12. Brustwirbelkörpers mit breiten Einbrüchen der Abschlußplatten und Kompression der Wirbelspongiosa

Ein Stauchungs-Quetschbruch mit breiten Einbrüchen der Abschlußplatten und Kompression der Wirbelspongiosa hat eine Verletzung des Innengefüges der Bandscheibe und eine Zerreißung des Faserringes zur Folge. Hierbei wird auch der Bandapparat beschädigt und ermöglicht eine Luxation des Wirbelkörpers (Abb. 17a und b).

Kompressionsfrakturen können auch mit Verletzungen des Bogenabschnittes und des Gelenkfortsatzes vergesellschaftet sein. Frontalaufnahmen, auf denen eine Vergrößerung des Abstandes der Bogenabsätze zu sehen ist, weisen auf die Sprengung des Bogenabschnittes des Wirbelkörpers hin (Abb. 18a und b).

Als Beispiel einer Wirbelkörper- und Wirbelbogenfraktur mit Luxation der einen Wirbelkörperhälfte soll die Röntgenaufnahme der Wirbelsäule einer 47jährigen Frau dienen, die aus den Trümmern eines Autos geborgen wurde (Abb. 19a und b).

Querfortsatzabrisse treten bei stumpfer Gewalteinwirkung auf den Rücken von dorsal her auf. Sie werden oftmals übersehen, weil Überlagerungen mit Darmschatten diese flachen Knochen nur wenig kontrastiert abbilden. Man sollte bei jedem Wirbelsäulentrauma die Querfortsätze aufsuchen, damit diese Verletzungsfolge nicht unerkannt bleibt (Abb. 20a und b).

Die Mißbildungen

Mißbildungen an der Wirbelsäule können gelegentlich zu Fehldeutungen führen, deshalb seien hier drei Mißbildungsformen noch kurz behandelt.

Die Spondylolisthesis mit Spondylolyse weist an typischer Stelle die Konturunterbrechung auf, nämlich im Zwischengelenkabschnitt. Die Begrenzung der Fugen- oder Spaltbildung ist glatt konturiert und mit einer deutlichen Corticalislamelle versehen.

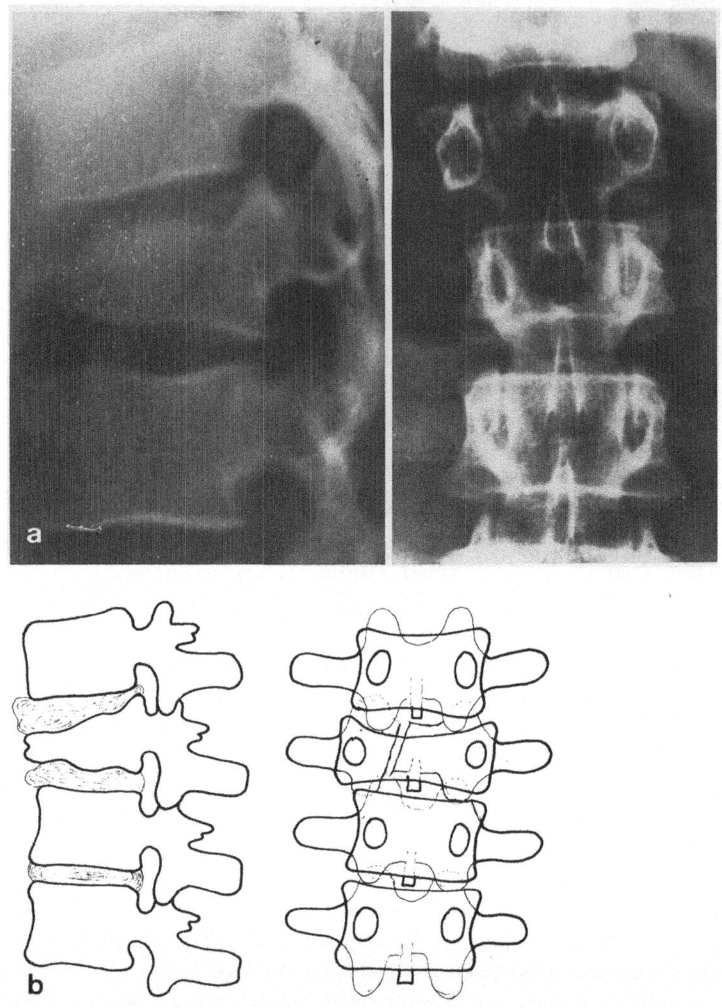

Abb. 18a,b. Kompressionsfraktur des 1. Lendenwirbelkörpers mit Fraktur des Wirbelbogens. Der Abstand zwischen den Bogenansätzen ist vergrößert

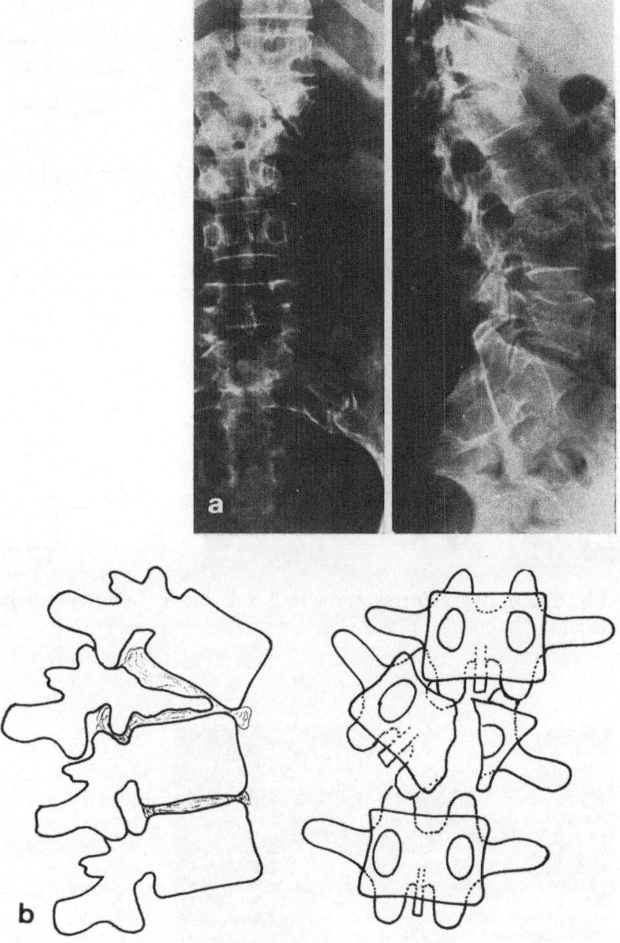

Abb. 19a,b. Kompressionsfraktur des 1. Lendenwirbelkörpers mit Bogenbruch, Sprengung des Wirbelkörpers und Luxation nach rechts lateral und dorsal

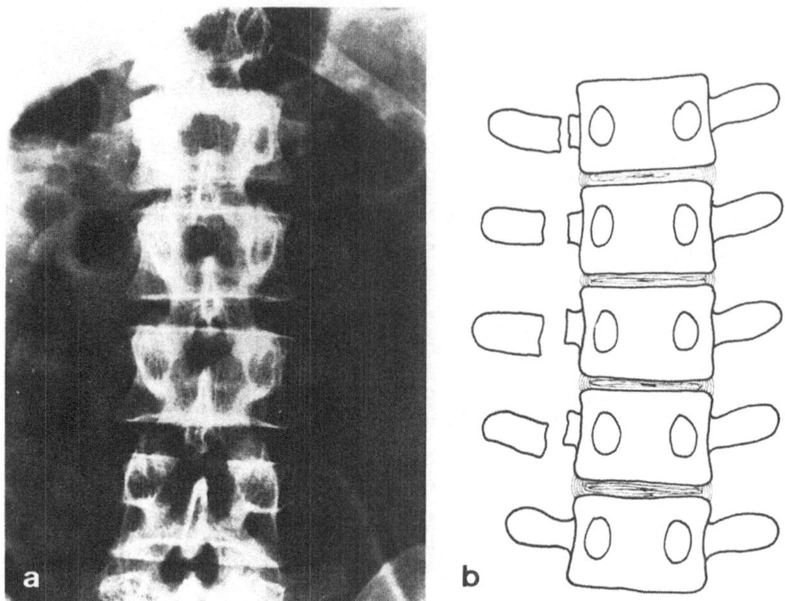

Abb. 20a,b. Querfortsatzbrüche des 1. bis 4. Lendenwirbels rechts mit Dislokation nach lateral

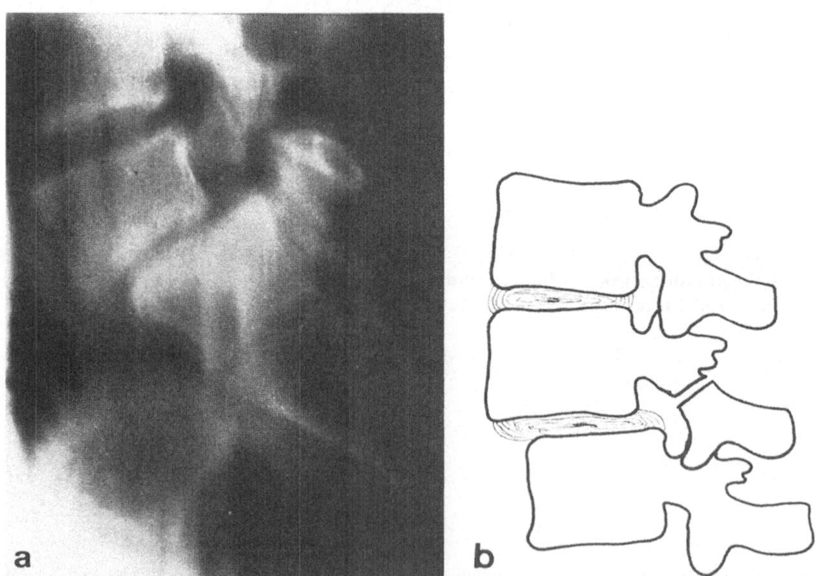

Abb. 21a, b. Tomographie-Aufnahme. Spondylolyse und Spondylolisthesis des 4. Lendenwirbels gegen den 5. Lendenwirbel. Bandscheibendegeneration zwischen 4. und 5. Lendenwirbel. Bandförmige Sklerose der einanderzugewandten Wirbelkörper-Abschnitte

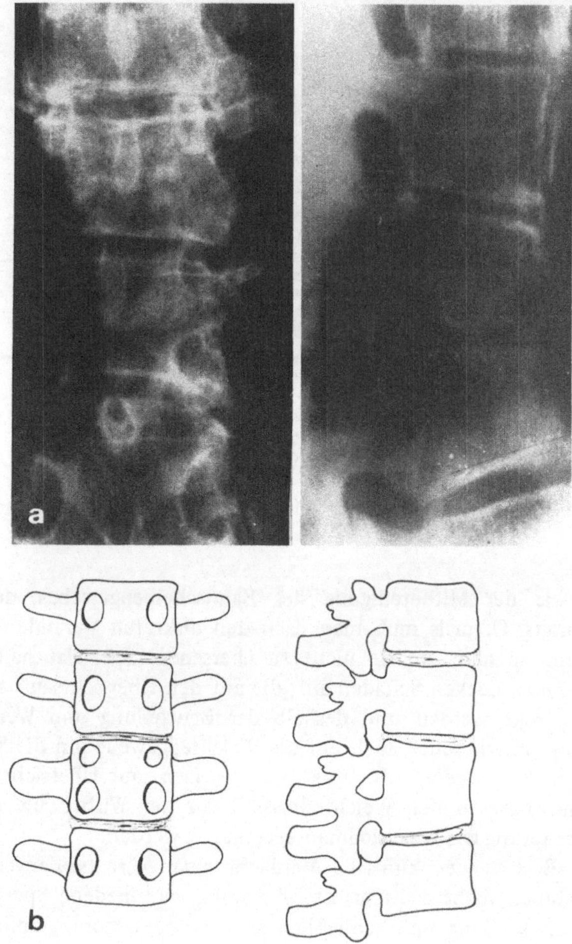

Abb. 22a,b. Angeborener Blockwirbel des 9. und 10. Brustwirbelkörpers. Getrennte Bogenabschnitte

Die Verschmälerung des Zwischenwirbelraumes zum darunter gelegenen Wirbelkörper
beruht auf degenerativen Veränderungen der Bandscheibe (Abb. 21a und b).

Die angeborene Blockwirbelbildung wird mitunter fälschlicherweise als posttraumatische Wirbelverschmelzung angesprochen. Die reizlose Verschmelzung der Bogenabschnitte
bei angeborener Blockwirbelbildung spricht gegen die traumatische Verschmelzung und für
eine angeborene Hemmungsmißbildung (Abb. 22a und b).

Der sogenannte angeborene Schmetterlingswirbel darf nicht mit einer posttraumatischen Wirbelverformung verwechselt werden. Die symmetrische schmetterlingsförmige
Deformierung des Wirbelkörpers und des Bogens kommt als traumatische Wirbelverformung nicht vor (Abb. 23a und b).

Die Beurteilung der Röntgenaufnahmen von Wirbelsäulenverletzten setzt die Kenntnis
der verschiedenen Bruchformen des Wirbelkörpers im jeweiligen Wirbelsäulenabschnitt

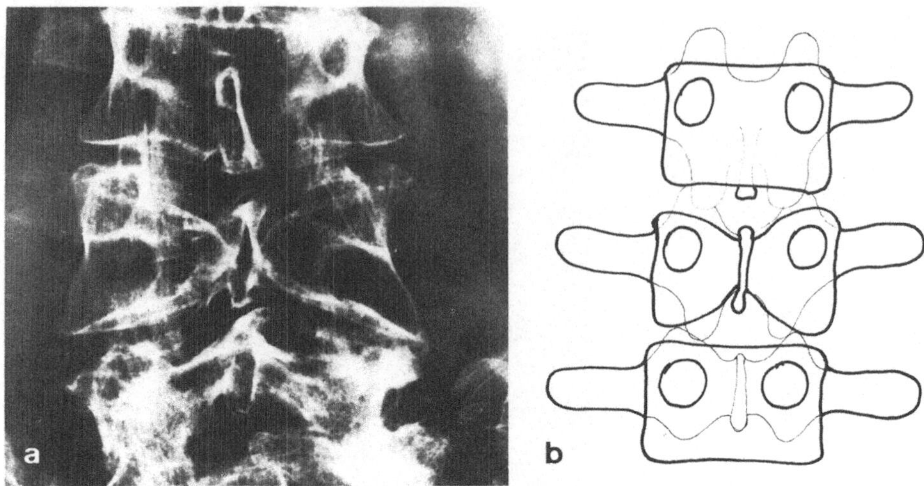

Abb. 23a,b. Angeborener Schmetterlingswirbel des 4. Lendenwirbels

sowie der Mitbeteiligung des Bandscheibengewebes, der Bogen- und Gelenkfortsätze voraus, Oftmals muß man nach den diskreten Veränderungen der traumatischen Schädigung suchen, um sie nicht zu übersehen. Spezialaufnahmen und tomographische Aufnahmen decken Schäden auf, die auf den Übersichtsaufnahmen kaum zu sehen sind, oder verdeckt werden und deshalb der Beurteilung und Wertung entgehen. Ein besonderes Augenmerk sollte auch auf die Weichteilgewebe um die Wirbelsäule herum gerichtet werden. So können z.B. Frakturen des Dens auf Übersichtsaufnahmen bereits an den Einblutungen in den Weichteilmantel vor der Wirbelsäule und die hierdurch erfolgte Verbreiterung des Weichteilmantels erkannt werden.

Besteht der klinische Verdacht einer Wirbelsäulenverletzung, die auf Übersichtsaufnahmen nicht sichtbar ist, so sollten verschiedene Spezialeinstellungen, tomographische Untersuchung und schließlich auch computertomographische Untersuchungen eingesetzt werden, um die Wirbelsäulenläsion zu verifizieren.

Grenzen der Beurteilung der Wirbelkörperhinterwand im Röntgenbild

K.A. Matzen und W. Küsswetter

Bei der Beurteilung von Röntgenaufnahmen der Wirbelsäule bereitet oft die Beurteilung der Ausdehnung destruierender Prozesse, die noch keine Formveränderung der Wirbelkörper hervorgerufen haben, Schwierigkeiten. Insbesondere ist eine Aussage über die Wirbelkörperhinterwand durch eine Fülle von Konturüberschneidungen, hervorgerufen durch die Abgänge der Wirbelbögen, die Quer- und Gelenkfortsätze und durch die konkave Form der Wirbelkörperhinterwand, nicht immer sicher möglich.

Schon Nissl [2] hat auf die Grenzen der Darstellungsmöglichkeit von Wirbelkörperdefekten durch das Summationsbild hingewiesen. Eine Verbesserung der Darstellung brachte hier die Schichtaufnahmetechnik. Bei dieser Aufnahmetechnik werden im allgemeinen die überlagernden Teile verwischt, sodaß, wie beispielsweise Nissl nachweisen konnte, Defekte der Grund- und Deckplatten sicher zu beurteilen sind.

Ziel der von uns durchgeführten Untersuchungen war es, die Tomographie auf ihre Aussagesicherheit bei Wirbelkörperhinterwanddefekten zu überprüfen.

Anatomie

Der Wirbelkanal wird an seiner Vorderfläche von den Wirbelkörperhinterwänden begrenzt. Über die gesamte Länge des Wirbelkanals erstreckt sich das Ligamentum longitudinale posterius. Dieses hintere Längsband ist schmächtiger als das vordere und verbreitert sich nur an den Zwischenwirbelscheiben. Das Längsband ist mit dem Periost des Wirbelkörpers verwachsen und ebnet die Konkavitäten der Wirbelkörper gegen den Wirbelkanal. Zusammen mit Fettgewebe bildet der Plexus venosus internus ein Füllsel zwischen Duraschlauch des Rückenmarks und der Wand des Wirbelkanals. Das Ligamentum long. post. bedeckt an der Dorsalseite der Wirbelkörper eine zentral gelegene Öffnung, aus welcher die Venae basi-vertebrales austreten (Braus [1]).

Material

Für die Untersuchungen wurden autoptische Wirbelsäulenpräparate aus der Altersgruppe zwischen 25–30 sowie über 60 Jahre verwendet.

Diese Altersgruppen wurden gewählt, um mögliche Unterschiede zwischen gesunden und osteoporotischen Wirbelkörpern feststellen zu können.

Die Wirbel wurden einzeln oder im Wirbelsäulenverband von den umliegenden Weichteilen befreit. Bei einer Gruppe wurden unter Belassung der Wirbelkörperhinterwand in verschiedener Höhe von ventral Defekte in den Wirbelkörper gesetzt. Bei der zweiten Gruppe wurden zusätzlich zu diesen noch Defekte unterschiedlicher Größe in der Hinterwand gesetzt. Zum Vergleich wurden intakte Wirbel einzeln und im Verband untersucht.

Methode

Bei den nach oben beschriebener Methode präparierten Wirbeln wurden einzeln und im Verband Summationsaufnahmen im ap. und seitlichen Strahlengang angefertigt.

Die Defekte in den Wirbelkörpern wurden mit geschmolzenem Paraffin ausgefüllt, dessen Strahlendurchlässigkeit der des weichen Gewebes von pathologischen Defekten in Wirbelkörpern entspricht (Nissl [2]).

Um den röntgenologischen Bedingungen hinsichtlich der durch die Körperweichteile verursachten Strahlenabsorption gerecht zu werden, wurden die Präparate unter einem mit Wasser gefüllten (20 cm) Plexiglasbassin tomographiert.

Die tomographische Darstellung erfolgte bei den Einzelwirbeln in Quer- und Längspendelung im ap. und seitlichen Strahlengang. Die Darstellung der im Verband belassenen Wirbel erfolgte nur in Längspendelung im seitlichen Strahlengang.

Die Untersuchungen wurden mit dem Siemens Universal Planigraph gemacht unter Verwendung von Chronex 4 Dupont-Röntgenfilmen. Die Filme wurden automatisch entwickelt, um gleichbleibende Bildqualität zu gewährleisten.

Die Pendelweite der Röntgenröhre betrug 40°, was einer Schichtdicke von 6-8 mm entspricht. Das Schichtniveau wurde um jeweils 0.5 cm geändert entsprechend unserer klinischen Praxis.

Ergebnisse

Wie zu erwarten, ließen Summationsaufnahmen der Wirbelsäule keine genaue Aussage über Form und Ausdehnung von Wirbelkörperdefekten zu. Insbesondere konnten aus diesen Aufnahmen keine sicheren Angaben über die Unversehrtheit der Wirbelkörperhinterwand gemacht werden.

Um eine Darstellung der Defekte zu erreichen, wurden die Wirbelkörper bei Längs- und Querpendelung einzeln und im Verband tomographiert.

Die im ap.-Strahlengang gefertigten Schichtaufnahmen lassen bei isolierten Wirbeln auch größere Defekte der Wirbelkörperhinterwand nicht zur Darstellung kommen. Dies ist unter anderem durch die geringe Dicke der Corticalis der Hinterwand und durch das gewählte Schichtniveau von 0.5 cm zu erklären.

Im seitlichen Strahlengang angefertigte Schichtaufnahmen bei Querpendelung ließen ebenfalls nicht in allen Fällen eine sichere Beurteilung zu.

Demgegenüber ließen sich bei isolierten Wirbelkörpern in Längspendelung Defekte der Wirbelkörperhinterwand klar erkennen. Dies erlaubt den Schluß, daß die Längspendelung im seitlichen Strahlengang für die Erkennung von Wirbelkörperhinterwand-Defekten die sicherste Darstellungsmöglichkeit bietet. Diese bereits von Nissl für die Wirbelkörpergrund- und Deckplatten sowie Spongiosadefekte herausgestellte Tatsache schien somit auch auf Defekte der Wirbelkörperhinterwand anwendbar zu sein.

Um dies zu überpüfen, haben wir in gleicher Technik (Längspendelung) Schichtaufnahmen von Defekten von Wirbelkörpern im Verband angefertigt. Hierbei ließen sich keinesfalls sichere Aussagen über das Vorhandensein und die Größe von Defekten machen.

Bei der tomographischen Aufnahme eines unbeschädigten Wirbelkörpers ist auf allen Schichtebenen im seitlichen Strahlengang die Hinterwand als Sklerosierungslinie zu erkennen, analog der Grund- und Deckplattendarstellung. Diese Sklerosierungslinie (Hinter-

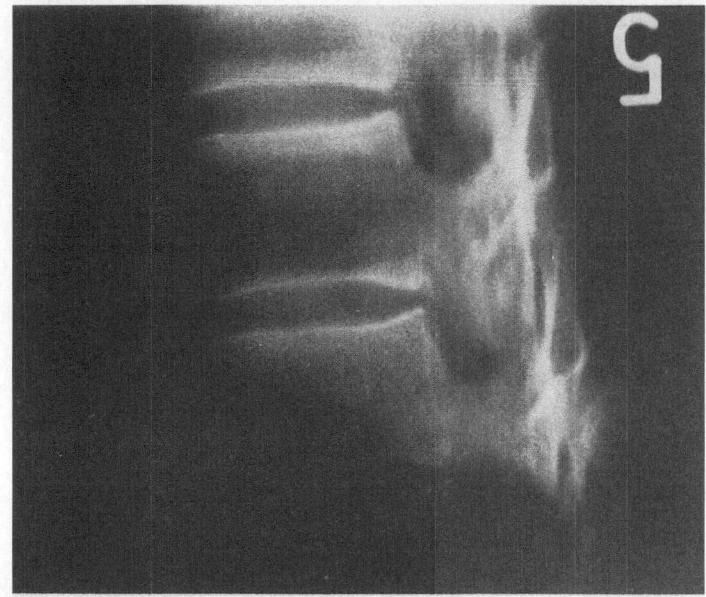

Abb. 1. Wirbelkörper mit totalem Hinterwanddefekt. Defekt im Bereich des Wirbelkörpers mit Paraffin ausgegossen

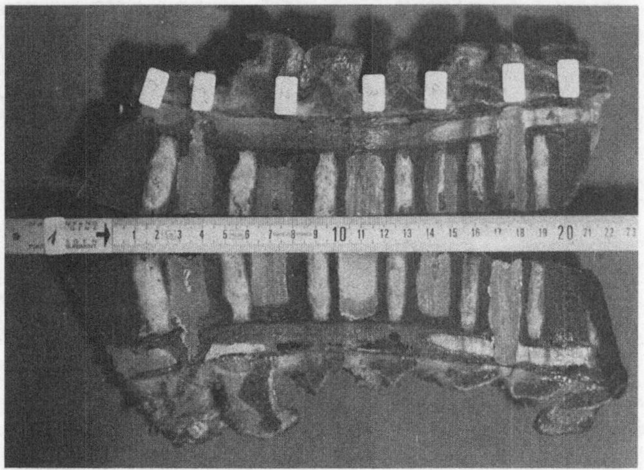

Abb. 2. Sagittalschnitt durch Lendenwirbelsäule. Man erkennt deutlich die hellen rechteckig geformten Zwischenwirbelräume sowie die mit Paraffin ausgefüllten Defekte in den einzelnen Wirbelkörpern und teilweise auch in den Wirbelkörperhinterwänden

wandkontur) ist auf mehreren Schichtebenen unterbrochen dargestellt. Es handelt sich um das ventrale Venenloch. Bei Defekten der Hinterwand findet sich ebenfalls eine Unterbrechung dieser Sklerosierungslinie. Die Weite der Unterbrechung scheint ein Maß für die Ausdehnung des Defektes zu sein. Bei dem Wirbelkörper der Abbildung 1 stimmt der Röntgenbefund mit der Größe des Defektes im Präparat (Abb. 2) überein. Hier handelt

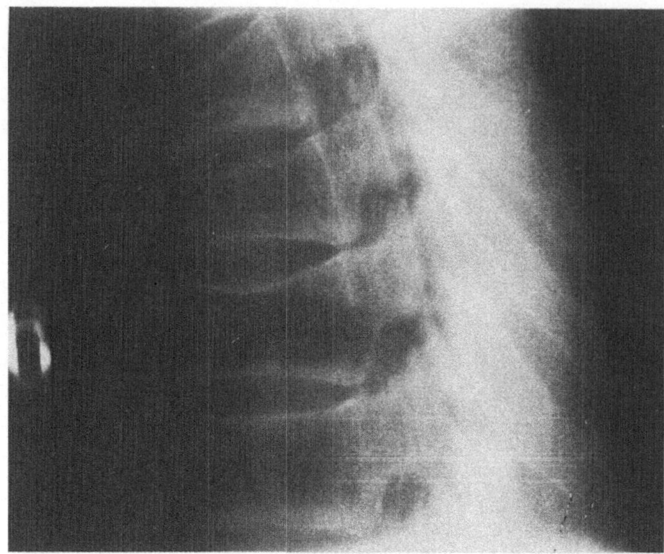

Abb. 3. Osteoporotische Wirbelsäule mit Fischwirbelbildung und uhrglasförmiger Deformierung der Zwischenwirbelräume. Vorder- und Hinterwanddefekt im 2. Wirbelkörper von unten

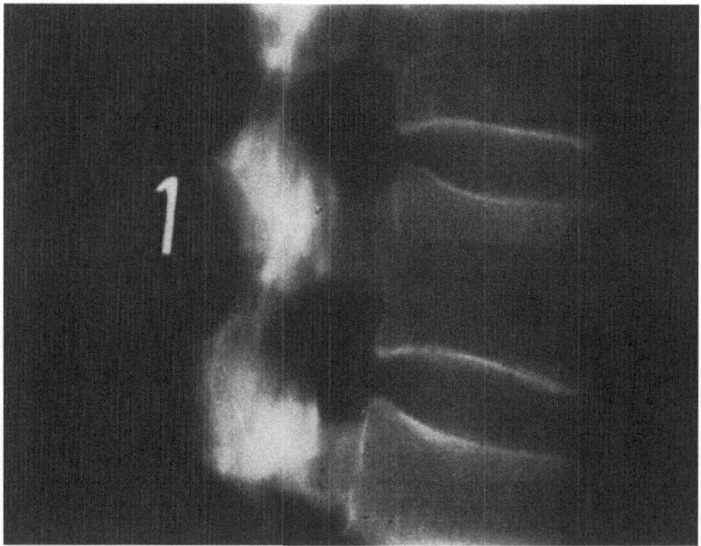

Abb. 4. Spongiosadefekt bei stehender Hinterwand. Hier wird ein Defekt im Bereich des zentralen Venenloches vorgetäuscht

es sich um einen nahezu totalen Hinterwanddefekt. Dies ist auch bei osteoporotischer Knochenstruktur klar erkennbar (Abb. 3).

Ebenso eindeutig scheint die Beurteilung kleinerer Defekte (Abb. 4). Die Aussagesicherheit muß aber bei Betrachtung der Abbildung 5 eingeschränkt werden: Auch hier

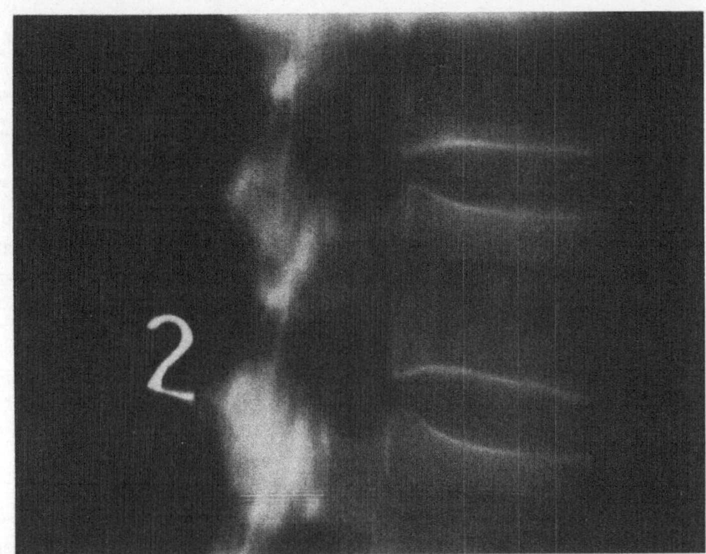

Abb. 5. Spongiosadefekt im Wirbelkörper bei stehender Hinterwand und breiter Spongiosabrücke

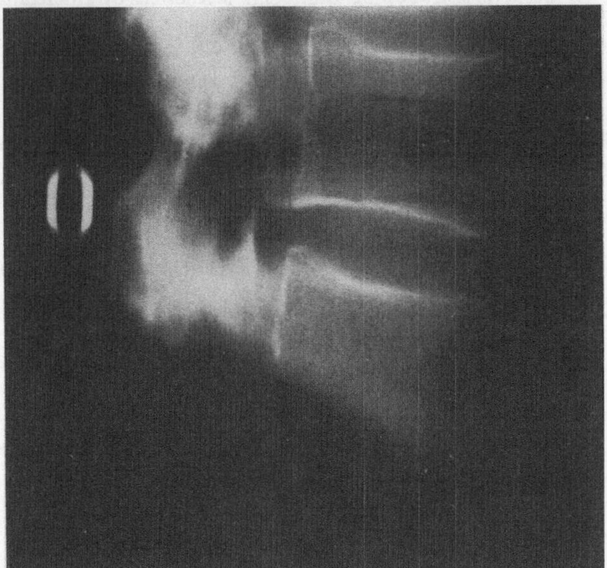

Abb. 6. Vortäuschung einer intakten Hinterwand durch Verkippung des Wirbelkörpers und Überlagerung durch Abgänge der Bogenwurzel

ist auf allen Schichtaufnahmen eine relativ große Unterbrechung der Sklerosierungslinie zu erkennen. Wie jedoch die fotographische Aufnahme des Sagittalschnittes der Wirbelsäule beweist (Abb. 2), ist die Hinterwand intakt. Darüberhinaus besteht eine Spongiosabrücke von 7 mm. Röntgenologisch entspricht dieser scheinbare Defekt den oben beschriebenen.

Fehlbeurteilungen sind im Tomogramm auch bei Verkippung der Wirbelkörper möglich. Durch die Abbildung der seitlichen Begrenzung der Hinterwand und die Überlagerung durch die Bogenabgänge wird hier eine intakte Hinterwand vorgetäuscht (Abb. 6).

Bei osteoporotischen Wirbelkörpern wird die Beurteilung zusätzlich durch die Zartheit der Konturen erschwert (Abb. 3).

Aus unseren Beobachtungen ist zu schließen, daß sogar unter den nachprüfbaren Idealbedingungen der hier beschriebenen Serie die sichere Beurteilung der Wirbelkörperhinterwand nicht möglich ist. Insbesondere Defekte, die in der unmittelbaren Nähe des zentralen Venenloches der Wirbelkörperhinterwand lokalisiert sind, können zu Mißdeutungen Anlaß geben.

Zusammenfassung

1. Summationsaufnahmen lassen Wirbelkörperhinterwanddefekte nicht mit Sicherheit zur Darstellung kommen.
2. Ap.-Tomogramme (in Quer- und Längspendelung) gestatten durch Konturüberlagerungen ebenfalls keine sichere Aussage über die Wirbelkörperhinterwand.
3. Eine Aussage über die Größe der Ausdehnung von Defekten der Wirbelkörperhinterwand lassen Tomogramme im seitlichen Strahlengang bei Längspendelung zu. Unter Anwendung dieser Technik hängt die Sicherheit der Diagnose von folgenden Faktoren ab:
   a) Abbildung einer deutlichen Hinterwandkontur im genau seitlichen Strahlengang, denn die Hinterwand ist bei Osteoporose oder bei seitlicher Verkippung der Wirbelsäule nicht sicher erkennbar. Sie ist aber auch dann nicht sicher erkennbar, wenn der geschichtete Wirbel nicht exakt im Zentralstrahl liegt.
   b) Das zentrale Venenloch verursacht eine Unterbrechung der Sklerosierungslinie der Hinterwand. Defekte im Bereich des zentralen Venenloches bis zu einer Größe von 0.5 bis etwas 0.7 cm Øsind auch durch die Tomographie nicht erkennbar.

Literatur

1 Braus H (1954) Anatomie des Menschen, Bd 1. Springer, Berlin, Göttingen, Heidelberg
2 Nissl R (1951) Über die tomographische Darstellung von Weichteildefekten. Z Orthop 80:227–232

Neurologische Diagnostik bei Verletzungen der Wirbelsäule

L. Deecke

Mit der Wirbelsäule, ihren Bändern und ihrem reflektorisch abgesicherten Muskelapparat ist der Natur eine Rohrkonstruktion gelungen, die höchste Stabilität mit erstaunlicher Flexibilität verbindet. Dabei verändert sich beim Biegen die lichte Weite des Rohres kaum (Abb. 1). Dies ist besonders wichtig, weil der Inhalt dieser Haupttragsäule des Körpers so überaus empfindlich ist, daß er oft schon Berührungen mit einem Instrument übel nimmt. Im Grunde ist es verwunderlich, daß nicht viel mehr neurologische Komplikationen nach Wirbelsäulenverletzungen vorkommen. Naturgemäß treten die meisten Verletzungen in den Bereichen der größten Flexibilität der Wirbelsäule auf, also in der Halswirbelsäule und in der Lendenwirbelsäule. Die Brustwirbelsäule, durch den Thorax mit seinen Rippen gut geschient, wird seltener von Verletzungen betroffen. Nur die Kompressionsfrakturen durch Muskelzug bei Tetanus, bei Epileptikern oder früher beim Elektrokrampf haben ein Maximum zwischen dem 4. und 8. Brustwirbelkörper.

Neurologische Störungen bei Wirbelsäulenverletzungen sind in drei Typen und gleichzeitig Schweregrade einzuteilen, 1. Schmerzsymptome, 2. radiculäre Symptome und 3. medulläre Symptome.

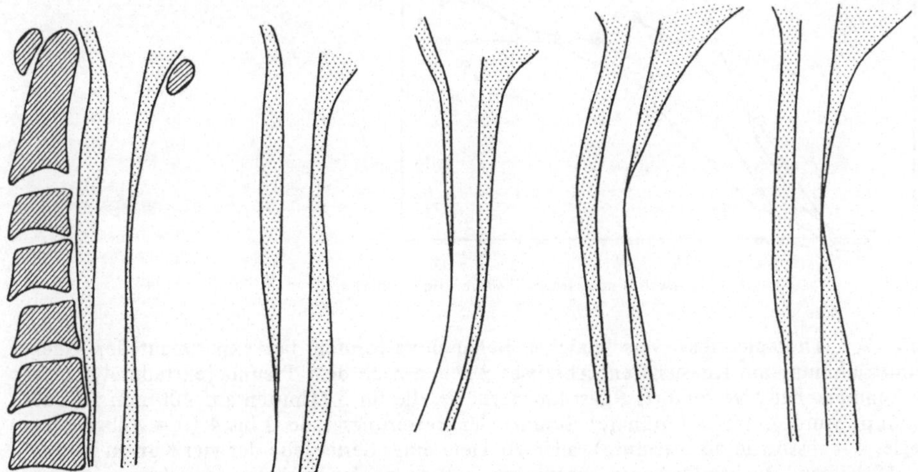

Abb. 1. Lage des Rückenmarks bei verschiedenen Flexions- und Extensionsstellungen der Halswirbelsäule. Rekonstruktionen nach Myelographien an Leichen. Das Rückenmark paßt sich den Längenänderungen der Wirbelsäule durch plastisch-elastische Verformung an. Bei Flexion folgt es, bedingt durch seine elastische Spannung, dem kürzesten Weg durch den Spinalkanal, ebenso bei Extension, bei der der sagittale Durchmesser aber etwas größer ist. Flexion übt also Zug auf das Rückenmark aus, während Extension zur Entspannung führt (vgl. Meningismus). Aus: Brahms, R., Penning, L., Injuries of the cervical spine, 1971

62

1. Schmerzsymptome

Hier gibt es einmal den Verletzungsschmerz, welcher auf die Läsionsstelle beschränkt
beibt, d.h. nicht entlang der Nervenbahnen irradiiert. Dieser lokale Schmerz als übliche
Begleiterscheinung von Traumen, wie bei Extremitätenverletzungen auch, ist nicht zu den
neurologischen Störungen im engeren Sinne zu rechnen. Hier helfen Ruhigstellung, abschwellende Maßnahmen und bei Bedarf Analgetica. In gewissen Fällen können Wirbelfrakturen auch zu Plexusschädigungen führen, so im Lumbalplexus durch Querfortsatzfrakturen.

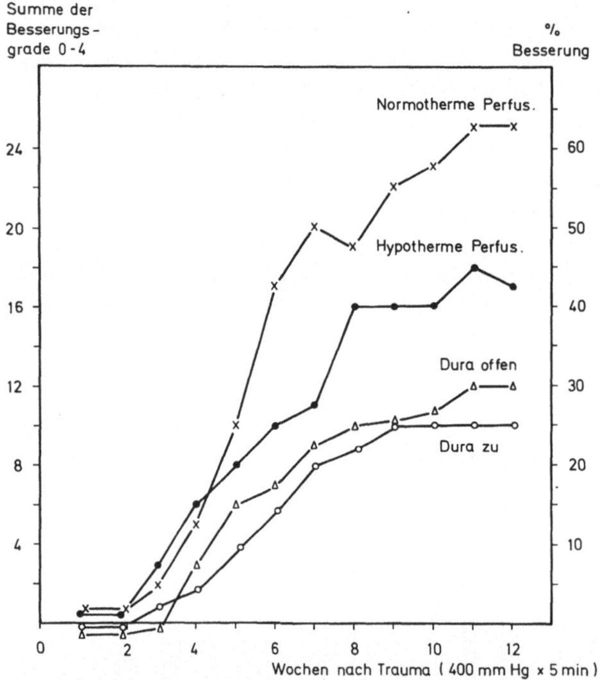

Abb. 2.   Therapieeffekt verschiedener Behandlungsformen bei experimenteller Querschnittslähmung am Rhesusaffen. Abszisse: Wochen nach dem Trauma (extradural um das
Rückenmark bei Th9 geführte Silastikmanschette, die für 5 Minuten auf 400 mm Hg aufgepumpt wurde). Linke Ordinate: Summe der Besserungsgrade 0 bis 4 (0 = völlige Paraplegie, 4 = restitutio ad integrum), aller 10 Tiere einer Serie, jede der vier Kurven besteht
aus 10 Tieren. Rechte Ordinate: Besserung in Prozent der höchsten erreichbaren Punktzahl (= 40 = völlige Restitutio aller 10 Tiere). Man erkennt, daß bis zwei Wochen nach
dem Trauma völlige Paraplegie (Grad 0) aller Tiere bestand, erst dann kam es zu Erholungen, bei geschlossener Dura (Nulltherapie) zu 25% (= Spontanremissionsrate), bei
Eröffnung der Dura (3 h nach dem Trauma) zu 30%, bei hypothermer Perfusion (5°C)
mit künstlichem Liquor (Elliots-B-Lösung 100 ml/min bei eröffneter Dura 3 Stunden
nach Trauma für 3 Stunden) zu 42,5%. Am erfolgreichsten war normotherme Perfusion
(36°C) mit sonst gleichen Parametern, welche 62,5% Besserung und damit einen signifikanten Unterschied zur Nulltherapie ergab. Randomisierte Blindstudie. (Modifiziert aus
Tator und Deecke, 1973)

Die anatomischen Eigentümlichkeiten der Wirbelsäule mit ihrer gedrängten Aggregation von Knochen, Gelenken, Bändern und Muskeln im Verein mit den Nerven läßt nun spezifische Schmerzsyndrome entstehen: Das Syndrom des Ramus dorsalis und das Syndrom des Ramus ventralis der Spinalnerven. Das Syndrom des N. dorsalis ist der leichtere Fall und erzeugt die typischen Schmerzen und Myogelosen im Bereich der epaxonischen Muskulatur, d.h. der paravertebralen Muskulatur des M. erector trunci. Dieser Schmerz imponiert als Nackenschmerz im HWS-Bereich, Rückenschmerz im thorakalen Bereich und Lumbago im LWS-Bereich. Dabei spielt es für die Symptomatik und Therapie keine Rolle, ob die Reizung der Spinalnerven durch traumatische oder degenerative Veränderungen der Wirbelsäule in Form von Spondylarthrose und Osteochondrose zustande kommt. Sehr häufig ist im mittleren und späteren Lebensalter beides kombiniert, wenn sich ein Trauma auf schon vorhandene degenerative Veränderungen aufpfropft. Unabhängig also von der Ätiologie der morphologischen Veränderung sorgt die besondere Reflexverschaltung im Bewegungsapparat Wirbelsäule für das Anlaufen eines pathologischen „myalgischen" Reflexbogens, eines Regelkreises mit positiver Rückkoppelung oder Circulus vitiosus: Druck auf die Wurzel führt zu Verspannung der Muskulatur, die ihrerseits den Druck auf die Wurzel verstärkt.

Die Therapie zielt auf die Durchbrechung dieses Teufelskreises, und zwar an zwei Ansatzpunkten: einmal an der Wurzel mit Beeinflussung der Schwellung, die die Kompression noch verstärkt, durch abschwellende Medikamente. Zum anderen am Muskel: Maßnahmen zur Muskelrelaxation in erster Linie durch lokale Wärme, in zweiter Linie durch Muskel- (nicht Bindegewebs-) Massagen, die auf die Beseitigung der Myogelosen abzielen, und erst an letzter Stelle durch relaxierende Medikamente wie Chlormezanon, weniger Diazepam, das erst bei höheren, bereits sedierenden Dosen eine muskelrelaxierende Wirkung entfaltet.

2. Radiculäre Symptome

Beim Syndrom des Ramus ventralis des Spinalnerven wird nun auch die hypaxonische Muskulatur betroffen, allerdings glücklicherweise erst an letzter Stelle. Der einfachste Fall ist auch hier das Schmerzsyndrom, wobei der Schmerz nun aber in das entsprechende ventrale Dermatom irradiiert. An zweiter Stelle folgen Sensibilitätsstörungen in Form von Hyperpathie, Hypaesthesie, Hypalgesie usw., parallel dazu kommt es zur Abschwächung des zu dem betreffenden Segment gehörenden Reflexes und erst an letzter Stelle zu Paresen der segmentalen Kennmuskulatur. Handelt es sich um ein reines Schmerzsyndrom, spricht man von einem *Wurzelreizsyndrom*. Kommt es dagegen zu neurologischen Ausfällen, liegt ein *Wurzelkompressionssyndrom* vor.

Typische Syndrome des Ramus ventralis der Spinalnerven sind im HWS-Bereich das Schulter-Arm-Syndrom und im LWS-Bereich das Ischiassyndrom. In den übrigen Bereichen der Wirbelsäule sind ventrale Syndrome traumatischer Genese seltener. Im HWS-Bereich zeigt sich z.B. ein C6-Syndrom in streifenförmig über die Schulter, Armaußenseite bis zum Daumen ausstrahlenden Schmerzen, Abschwächung des Bicepssehnenreflexes, Hypaesthesie und Hypalgesie in dem beschriebenen Segment und bei starker Ausprägung in Paresen im Biceps, Brachioradialis und den Daumenballenmuskeln. Bei einem C8-Syndrom zieht der Schmerz über die Schulter zur Streckseite des Armes bis zum Kleinfinger. Bei Wurzelkompression kommt es zu Sensibilitätsstörungen in diesem Streifen, Abschwächung des

Tricepsreflexes und u.U. zu Paresen des Triceps, der Hypothenarmuskulatur, der Interossei und des M. adductor pollicis. Eine Besonderheit dieses Segmentes, die man nicht ohne weiteres vermutet, sind neurologische Symptome am Auge, an welchem sich Miosis, Ptosis und Enophthalmus zeigen (Horner-Syndrom), weil die sympathischen Fasern des Auges zum Ganglion stellatum mit der C8-Wurzel ziehen.

Die häufigsten Ischiassyndrome sind das L5- und das S1-Syndrom. Beim L5-Syndrom zieht der Schmerz seitlich über das Gesäß, die ventrolaterale Beinregion zum Fußrücken bis zur großen Zehe. Eine Wurzelkompression führt zu Sensibilitätsstörungen in diesem Bereich. Der Tibialis posterior-Reflex kann abgeschwächt sein. In schweren Fällen zeigen die Fuß- und *Zehenheber* Lähmungserscheinungen. Beim S1-Syndrom strahlt der Schmerz über das Gesäß, die Oberschenkelrückseite, Kniekehle, Wade über die Fußsohle bis zur kleinen Zehe. Wurzelkompression führt zu Sensibilitätsstörungen in diesem Bereich, zu Abschwächung des Achillessehnenreflexes und in schweren Fällen zu Lähmungen der Fuß- und *Zehensenker*. Eine wichtige Besonderheit der lumbalen Wurzelkompression ist die Möglichkeit von Blasenstörungen, vor allem wenn die (auch traumatische) Bandscheibenhernie nach dorsomedial und damit auf das lumbale Blasenzentrum des Rückenmarks drückt. Hierdurch ist wie bei Lähmungen eine absolute Operationsindikation gegeben.

Im allgemeinen ist aber mit konservativen Maßnahmen auszukommen: Bettruhe, Brett unter die Matratze und Kistenlagerung: die Beine werden im rechten Winkel über eine gut gepolsterte Kiste gelegt, deren Kantenlänge die Oberschenkellänge etwas übersteigt, damit eine leichte Extension ausgeübt wird. Die Kiste, mehrmals täglich etwa für 20 min, wird mit Wärmeanwendungen kombiniert (Fangopackungen, Wärmflasche oder Heizkissen, auf denen der Patient dann liegt). Medikamentös können wie bei der Lumbago abschwellende Mittel wie Indomethazin oder Piroxicam, unter Umständen in Kombination mit Magenschutz, zur Anwendung kommen.

Cervikal- oder Schulter-Arm-Syndrome, wie sie traumatisch in typischer Weise bei Schleuderverletzungen entstehen, werden zunächst *immobilisierend* mit Schanzkrawatte oder Cervikalstütze therapiert. Im Liegen muß auf eine besonders entspannte Lagerung auf harter Bettunterlage geachtet werden, wobei eine Nackenrolle oder ein Schaumgummikopfkissen günstiger sind als ein Federkissen, weil sie in Seitlage die Stufe zwischen Schulter und Schläfe möglichst genau ausgleichen. Je nach Schwere des Schleudertraumas kann nach einer Woche oder später mit der *remobilisierenden* Behandlung begonnen werden: vorsichtige Lockerungsübungen auch in Kopfhängelage und Lockerungsgymnastik mit der Krankengymnastin. Feuchte Wärme (Fangopackungen oder heiße Rollen im HWS-Bereich) in Kombination mit muskulären Massagen sind auch hier die Hauptstütze der Therapie. Hilfreich sind auch Einlegen kurzer Pausen während des Tages mit Flachlagerung und Entspannungsübungen im Sinne des autogenen Trainings und Schwimmen im Thermalbad. Wenn mit den rein physikalischen Maßnahmen nicht auszukommen ist, sind antiphlogistische Medikamente, wie sie beim Ischiassyndrom empfohlen wurden, auch hier hilfreich. Der Wert einer Extensionsbehandlung wird unterschiedlich beurteilt und ist wohl auch unterschiedlich von Patient zu Patient zu beurteilen. Einen Versuch wert ist das Strecken oder „Aufhängen" aber durchaus (Vorsicht bei älteren Patienten!) und wenn es hilft, als pneumatische Glissonschlinge auch durch den Patienten selbst durchführbar. Diese Behandlungsvorschläge gelten für traumatische Hernien und Schleudertraumen. Wirbelfrakturen erfordern natürlich Sonderbehandlung mit Gipsbett und Extension, wie sie an anderer Stelle dieses Buches beschrieben wird.

3. Medulläre Symptome

Der schwerste Grad der bei Wirbelsäulenverletzungen auftretenden neurologischen Störungen ist die Läsion des Rückenmarks selbst. Diese kann eintreten durch eine traumatisierte Bandscheibe, durch die häufige Kombination von Wirbelkörper- und Bandscheibenläsion, durch Wirbelkörper- oder Bogenfragmente oder durch direkte Einwirkung. Dabei gibt es keine feste Korrelation zwischen knöchernen Verletzungen der Wirbelsäule (Röntgenbefund) und der Schwere des Rückenmarkstraumas. Bei schweren Traumen ist nicht nur der Wirbelkörper frakturiert, sondern auch der Wirbelbogen, wobei die Bogenfraktur u.U. von Vorteil sein soll, indem sie dem Rückenmark evtl. ein Ausweichen ermöglicht (sog. „rettender Bogenbruch" nach Boehler).

Auch bei der Rückenmarksverletzung kommt es in typischer Weise an der Verletzungsstelle zu segmentalen Ausfällen, die aber nicht von Wurzelläsionen zu differenzieren sind. Was eine Rückenmarksbeteiligung bei Wirbelsäulenverletzungen erst sichert, sind die Strangsymptome durch Läsion der langen sensiblen oder motorischen Bahnen. Theoretisch gibt es wie bei der Hirnverletzung auch drei Schweregrade (Tabelle 1). Die Commotio spinalis (Rückenmarkserschütterung) wäre per definitionem voll reversibel. Die häufig bei Wirbelsäulenverletzungen anzutreffenden Störungen wie vorübergehende plötzliche Atembeklemmung, Harn- und Stuhlverhaltung etc. sind als Commotionssymptome aufzufassen. Eine vollständige Querschnittslähmung auf der Basis einer reinen Commotio spinalis, die später voll remittiert, ist äußerst selten. Die ebenfalls selten genug zu beobachtenden dramatischen Besserungen nach akuten Querschnittsverletzungen zeigen bei genauer Nachuntersuchung fast stets neurologische Residuen wie Reflexsteigerung oder Cloni, so daß von einer Contusio spinalis (Rückenmarksprellung) gesprochen werden sollte (Tabelle

Tabelle 1. Möglichkeiten neurologischer Störungen durch Wirbelfrakturen

— Lokaler Schmerz	
— Plexus (lumbalis) -Schädigung durch Querfortsatzfraktur	
— Wurzelkompression durch traumatisierte Bandscheibe	
— RM-Beteiligung	(durch traumat. Bandscheibe, durch Wirbelkörper- oder Bogenfragmente oder direkte Einwirkung)
— RM-Erschütterung	(Commotio spinalis), reversibel
— RM-Prellung	(Contusio spinalis), nicht voll reversibel
— RM-Quetschung	(Compressio spinalis), fast stets irreversibel

Traumat. RM-Syndrome
Akut:
Spinaler Schock
Evtl. bleibend:

Transversal	*Lateral*	*Zentral*
(Querschnitt, häufig)	(selten)	(selten)
Total oder halbseitig	Direkt oder	Meist traumat.-
(Brown-Séquard)	traumat.-vasculär	vasculär
		(Haematomyelie)

1). Bei diesem nächst schwereren Verletzungsgrad ist keine Restitutio ad integrum mehr zu erwarten. Völlig irreversibel ist dann der schwerste Grad, die Compressio spinalis oder Rückenmarksquetschung, bei der die Kompression durch eine nicht reponierte Dislokationsfraktur oder ein spinales epidurales Hämatom bestehen bleibt. Der Queckenstedt zeigt dann einen Stop. Die weitaus häufigsten Querschnittslähmungen entstehen durch Dislokationsfrakturen, die sich spontan reponieren, so daß die Passage nach dem Trauma wieder frei ist. Die weitaus häufigsten Querschnittsverletzungen sind also Rückenmarkskontusionen und dennoch meist komplett und irreversibel, so daß von einem „selbstzerstörerischen Mechanismus im Rückenmark" gesprochen worden ist.

Der spinale Schock

Die neurologischen Folgen nach Rückenmarksverletzung sind einzuteilen in eine Akutsymptomatik, in der der spinale Schock das Bild prägt und die chronischen Folgezustände, deren Ausfälle der tatsächlichen Läsion entsprechen. In Tabelle 2 sind die wichtigsten neurologischen Befunde beim spinalen Schock zusammengefaßt. Er stellt wegen der vegetativen Krisen mit Blutdruckabfall und Stoffwechselstörungen ein bedrohliches Krankheitsbild dar und ist umso schwerer, je höher die Läsion liegt. Beim reinen Caudaquerschnitt, d.h. einer Läsion unterhalb des 1. Lendenwirbels, bei der nur noch Fasern betroffen sind, fehlt der spinale Schock. Bei hohen Halsmarkläsionen auf der anderen Seite

Tabelle 2. Neurologische Befunde beim spinalen Schock

= Totaler Ausfall der Rückenmarksfunktionen durch Wegfall der supraspinalen Steuerung, bevor sich Eigenfunktionen des Rückenmarkes einstellen.

Im einzelnen folgende Störungen:

A. Motorisch:

Lähmungen schlaff, Babinski negativ, Areflexie, BHR fehlen, Kremaster positiv.

B. Sensibel:

Totalausfall aller Qualitäten unterhalb der Läsion, meist kein Schmerz, im Segment jedoch oft Hyperpathie und Kausalgie (Wurzelschmerzen).

C. Vegetativ:

1. Ausfall der Blasen-Mastdarm-Tätigkeit
   (atonische Blase, paralytischer Ileus)
2. Ausfall oder Störungen der vegetativen Genitalfunktionen
   (u.U. Priapismus)
3. Respiratorische Störungen, (Hypoventilation führt zu Hypoxie)
4. Vasomotorische Störungen, Blutdruckabfall
5. Temperaturregulationsstörungen (zentrales Fieber)
6. Störungen des Eiweißstoffwechsels
7. Trophische Störungen

Zusätzlich traumatischer Schock mit allgemeiner Schocksymptomatik.

ist er am schwersten. Der spinale Schock ist der totale Ausfall der Rückenmarksfunktionen unterhalb der Verletzungsstelle durch plötzliche Wegnahme der supraspinalen Steuerung, bevor sich Eigenfunktionen des Rückenmarks einstellen. Deren Rückkehr ist abhängig vom Grad des supraspinalen Überbaus, also von der Hirnentwicklung. So fehlt der spinale Schock beim Frosch völlig, dauert bei der Katze Stunden, beim Rhesusaffen Tage und beim Menschen Wochen. Er kann große pflegerische Probleme aufwerfen mit Atemstörungen, Kreislaufkrisen, zentralem Fieber, Stoffwechselstörungen, Urinretention und paralytischem Ileus, so daß Intensivtherapie indiziert ist, am besten in einem der Querschnittsgelähmten-Zentren.

Die chronischen Folgezustände

Theoretisch gibt es drei verschiedene Varianten traumatischer Rückenmarkssyndrome, 1. das transversale, 2. das laterale und 3. das zentrale Rückenmarkssyndrom (Tabelle 1). Jedoch sind 2 und 3 so äußerst selten, daß praktisch nur das Querschnittssyndrom hier eingehender zu erörtern ist. Selbst seine halbseitige Ausprägung, das Brown-Séquard-Syndrom gehört zu den Raritäten, wenngleich neurologisch besonders lehrreich. Ein laterales Rückenmarkssyndrom kommt kaum je durch die traumatische Einwirkung selbst zustande, die dann nur oberflächliche Strukturen des Rückenmarks beträfe, sondern durch vasculäre Störungen. Die Eigentümlichkeit der Gefäßversorgung führt zu einer oberflächlichen, d.h. lateralen Durchblutungszone und zu einer inneren zentralen. Wenn also beim lateralen Rückenmarkssyndrom oberflächliche Strukturen des Markes ischämisch werden, kann die funktionelle Symptomatik ein recht vielfältiges Bild annehmen. Durch die topographische Verteilung der Fasern in der Pyramidenbahn, in der das Bein außen, Rumpf und Arm innen lokalisiert sind, kann es hier auch bei Halsmarkläsionen zu einer isolierten Lähmung der unteren Extremität kommen, was meist zu einer falschen Höhenlokalisation verleitet. Auch das zentrale Rückenmarkssyndrom entsteht traumatisch-vasculär, und zwar durch die sog. Hämatomyelie. Der Begriff ist in Anlehnung an die Syringomyelie geprägt worden, bei der es zu einer röhrenförmigen cystischen Auftreibung des Zentralkanals kommt. Bei der Hämatomyelie wird dieselbe Symptomatik durch eine stiftförmige Blutung in und um den Zentralkanal ausgelöst. Es kommt in den befallenen Segmenten zu dissoziierten Empfindungsstörungen auf beiden Seiten durch Unterbrechung der in der Commissura anterior kreuzenden Vorderseitenstrangfasern. Die Vorderhornläsion führt zu schlaffen atrophischen Paresen der befallenen Segmente. Pyramidenbahnbefall führt zu Reflexsteigerung, positivem Babinski und spastischer Parese. Der Halbseitenquerschnitt (Brown-Séquard) kommt bei gedeckten Traumen kaum vor, dagegen gelegentlich bei scharfen Einwirkungen wie Hieb-, Stich- und Schußverletzungen. Im Segment der Läsion findet sich ein anästhetisches Hautareal. Auf der gleichen Seite sind die Hinterstränge ausgefallen mit gestörten epikritischen Empfindungsqualitäten unterhalb der Verletzungsstelle. Ebenfalls auf der gleichen Seite besteht eine Pyramidenbahnläsion mit spastischer Parese, Reflexsteigerung und Babinski. Auf der Gegenseite findet sich eine dissoziierte Empfindungsstörung, d.h. Ausfall der Schmerz- und Temperaturwahrnehmung bei erhaltener epikritischer Sensibilität.

Auch der Halbseitenquerschnitt ist selten. In den weitaus meisten Fällen kommt es leider zu einer kompletten Querschnittslähmung, und zwar oft auch dann, wenn die Verletzung nur zu einer Teilläsion des Rückenmarks geführt hat („selbstzerstörerischer Mechanismus des Rückenmarks"). Die Beschreibung der Ausprägung der Querschnittslähmung kann nicht pauschal erfolgen, weil sie in ihrer Symptomatik entscheidend von der Höhe der Läsion abhängt. So unterscheidet man Halsmark-, Brustmark-, Lendenmark- und Conus-Cauda-Querschnitte.

A. Halsmarkquerschnitt

Bei einem *hohen* Halsmarkquerschnitt kommt es wegen der häufigen Mitschädigung des Stammhirns zur Bewußtlosigkeit. Ferner besteht eine Tetraparese, und es kommt zu schwersten Regulationsstörungen des Kreislaufs, der Atmung, der Körpertemperatur, welche rasch zum Tode führen. Falls ein hoher Querschnitt überlebt wird, ist dauernde künstliche Beatmung notwendig. Bei der *mittleren* Halsmarkläsion ist der Phrenicus, der seine Hauptinnervation von C3 bis C4 erfährt, aber teilweise auch von höheren Segmenten versorgt wird, meist intakt. Die Intercostalmuskulatur ist aber ausgefallen. Die Schultermuskulatur bleibt verschont, sonst besteht eine Tetraparese. Bei den *caudalen* Halsmarkläsionen ist das Horner-Syndrom durch C8-Läsion positiv, es kommt zu schlaffen Paresen der Armmuskulatur im Bereich C6-C8, unterhalb besteht eine meist spastische Parese. Die caudalen Halsmarkläsionen haben quoad vitam keine sehr ungünstige Prognose mehr, auch wenn die Intercostalmuskeln ausgefallen sind; durch die Tetraparese ist jedoch die bleibende Schädigung des Querschnittsgelähmten besonders stark. Querschnittssyndrom im *cerviko-thorakalen* Übergang: An den oberen Extremitäten bestehen jetzt nur noch Lähmungen der kleinen Handmuskeln mit starken Atrophien C8/Th1, wobei hier meist die Vorderhorn- und Vorderwurzelsymptome ausgeprägter sind als die sensiblen.

B. Brustmarkquerschnitt

Bei thorakalem Querschnitt resultiert nur noch eine Paraparese der Beine bei intakten Armen. Bei dieser Lokalisation ist am häufigsten mit der Ausbildung einer Spastik zu rechnen. In einer größeren Untersuchungsserie wurde Spastik in 35% der Halsmarkquerschnitte, 50% der Brustmarkquerschnitte und nur bei 7,5% der Lendenmarksschädigungen gefunden. Bei den oberen Brustmarkquerschnitten bis Th8 ist immer noch mit Lähmungen der Intercostalmuskulatur zu rechnen, die vor allem die Exspiration und damit die Stärke des Hustenstoßes behindern und zu pulmonalen Komplikationen führen können, obwohl der Phrenicus intakt ist. Hier findet man oft gürtelförmige hyperalgetische Zonen, die das Segment verraten, ferner kann dieses bisweilen an Fascikulationen in Höhe der Läsion durch Vorderhorn- oder Vorderwurzelläsion erkannt werden. Weiterhin können die Bauchhautreflexe zur Höhendiagnostik herangezogen werden: bei Th6/8 sind die oberen Bauchhautreflexe ebenfalls ausgefallen, bei Läsionen auf der Höhe Th8/10 sind die mittleren mit ausgefallen, bei Läsionen in Höhe Th10/12 sind nur die unteren Bauchhautreflexe ausgefallen.

C. Lendenmarkquerschnitt

Beim lumbalen Querschnitt sind die Bauchhautreflexe erhalten, die schlaffen Lähmungen der Beine betreffen hauptsächlich die Fußheber, die Patellarsehnenreflexe fehlen, die Achillessehnenreflexe können gesteigert sein.

D. Cauda-Conus-Verletzungen

Das Rückenmark endet als Conus medullaris in Höhe des 1. Lendenwirbelkörpers. Der Conus enthält die sacralen Segmente. Also resultieren Störungen der Blasen-Mastdarm-Funktion (denervierte autonome Blase und Sphincterparesen), beim Mann auch Störungen der Erektion und Ejakulation, es kommt zu Reithosenanästhesie. Blasenstörungen bestehen natürlich bei jeder kompletten Querschnittslähmung. Jedoch stellt sich nach Rückkehr der spinalen Eigenfunktionen eine Automatie ein: bei einem bestimmten Füllungsdruck entleert sich die Blase reflektorisch. Dies ist dem Willen entzogen, kann aber auf einem Umweg (Einüben gewisser Tricks beim Blasentraining mit taktilen Reizen oder Wasserstoß) wieder dem Willen unterworfen werden. Bei der reinen Conus-Läsion (die allerdings traumatisch praktisch nicht isoliert vorkommt) fehlen meist weitere motorische Störungen, evtl. kommt es lediglich zu Glutäusparesen. In den meisten traumatischen Fällen sind aber die am Conus vorbeiziehenden Nervenwurzeln der Cauda equina mit lädiert, so daß eine komplette schlaffe Parese der unteren Extremitäten eintritt. Diese Lähmung ist eine radiculäre, d.h. periphere Lähmung, sie bleibt schlaff und führt zu Muskelatrophien. Ferner bestehen Areflexie und Sensibilitätsausfall. Eine Eigentümlichkeit des Cauda-Syndroms ist der Schmerz, welcher als Wurzelschmerz aufzufassen ist, bei den anderen Querschnittssyndromen nur die oberen Grenzsegmente betrifft, hier aber die gesamte untere Extremität einschließlich der Reithose umfassen kann und besonders therapieresistent ist. Diese Schmerzsymptomatik zwingt häufig noch zu späteren neurochirurgischen Schmerzausschaltungen durch Cordotomie oder neuerdings Hinterstrangsstimulation, die der Patient selbst vornehmen kann.

Dabei sind wir bei der *Therapie* von Rückenmarksläsionen, wobei auch die Indikation zur Operation, vor allem zur Frühoperation, zur Sprache kommen muß. Zweifellos ist dies die Sache des Chirurgen, dieser muß jedoch neurologische Gesichtspunkte einbeziehen. Es gibt Schulen, welche mehr zur konservativen Behandlung neigen und auf der anderen Seite Schulen, die einem operativen Vorgehen den Vorzug geben. Trotzdem ist die Indikationsstellung keine reine Ermessensfrage. Es gibt bestimmte Fixpunkte zur Orientierung. So wird man sagen können, daß bei der unkomplizierten Wirbelfraktur ohne Verlust der Stabilität und ohne schwere neurologische Ausfälle eine operative Behandlung unnötig ist. Am anderen Ende der Indikationsliste wird man sagen können, daß die instabile Wirbelsäulenverletzung bei nicht totalem oder sogar progredientem Querschnitt eine absolute Operationsindikation darstellt. Kontroverse Auffassungen ergeben sich also nur bei den instabilen Wirbelsäulenverletzungen ohne neurologische Ausfälle. Hier kann heute im Zeitalter der Osteosynthese der operativen Behandlung ein gewisser Vorzug gegeben werden. Ebenfalls muß operiert werden bei offenen Verletzungen (Wundversorgung, Geschoßentfernung) und wenn Verrenkungsbrüche mit Verhakung der Gelenkfortsätze vorliegen. Auch wenn der Queckenstedt einen Stop anzeigt, sollte operativ entlastet werden, schon wegen der Möglichkeit eines epiduralen Hämatoms. Die Frage, ob bei instabiler Wirbelsäule und totalem Querschnitt ohne Passagehindernis operiert werden sollte, wird verschieden beantwortet: die einen betonen, daß durch die Stabilisierung die Rehabilitation des Querschnittsverletzten wesentlich gefördert werden kann, frühzeitige Mobilisierung möglich ist und auch die so wichtige Umlagerung zur Vermeidung von Decubitalgeschwüren. Die Gegenseite behauptet, daß mit den modernen Drehbetten auch die instabile Querschnittslähmung umgelagert werden kann, und daß die Operationswunden besonders angesichts der immer vorhandenen trophischen Störungen eine zusätzliche pflegerische Belastung und Quelle für

Decubitalgeschwüre sein können. Der Neurochirurg Riechert faßte die Schwierigkeiten bei der operativen Indikationsstellung einmal folgendermaßen zusammen: „Die Indikationsstellung zur Operation bei Wirbelsäulenverletzungen ist sicher schwieriger als der Eingriff selbst."

Dabei könnte in Fällen, in denen ohnehin operiert wird, u.U. eine Therapie erwogen werden, die im Tierversuch einen deutlichen Effekt gezeigt hat, beim Menschen aber in USA und Canada noch erprobt wird. Gemeint ist die intradurale normotherme Perfusion der Verletzungsstelle mit künstlichem Liquor (Elliots-B-Lösung) oder physiologischer Kochsalzlösung 3 Std nach dem Trauma für 3 Std. An insgesamt 70 narkotisierten Rhesusaffen haben wir bei BWK10 eine standardisierte Querschnittsverletzung gesetzt, indem eine extradural um das Mark geführte Silastic-Manschette für 5 Min auf 400 mm Hg aufgepumpt wurde (Tator und Deecke, 1973, Deecke und Tator, 1973). Im randomisierten Blindversuch wurden verschiedene Therapien getestet. Abbildung 2 zeigt die Ergebnisse: Auf der Abszisse sind die Wochen nach dem Trauma aufgetragen. Linke Ordinate: Summe der Besserungsgrade nach einem von Tarlov (1957) angegebenen Untersuchungsschema. Höchste erreichbare Punktzahl 40 (d.h. wenn alle 10 Tiere einer Serie Grad 4 — restitutio ad integrum — erreicht hätten). Rechte Ordinate: Besserungsquoten in Prozent dieser 40 erreichbaren Punkte. Bis zwei Wochen nach dem Trauma waren alle Tiere vollkommen paraplegisch. Erst dann begann die Besserung. Bei Nulltherapie (Dura zu) wurden nur 25% erreicht, die also als Spontanremissionsrate dieses Standard-Traumas anzusehen sind. Eröffnung der Dura hilft wenig (30%). Perfusion mit gekühlter Lösung (5°C) drei Stunden nach dem Trauma für drei Stunden erbrachte 45%, aber Perfusion der Verletzungsstelle mit körperwarmer Lösung ergab 62,5% Besserung, einen gegenüber der unbehandelten Kontrolle signifikanten Effekt. Damit war erstens gezeigt, daß der Therpieerfolg nicht auf der Kühlung beruhte, wie von Voruntersuchern behauptet (Albin et al 1968), sondern auf der Perfusion und zweitens, daß drei Stunden nach dem Trauma noch pathologische Vorgänge im Rückenmark ablaufen, die durch die Perfusion beeinflußt werden können. Diese sind im einzelnen noch nicht bekannt. Diskutiert wird die Möglichkeit des Austritts neuronaler Überträgerstoffe aus den Vesikeln durch die Gewebezerstörung. So ist eine starke Anreicherung von freiem Noradrenalin im traumatisierten Mark gemessen worden (Locke et al. 1971, Osterholm und Mathews, 1972). Das freigesetzte Noradrenalin könnte zu einer spastischen Vasoconstriction der Blutgefäße an der Verletzungsstelle führen, so daß sich dem Trauma zusätzlich eine Ischämie aufpfropft. Daß vasculäre Prozesse bei Querschnittsverletzungen mitbeteiligt sind, wird auch als Erklärung für die Beobachtung angeführt, daß die Höhe der Rückenmarksläsion bestimmte anatomische Abweichungen von der Höhe der Wirbelsäulenläsion zeigen kann. Ob in der aufgepfropften Ischämie der obengenannte „selbstzerstörerische Mechanismus des Rückenmarks" erblickt werden kann, ist nicht erwiesen, erscheint aber möglich. Dann wäre auch vorstellbar, daß lokale Perfusion das pathologische Agens (z.B. Noradrenalin) eliminieren hilft und daß dessen Diffusion bei Körpertemperatur besser ist als bei Kühlung.

Das Schicksal Querschnittsgelähmter ist so traurig, daß auch aufwendige therapeutische Anstrengungen gerechtfertigt erscheinen, wenn sie erfolgversprechend sind. Im Tierversuch konnte ein signifikanter Therapieeffekt durch normotherme Perfusion erzielt werden. Ob dieser auch als Akuttherapie menschlicher Querschnittsverletzungen in Frage kommt, muß sich noch erweisen.

Literatur

Albin MS, White RJ, Acosta-Rua G et al. (1968) Study of functional recovery produced by delayed localized cooling after spinal cord injury in primates. J Neurosurg 29:113–120

Braakman R, Penning L (1971) Injuries of the cervical spine. Amsterdam, Excerpta Medica 262 pp.

Deecke L, Tator CH (1973) Neurophysiological assessment of afferent and efferent conduction in the injured spinal cord of monkeys. J Neurosurg 39:65–74

Locke GF, Yashon D, Feldman RA et al. (1971) Ischemia in primate spinal cord injury. J Neurosurg 34:614–617

Osterholm JL, Mathews GJ (1972) Altered norepinephrine metabolism following experimental spinal cord injury. I. Relationship to hemorrhagic necrosis and post wounding neurological deficits. J Neurosurg 36:386–394

Osterholm JL, Mathews GJ (1972) II. Projection against traumatic spinal cord hemorrhagic necrosis by norepinephrine synthesis blockade with alphamethyl tyrosine. J Neurosurg 36:395–401

Tarlov IM (1957) Spinal cord compression: mechanism of paralysis on treatment. Springfield Ill., Charles C Thomas

Tator CH, Deecke L (1973) Value of normothermic perfusion, hypothermic perfusion and durotomy for treatment of acute spinal cord trauma. J Neurosurg 39:52–64

Diskussionsbemerkungen und Empfehlungen aller Teilnehmer
(Leitung L. Schweiberer)

Zusammengefaßt und redigiert von A. Rüter und C. Burri

Einteilung der Verletzungen

Die Einteilung der Wirbelsäulenverletzungen nach rein mechanischen Gesichtspunkten in Extensions-Flexions-Rotationsschäden kann nicht befriedigen. Im Moment des Unfalles erleidet die Wirbelsäule fast ausnahmslos Komplexbewegungen, deren Vektoren im individuellen Falle nicht errechnet werden können, da Größe und Richtung der angreifenden Massen sowie Position und Geschwindigkeit der betroffenen Massen nicht bekannt sind und nachträglich nicht rekonstruiert werden können.

Läßt sich in Ausnahmefällen jedoch die Pathomechanik aufgrund einer bekannten eindeutigen Unfallsituation oder durch äußere Verletzungszeichen am Orte der Gewalteinwirkung festlegen, müssen diese Daten in die diagnostischen Überlegungen mit einbezogen werden. Dies gilt speziell für den Hinweis auf Rotationskräfte, die allein in der Lage sind Bandrupturen hervorzurufen und die daher stets den Verdacht auf instabile Verletzungsformen lenken müssen.

Die Klassifizierung muß daher nach dem Röntgenbefund erfolgen. Neben den Grundformen:
Fraktur
Luxationsfraktur
Luxation
interessiert vor allem die Frage der Stabilität und des möglichen Bandscheibenschadens. Diese beiden Gesichtpunkte sind von richtungsweisender Bedeutung für Therapie und Prognose.

Zur Beurteilung dieser wichtigen Kriterien ist allein das Ausmaß einer Verformung oder Verschiebung wenig aussagekräftig.

Wie die experimentellen Arbeiten von Plaue gezeigt haben, verliert ein Wirbelkörper bei zunehmender Kompression zunächst etwa 1/4 seiner normalen Widerstandsfähigkeit gegen axiale Belastung, erreicht aber bei einer Kompression auf 1/2 wieder die Werte des unverletzten Zustandes. Diese Befunde gelten aber nur an Wirbelkörpern, die keine Osteoporose aufweisen.

Die Frage der Stabilität entscheidet sich an den dorsalen Strukturen:
Wirbelbogen und Gelenkfortsätze,
hinterer Bandkomplex,
Wirbelkörperhinterkante und Discuswand.

Discusverletzungen

Über die Häufigkeit begleitender Discusschäden bei Verletzungen der Wirbelsäule gibt es keine zuverlässigen Aussagen.

Mögliche Schäden stehen in Abhängigkeit vom Unfallmechanismus und vom Vorzustand der Bandscheibe. Experimentell konnte nachgewiesen werden, daß Rotationen von über 20° den Anulus fibrosus bereits zerreißen können. Experimentell wurde auch nachgewiesen, daß ein degenerierter Meniscus axialen Belastungen etwa in demselben Umfang standhält wie ein gesunder, jedoch wesentlich weniger widerstandsfähig gegen Schub-, Scher- und Rotationskräfte ist.

Rein axiale Belastungen scheinen früher zu Einbrüchen der Grund- und Deckplatten als zu Schäden der Zwischenwirbelscheibe zu führen. Hierfür sprechen die Reihenuntersuchungen von Piloten, die sich mit dem Schleudersitz aus Flugzeugen katapultiert hatten und bei denen häufig disseminierte Deckplatteneinbrüche aber fast nie Discusschäden nachgewiesen werden konnten.

Der intakte gesunde Discus vermittelt bei Belastung eine gleichmäßige Druckverteilung im Zwischenwirbelraum. Dies führt bei Überschreitung der Belastungsgrenze zu großflächigen Einbrüchen der Grund- und Deckplatten oder zu Berstungsfrakturen eines Wirbelkörpers. Hierbei bleibt häufig — wie Autopsien gezeigt haben — die Bandscheibe selbst unverändert.

Anders verhält sich ein degenerierter Discus. Bei asymmetrischer Druckverteilung kommt es je nach Stellung der Wirbelkörper zueinander im Unfallmoment zu isolierten Kantenabscherungen oder umschriebenen Deckplatteneinbrüchen, wobei nun das degenerierte Bandscheibengewebe in die knöchernen Defekte prolabiert.

Röntgenuntersuchung

Bereits an die Standardaufnahmen ap und seitlich sind qualitativ hohe Ansprüche zu stellen, da sie die Beurteilung der Trabekelstrukturen erlauben müssen und Grundlage der Klassifizierung der eingetretenen Verletzung sind. Damit werden sie auch richtungsweisend für weitere diagnostische Abklärungen durch Spezialaufnahmen in atypischen Strahlengängen, Schichtaufnahmen oder Computer-Tomographie.

Die oberen Segmente der Halswirbelsäule sind — bedingt durch die mechanische Mehrbelastung durch die große Teilmasse des Kopfes — erheblich verletzungsgefährdet. Die Beurteilung des Röntgenbildes bedarf daher gerade in dieser Höhe besonderer Sorgfalt.

Bei Aufnahmen der unteren Halswirbelsäule ist darauf zu achten, daß der cervicothorakale Übergang — d.h. zumindest noch der erste Brustwirbel — mit zur Abbildung kommt und nicht vom Schulterschatten verdeckt wird.

Auf den seitlichen Aufnahmen der HWS ist besonderes Augenmerk auf den prävertebralen Weichteilschatten zu richten. Dieser überschreitet normalerweise nicht 2—3 mm. Verbreiterungen lassen auf ein prävertebrales Hämatom schließen, das eine intensive Suche nach Frakturen oder traumatischen Bandscheibenschäden notwendig macht.

Die Segmente zwischen 6. und 8. Brustwirbel sind vor allem bei Kindern und Jugendlichen eine Prädilektionsstelle für Luxationsfrakturen.

Solche Verletzungen finden sich bei Erwachsenen häufiger zwischen Th11 und L2. Sie gehen nicht selten mit röntgenologisch nur geringer Dislokation einher.

Verletzungen der Gelenkfortsätze geben sich auf 45° Schrägaufnahmen zu erkennen. In Zweifelsfällen sichern Schichtaufnahmen oder Computer-Tomographie die Diagnose.

Eine sichere Beurteilung der Wirbelkörperhinterwand ist am ehesten durch Längspendelung im seitlichen Strahlengang möglich. Hierbei fordert die Differenzierung von Hinterwanddefekten gegenüber dem physiologischen zentralen Venenloch Sorgfalt und Erfahrung.

Zur Abgrenzung frischer von alten Verletzungen kann die Szintigraphie zu Hilfe gezogen werden. Ihr Ergebnis ist jedoch durch die Unsicherheit belastet, wie lange Wirbelkörperfrakturen eine Aktivitätsspeicherung aufweisen.

Auch zur Abklärung von Spätbeschwerden interessiert die Frage der Stabilität. Diese kann gerade in solchen Situationen aufgrund der morphologischen, auf Standardaufnahmen sichtbaren Veränderungen nicht ausreichend beurteilt werden. Zur Klärung geben Funktionsaufnahmen in der Sagittal-, selten auch in der Frontalebene Aufschluß. Diese Untersuchung ist beim Frischverletzten und unbekannter Reststabilität jedoch zu gefährlich und daher absolut kontraindiciert.

Neurologische Untersuchung

Die Abklärung neurologischer Funktionsstörungen ist ein unabdingbarer Bestandteil der Erstuntersuchung jedes Wirbelsäulenverletzten.

Hierbei interessiert nicht nur das Muster eventueller neurologischer Ausfälle, sondern auch dessen Verlauf in den ersten Stunden, speziell im Hinblick auf die Zunahme einer zunächst unvollständigen Läsion bzw. ein Ansteigen der Schädigungshöhe. Beide Phänomene sind prognostisch und therapeutisch von richtungsweisender Bedeutung. Diese Problematik macht engmaschige Kontrolluntersuchungen notwendig.

Da Äste der Nervi supraclaviculares aus C3 und C4 die Haut bis zur Mitte zwischen Schlüsselbein und Mamille sensibel versorgen, werden bei ausschließlicher Prüfung der Berührungsempfindlichkeit nicht selten Tetraplegiker fälschlicherweise als Läsion thorakal 4/5 diagnostiziert. Sicheren Aufschluß gibt eine beidseitige Überprüfung der Sensibilität im sogenannten neurologischen Dreieck zwischen Daumen, Kleinfinger und Ellbogen sowie einfache Funktionsprüfungen der Hand.

Außerdem gibt sich die Tetraplegie durch Lähmung der Intercostalmuskulatur durch paradoxe Atembewegungen zu erkennen.

Nach wie vor ist ungeklärt aber doch sehr zweifelhaft, ob bei tatsächlich vollständiger Querschnittsläsion Erholungen möglich sind.

Im akuten Stadium ist allerdings eine reine Kontusion des Rückenmarks von einer tatsächlichen Lähmung nicht zu unterscheiden. Die Kontusionen bilden sich meist vollständig zurück. Bei subtilen Untersuchungen sind jedoch noch wochen- bis monatelang Reflexsteigerungen nachweisbar.

Die Prognose einer Querschnittslähmung ist günstiger zu stellen, wenn auch nur geringe Restfunktionen — Sphinctertonus, Restmobolität einzelner Muskelgruppen oder Sensibilität in umschriebenen Hautarealen — nachweisbar sind.

Von besonderer Bedeutung ist hierbei die sogenannte sacrale Aussparung eines sonst vollständigen Sensibilitätsausfalles. Diese beweist erhaltene Restfunktionen. Die Diagnose „komplette Querschnittsläsion" darf nur gestellt werden, wenn diese sacrale Aussparung gesucht und nicht gefunden wurde. Findet sich in diesem Bereich Restsensibilität, ist die

Prognose wesentlich günstiger anzusehen. Im Krankengut der Basler Querschnittsklinik erholten sich 5 Patienten mit „kompletter Querschnittsläsion" aber sacraler Aussparung.

Wie häufig dieses Verletzungsmuster tatsächlich vorkommt, kann im Diskussionskreis jedoch nicht beurteilt werden.

Alle Ausfälle, die länger als 24 Std unverändert bestehen, haben sicher eine sehr schlechte, wenn nicht absolut infauste Prognose.

Elektromyographische Untersuchungen sind weniger aufschlußreich als eine sorgfältige klinische Befundung. Nur beim bewußtlosen Patienten kommt diesem diagnostischen Schritt Bedeutung zur groben Orientierung zu.

II. Frakturen und Luxationen der Halswirbelsäule

Halswirbelsäulenverletzungen — Die konservative Behandlung und ihre Ergebnisse

H.Bilow und S. Weller

Während in der Wirbelsäulentraumatologie der alte Streit über die Aufrichtung komprimierter Wirbelkörper einerseits und rein funktioneller Behandlung andererseits abzuflauen scheint, treten zunehmend operative Behandlungsmaßnahmen in Konkurrenz zur bisherigen vorwiegend konservativen Behandlung. Dies gilt insbesondere für Verletzungen der Halswirbelsäule. Die berichteten Ergebnisse bestechen unter röntgenmorphologischen Aspekten und durch verkürzte Behandlungszeit. Leider fehlen allenthalben Aussagen über die funktionelle Wiederherstellung dieses für die Kopfbewegung und damit letztlich auch für die Horizonterweiterung so wichtigen Abschnittes.

Als wesentliche Aufgabe jeder Behandlungsmaßnahme bei Halswirbelsäulenverletzungen gelten die Reposition luxierter Wirbel und dislocierter Fragmente sowie die Stabilisierung des Ergebnisses. Besondere Schwierigkeiten bereiten dabei die Halswirbelsäulenluxationen, für deren Beseitigung sich im wesentlichen drei Verfahren anbieten:

die manuelle Reposition (unter Narkose und Relaxierung),

die Reposition im Dauerzug und

die operative Reposition.

Sicherlich führen sie alle unter der Hand des Erfahrenen zum Erfolg, der somit nicht als Auswahlkriterium für die Verfahrensart gelten kann. Eine Entscheidungshilfe bei der Therapiewahl bietet jedoch die ständige Gefahr neurologischer Komplikationen, deren Verschlimmerung und der sie begleitenden internistischen Störungen des Tetraplegikers. Folglich kommen insbesondere die therapeutischen Maßnahmen zur Anwendung, die den Patienten schonen und für ihn keine weitere Belastung bzw. Gefährdung bedeuten. Diese Forderung erfüllt im besonderen Maße die Reposition im Dauerzug, da sie ohne ruckartige Manipulation schonend für die Wirbelsäule und ohne Narkose schonend für den Allgemeinzustand auskommt.

Die Glissonschlinge und ähnliche Modelle haben sich allerdings für die Extensionsbehandlung nicht bewährt, da sie Druckgeschwüre an Kiefer und Hinterkopf hinterlassen.

Sicherer und den Patienten weniger beeinträchtigend erfolgt der Zug über eine Kopfklammer, von denen es eine Vielzahl von Modellen gibt. Uns ist die von Crutchfield angegebene am meisten vertraut. Sie wird derzeit in zwei Varianten auf dem Markt angeboten. Die in der Tabula externa einzubringenden Stifte des einen Modells sind spitz, um den Hautschnitt und ein Vorbohren zu ersparen (Abb. 1a). Eine notwendige Kontrolle über den regelrechten Sitz derartiger Stifte fehlt; die Tabula interna kann sogar durchbohrt werden. So sahen wir innerhalb der letzten drei Jahre bei Patienten, die mit einer solchen Klammer bereits zu uns verlegt wurden, dreimal Perforationen. Zweimal bildete sich die schon bestehende Herdsymptomatik nach Entfernung der Klammer zurück. Einmal ent-

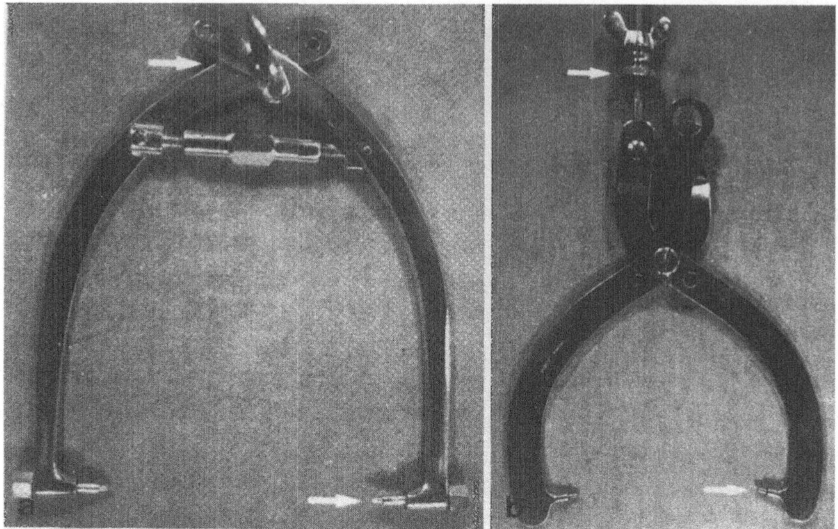

Abb. 1. a Crutchfield-Klammer mit spitzen Stiften, **b** Crutchfield-Klammer mit stumpfen Stiften

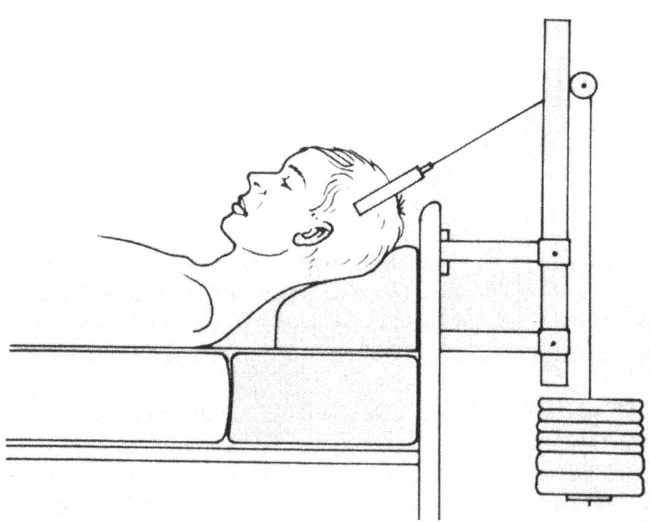

Abb. 2. Die Zugrichtung verläuft zur Reposition von Luxation schräg nach oben, um die Verhakung der Gelenkfortsätze frei zu bekommen

stand ein intracerebraler Absceß, den wir allerdings ohne bleibende Schäden ausräumen konnten.

Uns bewährt hat sich das andere Modell mit stumpfen Stiften, die allerdings einen Hautschnitt sowie ein Vorbohren der Tabula externa notwendig machen (Abb. 1b). Die Klammer wird beidseits 3 QF oberhalb des äußeren Gehörganges eingebracht, das heißt der Zug setzt in der Verlängerung der Halswirbelsäulenachse an.

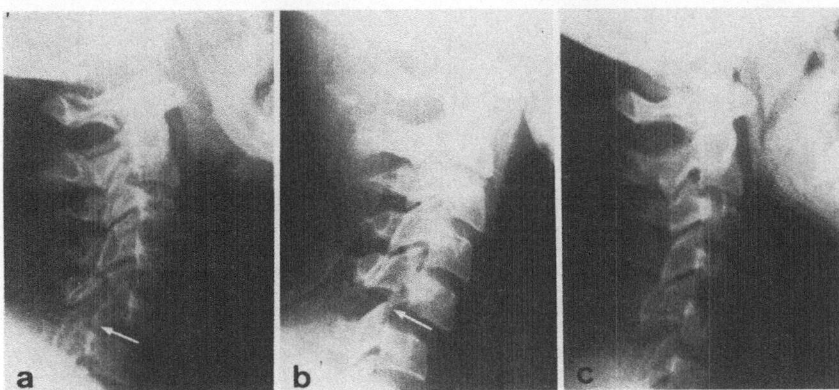

Abb. 3. a Vollständige Luxation C 5/6 mit Verhakung der Gelenkfortsätze, **b** unter Beugung der Halswirbelsäule und gleichzeitiger Extension schieben sich die Spitzen der Gelenkfortsätze aneinander vorbei, **c** die Extension wird unter gleichzeitiger Streckung der HWS reduziert. Die Reposition ist vollständig und stabil

Die Reposition einer Halswirbelsäulenluxation kehrt die Reihenfolge des Entstehungsmechanismus um: Extension, Beugung, Streckung. Zusammen mit der Extension wird demnach eine Beugestellung der Halswirbelsäule notwendig, um die verhakten Gelenkfortsätze ausreichend frei zu bekommen (Abb. 2). Die Zugrichtung verläuft schräg nach oben. Das Zuggewicht wird stündlich um 1 kg bis auf insgesamt 15 kg gesteigert. Nach gelungener Reposition, die in der Regel innerhalb der ersten 24 Stunden eintritt, werden Zugrichtung und Gewicht gesenkt (Abb. 3). Eine nicht zu weiche Schaumgummirolle sollte die Halswirbelsäulenlordose unterstützen. Gleichzietig genügen zum Halten des Ergebnisses 3 bis 4 kg, die für 6 bis 8 Wochen belassen werden. In dieser Zeit festigen sich die meisten der Frakturen und heilen die zerrissenen Weichteile soweit, daß auf eine weitere Crutchfieldbehandlung verzichtet werden kann. Die eventuell noch notwendige weitere Ruhigstellung erfolgt mit einer starren Halskrawatte für 2 bis 3 Wochen.

Die äußere Stabilisierung durch einen Kopf/Brust-Gipsverband meiden wir wegen der mangelnden Kontrollmöglichkeiten bei ständig drohender Repositionseinbuße. Außerdem erlaubt die Behandlung in der Crutchfieldextension frühzeitig isometrische Spannungsübungen zur Kräftigung der Nacken- und Schultergürtelmuskulatur.

Um unsere Behandlung unter dem funktionellen Gesichtspunkt zu überprüfen, haben wir die rein konservativ behandelten Halswirbelsäulenverletzungen durchgemustert und soweit erreichbar zu Nachuntersuchungen einbestellt.

Von Mitte 1971 bis Mitte 1979 behandelten wir 119 Halswirbelsäulenverletzungen mittels Extension in der Crutchfieldklammer. Bei der überwiegenden Zahl bestanden gleichzeitig neurologische Ausfälle vor allem durch Verletzungen des Rückenmarks. Wir verzichten hier bewußt auf eine decidierte Aufteilung unseres Krankengutes in Fälle mit und ohne neurologische Ausfälle, da sie die tatsächlichen Verhältnisse wegen unserer Abteilung für Querschnittgelähmte nicht wiederspiegeln kann. In bisherigen Untersuchungen schwanken die Angaben ohnehin erheblich: Gelehrter [4] gibt 37,5% mit Querschnittlähmung an. Bei Jahna und Wittich [7] sind es schon 59,8%.

Bisher konnten 21 Patienten klinisch und röntgenologisch nachuntersucht werden. Der größte Teil der Patienten lehnte die beschwerliche Anreise wegen weiter Entfernungen,

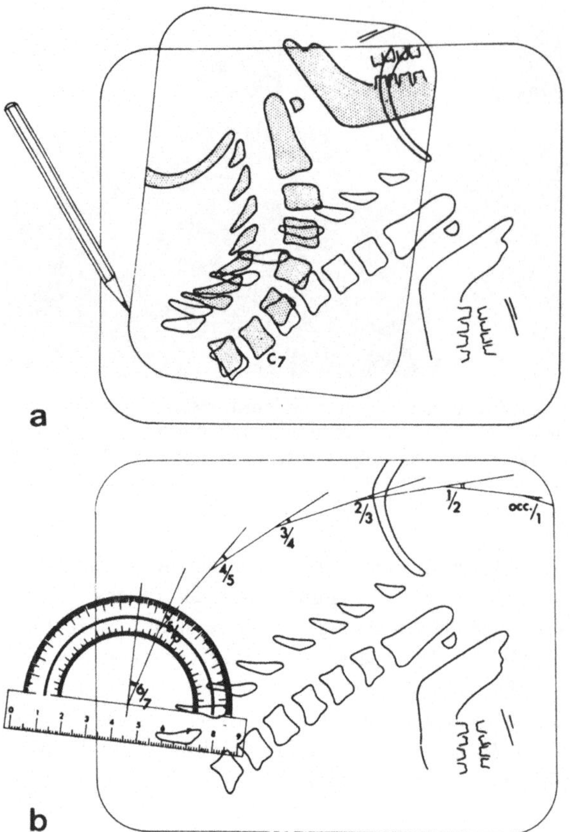

a

b

Abb. 4a,b. Meßmethode zur Bestimmung der Segmentbeweglichkeit nach Penning: **a** Die Röntgenbilder in maximaler Vor- und Rückneigung der Halswirbelsäule werden bis zur Deckungsgleiche von C7 verschoben. Die Position des obenliegenden Röntgenbildes wird durch Nachzeichnen des Bildhinterrandes festgehalten, **b** Durch weiteres Verschieben bis zur Deckungsgleiche C6, C5 usw. und jeweiligem Nachzeichnen des Bildhinterrandes entsteht eine Aneinanderreihung von Winkeln, die das Ausmaß der jeweiligen Segmentbeweglichkeit wiedergeben

beruflicher Belastung oder Krankheiten ab. 23 Patienten waren entweder direkt nach dem Unfall oder zwischenzeitlich verstorben.

Die röntgenologische Überprüfung unserer funktionellen Ergebnisse erfolgte nach der Methode von Penning [11] (Abb. 4a). Dabei werden die Funktionsaufnahmen der Halswirbelsäule aufeinandergelegt und so lange gegeneinander verschoben, bis sich als erstes die Konturen des 7. Halswirbels decken. Diese Ausgangsposition wird durch Nachzeichnen des Bildhinterrandes fixiert. Es folgt die weitere Verschiebung des obenliegenden Röntgenbildes bis zur deckungsgleichen Abbildung von C 6 (Abb. 4b). Die Hinterkante des Röntgenbildes bildet nun zur Linie der Ausgangsposition einen Winkel, der dem Bewegungsaus-

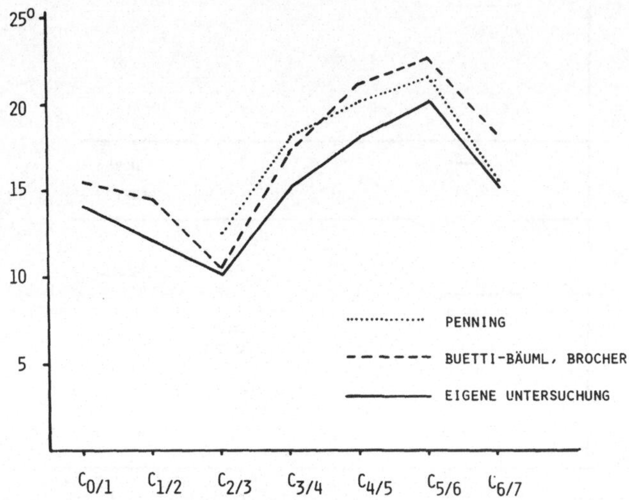

Abb. 5. Graphische Darstellung der Bewegungsmöglichkeit in den verschiedenen HWS-Segmenten. Übereinstimmend zeigen alle Kurvenverläufe ein C 2/3-Tal als Ausdruck geringster Beweglichkeit in diesem Abschnitt

Tabelle 1. Die röntgenologisch ermittelten Durchschnittswerte stammen von 11 Stichproben mit gesunder Halswirbelsäule. Die Konfidenzintervalle wurden für 90% der Normalwerte errechnet

Bewegungs-segment	Mittelwert in °	Konfidenz-intervall in °
$C_{0/1}$	14	± 3,9
$C_{1/2}$	12	± 2,5
$C_{2/3}$	10	± 1,9
$C_{3/4}$	15	± 2,0
$C_{4/5}$	18	± 2,2
$C_{5/6}$	20	± 1,8
$C_{6/7}$	15	± 3,8
Gesamt-beweglichkeit	101,3	± 5,7

maß des Segmentes C 6/7 entspricht. So gelingt es, die einzelnen Bewegungssegmente bis C 0/1 auszumessen und durch Addition die Gesamtbeweglichkeit der Halswirbelsäule in der Sagittalebene festzustellen (Tabelle 1). Wir haben die in der Literatur gefundenen Mittelwerte graphisch dargestellt und unsere Untersuchungsergebnisse von 11 Stichproben an nicht verletzten Halswirbelsäulen dazugezeichnet. Es ergab sich ein nahezu deckungsgleicher Kurvenverlauf, der uns Qualitätsbeweis für unsere Methodik war (Abb. 5).

Die Durchmusterung der von uns nachuntersuchten Fälle ergibt zwei Lokalisationshäufungen (Abb. 6), wobei die kleinere bei C 1—2 und die wesentlich größere bei C 5—6 zu finden ist. Die Gesamtbeweglichkeit bleibt bei Verletzungen im oberen Halswirbelsäu-

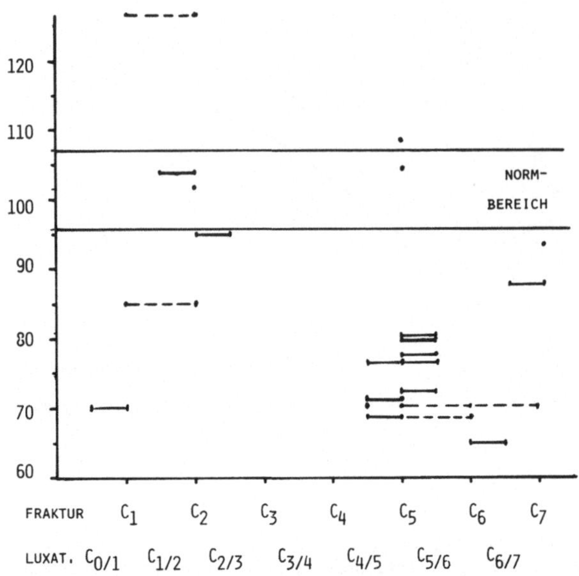

Abb. 6. Verteilungsmuster von Lokalisation und Gesamtbeweglichkeit der jeweiligen Halswirbelsäulenverletzung.

·   = isolierte Verletzung,

·——·   = kombinierte Verletzung,

·——— ·   = verschiedene Verletzungen (Frakturen mehrerer Wirbelkörper)

Ca. 1/3 der Verletzungen haben die obere und über 2/3 die untere Halswirbelsäule betroffen

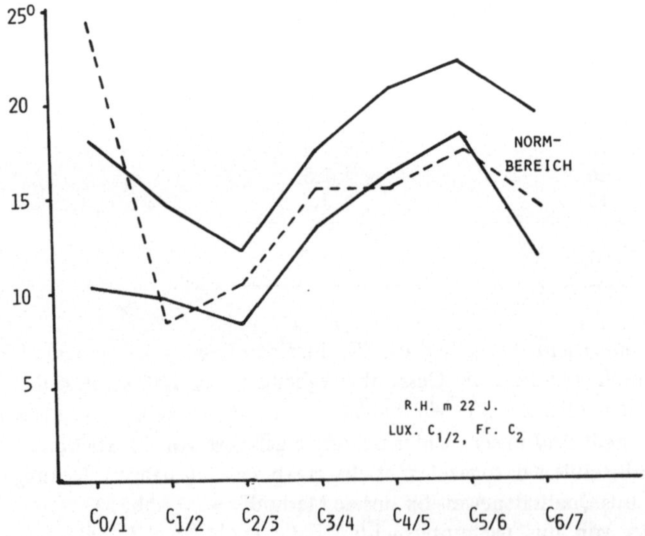

Abb. 7. Beweglichkeit in den einzelnen Halswirbelsäulensegmenten nach Densfraktur mit Luxation C 1/2

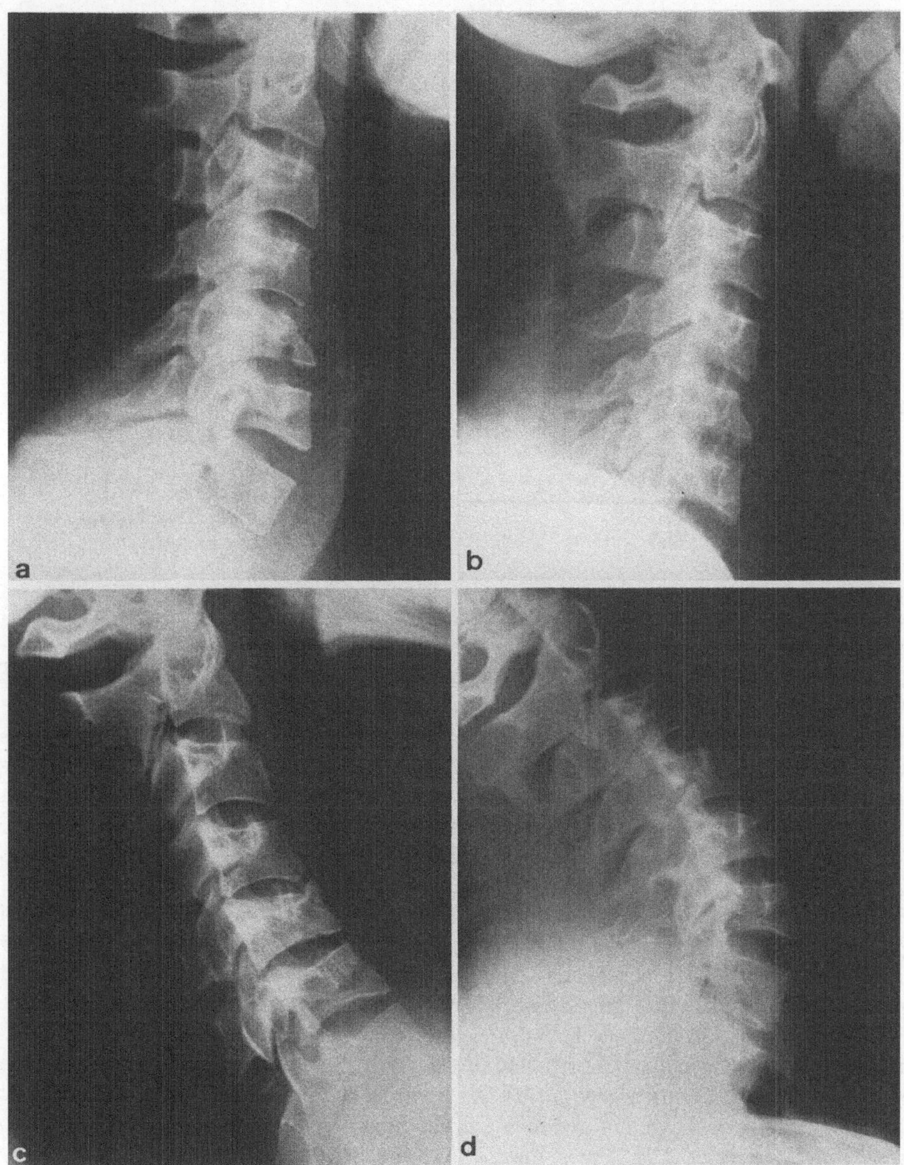

Abb. 8a-e. Kompressionsfraktur mit Vorderkantenabmeißelung C5. **a** Unfallaufnahme, **b** Einen Tag nach Crutchfieldextension gute Reposition. Die Crutchfieldextension bleibt mit 3 kg für 8 Wochen bestehen, **c** Beugeaufnahme und **d** Reclinationsaufnahme. Die dem verletzten Wirbelkörper benachbarten Segmente nehmen gleichermaßen an der Bewegung teil

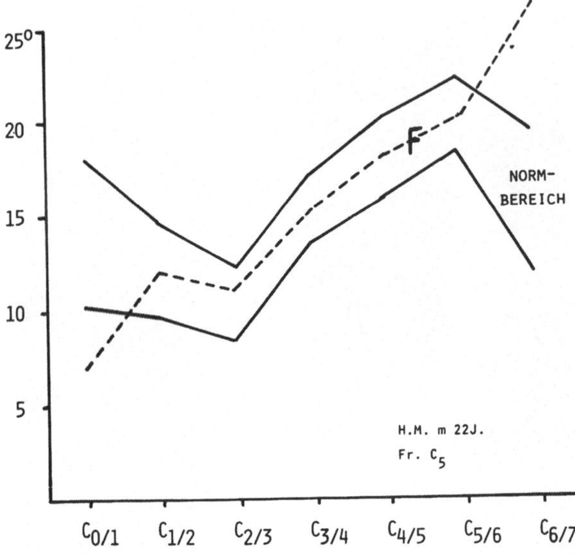

Abb. 8e. Sämtliche Segmente bewegen sich im Normbereich

lenbereich im Normbereich oder sinkt nur wenig darunter (bis 85°) (Abb. 7). Bei den Verletzungen im unteren Halswirbelsäulenbereich beeinträchtigen isolierte Wirbelfrakturen die Gesamtbeweglichkeit ebenfalls nur wenig (Abb. 8). Dabei ist es gleichgültig, ob die Wirbelsäulenverletzung mit oder ohne neurologische Ausfälle einherging (Abb. 9). Die funktionellen Einbußen folgen demnach vor allem Verletzungen allein des Bewegungssegmentes (Abb. 10), das in der Regel verblockt (Abb. 11). Entsprechend sinkt dann die Gesamtbeweglichkeit um lediglich diesen Betrag, z.B. im unteren Halswirbelsäulenbereich auf 70–80° (Abb. 6), das entspricht einer Behinderung um 20–30%.

Die funktionellen Ergebnisse wurden klinisch mit dem Secameter überprüft. Dieses Gerät erlaubt eine Messung der Halswirbelsäulenbewegungen sowohl in der Sagittal- und Frontalebene als auch in der Rotation. Leider erfaßt die Methode nicht die Bewegungen gegenüber dem Rumpf, sondern mißt allein die Endstellung des Kopfes im Raum. Der Oberkörper neigt sich jedoch bei Extrembewegungen der Halswirbelsäule meistens mit und vergrößert damit den Bewegungsausschlag bei der klinischen Untersuchung (Tabelle 2). Für Halswirbelsäulenverletzungen bedeutet dies eine Teilkompensation der Bewegungsbehinderung. So lagen bei Flexion und Reclination nur jeweils 2 Fälle unterhalb dem Normbereich. Die Rotationsbewegungen waren nach jeweils einer Seite in einem Viertel der Fälle behindert, wobei nur in einem Fall die Einschränkung in beiden Drehrichtungen gleichermaßen bestand. Die Seitneigungen erfolgten nahezu immer frei.

Zusammenfassend lassen sich aus unseren Untersuchungen mit der Crutchfieldextension behandelter Halswirbelsäulenverletzungen mit und ohne neurologischen Ausfällen gute funktionelle Ergebnisse erkennen. Die Funktionseinbußen beschränkten sich insbesondere auf das verletzte Bewegungssegment und werden auch durch unsere therapeutischen Maßnahmen sowie durch längere Liegezeit nicht weiter verschlimmert. In keinem der Fälle entwickelte sich eine Pseudarthrose. Isolierte Wirbelfrakturen können sogar eine funktionelle Restutio ad integrum errreichen, die über Jahre frei von posttraumatischen Veränderungen feststellbar bleibt.

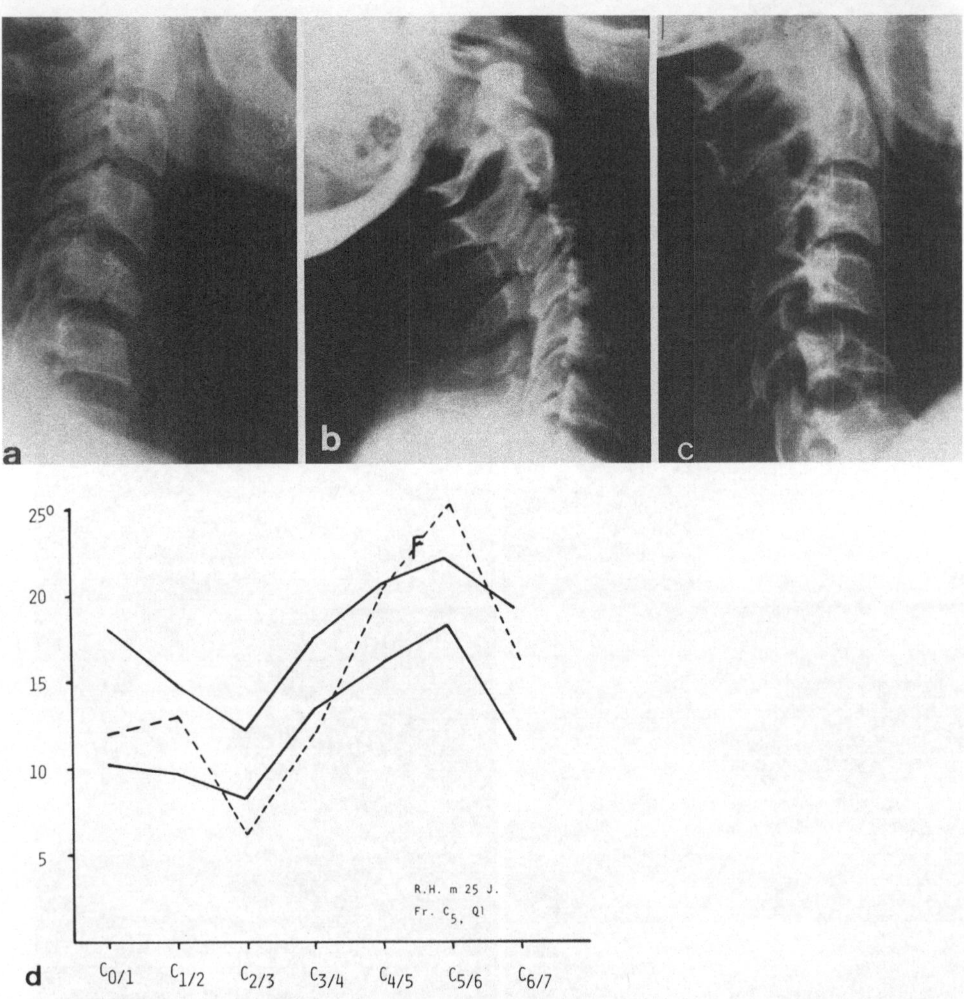

Abb. 9a-d. Vertikalfraktur C5 mit kompletter Tetraplegie ab C5. **a** Unfallaufnahme, **b** Röntgenaufnahme in maximaler Reclination und **c** Beugung. Alle Bewegungssegmente nehmen gleichermaßen an der Bewegung teil. **d** Keine Bewegungseinschränkung insgesamt. Das tiefere C 2/3-Tal wird durch höheren C 5/6-Gipfel ausgeglichen

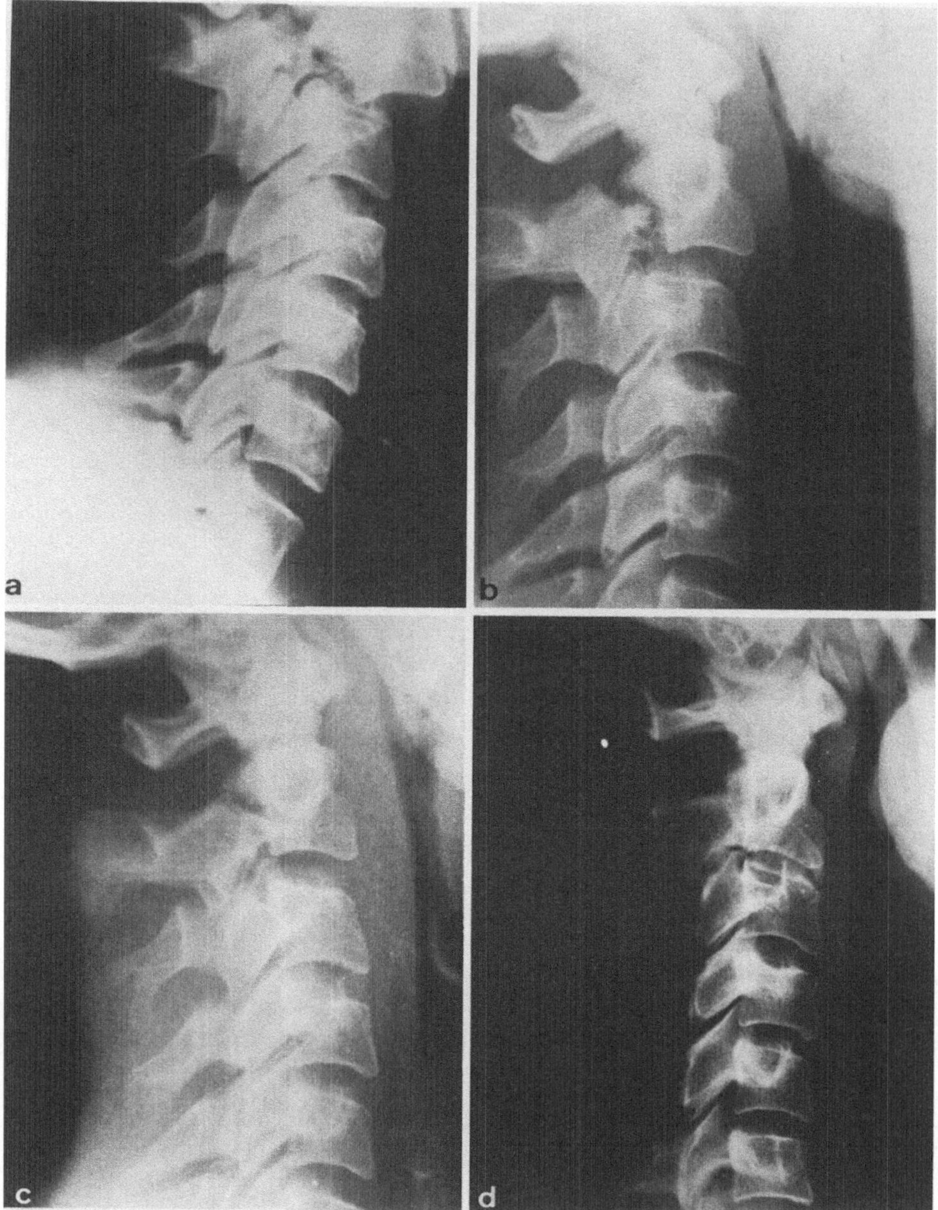

Abb. 10a-f. Bogenbruch C2 mit Luxation C 2/3. **a** Unfallaufnahme, **b** Kontrollaufnahme nach Anlegen der Crutchfield-Klammer, **c** Kontrollaufnahme einen Tag später. Völlige Reposition. Die Crutchfieldextension wurde mit 3 kg für 8 Wochen belassen, **d** Röntgenaufnahme in maximaler Beugung und **e** Reclination. Das Bewegungssegment C 2/3 bleibt starr, **f** Die Beweglichkeit sinkt im Bewegungssegment C 2/3 auf Null ab

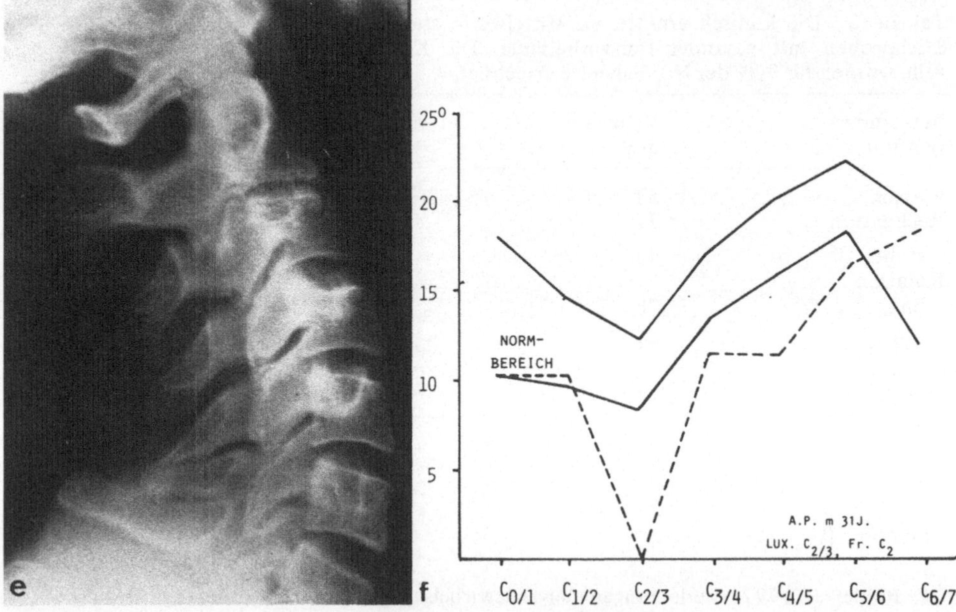

Abb. 10e, f

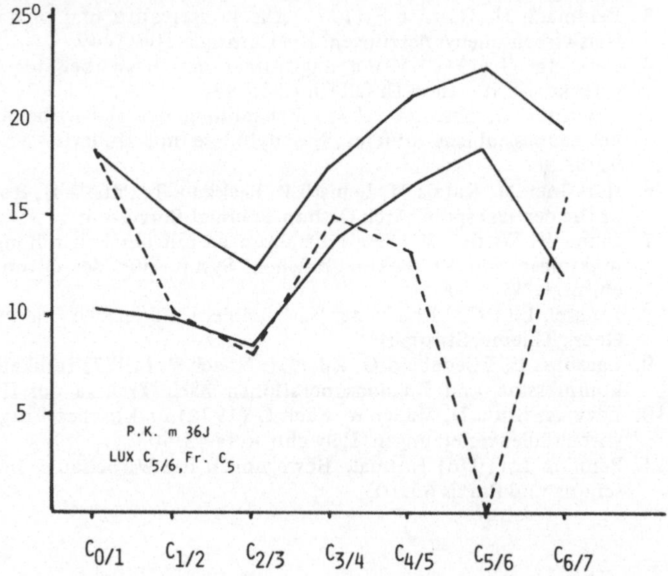

Abb. 11. Luxation C 5/6 und Kompressionsfraktur C5. Im Verletzungsbereich sinkt die Beweglichkeit auf Null ab, ansonsten freie Funktion

Tabelle 2. Die klinisch ermittelten Mittelwerte stammen von 11 Stichproben mit gesunder Halswirbelsäule. Die Konfidenzintervalle wurden für 90% der Normalwerte errechnet

Bewegungs-richtung	Mittelwert in $^{\circ}$	Konfidenz-intervall
Flexion	58	± 6,2
Reclination	71	± 6,9
Rotation rechts	76	± 3,5
Rotation links	78	± 2,9
Neigung rechts	49	± 4,0
Neigung links	53	± 5,5

Literatur

1. Böhler J (1977) Verletzungen der Halswirbelsäule und ihre Behandlung. Chirurg 48: 493
2. Bohlman HH (1979) Acute fractures and dislocations of the cervical spine. J Bone Jt Surg A 61:1119
3. Feldmann H, Gärtner F (1979) Die konservative und operative Behandlung frischer Halswirbelsäulenverletzungen. Zbl Chirurgie 104:1249
4. Gelehrter G (1960) Verletzungsformen der Halswirbelsäule mit Ausnahme der Kopfgelenke. Arch orthop Unfall-Chir 52:287
5. Gelehrter G, Fritz G (1978) Behandlung der Halswirbelsäulenverletzungen mittels bewegungsstabiler vorderer Spondylodese mit H-Platte. Arch Orthop Traumat Surg 92:83
6. Härkönen M, Kataja M, Lepistö P, Paakkala T, Pätiälä H, Rokkanen P (1979) Injuries of the cervical spine. Arch Orthop Traumat Surg 94:49
7. Jahna H, Wittich H (1966) Erfahrungen mit der Behandlung von 145 Halswirbelverrenkungen und Verrenkungsbrüchen. Symposium der Österr. Gesellschaft für Unfallchirurgie Wien 3.6.
8. Jonasch E (1972) Brüche der Wirbelsäule. In: Spezielle Frakturen- und Luxationslehre. Georg Thieme, Stuttgart
9. Lambiris E, Friedebold G, Zilch H, Noack W (1977) Indikation und Technik der Dekompression und Fussionsoperationen nach Trauma der HWS. Orth Praxis 13:912
10. Lévy A, Stula D, Müller W, Zäch G (1976) Praktisches Vorgehen bei instabilen Halswirbelsäulenverletzungen. Helv chir Acta 43:503
11. Penning L (1976) Normale Bewegungen der Wirbelsäule. In: Die Wirbelsäule in Forschung und Praxis 62:103

Frakturen und Luxationen der HWS – Operative Behandlung und Ergebnisse

H. Tscherne, G. Muhr und R. op den Winkel

Auch an der Wirbelsäule dürfen die allgemeinen Prinzipien der Behandlung von Knochen- und Gelenkverletzungen nicht außer Acht gelassen werden. Wenn das Ziel jeder Knochenbruchbehandlung die Wiederherstellung der vollen Funktion des verletzten Segmentes am Bewegungsapparat in möglichst kurzer Zeit ist, so bedeutet dies an der Wirbelsäule eine schmerzfreie stabile Ausheilung der Verletzung mit Beseitigung oder Verminderung der neurologischen Ausfälle.

Gerade an der Halswirbelsäule sind die Möglichkeiten einer konservativen Behandlung begrenzt. Viele Verrenkungen und Verrenkungsbrüche sind konservativ nicht einzurichten. Die Retention bereitet oft erhebliche Schwierigkeiten. Bei Dens-Frakturen beträgt die Heilungsdauer oft 6 bis 9 Monate. Viele der Halswirbelverletzungen sind komplexe Gelenkverletzungen mit Mitverletzung der kleinen Wirbelgelenke, des umfangreichen Bandapparates oder der Bandscheibe. Häufig sind es komplizierte Frakturen durch Mitbeteiligung des Rückenmarkes oder der Nervenwurzeln. So ergeben sich klare Operationsindikationen bei Verletzungen der HWS:

1. Verrenkungen,
2. Irreponible oder instabile Verrenkungsbrüche,
3. Fortschreitende Rückenmarks- oder Wurzelkompression,
4. Denbrüche mit Diastase oder Redislokation.

Krankengut

An der Unfallchirurgischen Klinik der Medizinischen Hochschule Hannover wurden zwischen 1970 und 1979 96 Fusionsoperationen an der Halswirbelsäule durchgeführt.

Indikationen:

Verletzungen	57
Tumoren	34
Sonstige	5

Im Folgenden werden nur die 57 operierten Verletzungen aufgeschlüsselt. Davon waren 11 im atlantoaxialen Bereich lokalisiert und 46 zwischen C und C 7.

Unfallursache:

Verkehr	37
Sturz	16
Kopfsprung	4

Begleitverletzungen:

42 mal handelt es sich um solitäre Verletzungen der HWS, 15 Verletzte ware polytraumatisiert.

90

Zeitpunkt der Operation:
47 Patienten wurden innerhalb von 3 Monaten nach dem Unfall, 10 Patienten zu einem späteren Zeitpunkt operiert.

Präoperative Neurologie:

Kompletter Querschnitt	5
Inkompletter Querschnitt	15
Wurzelkompression	10
Keine	27

Operationsverfahren:

1. GALLIE-Fusion C1/2	11
2. Bogenverschraubung	1
3. Dorsale Fusion	
a) Zuggurtung	12
b) Platte	4
4. Ventrale Fusion	
a) ohne Platte	13
b) mit Platte	16

Intraoperative Komplikationen:
Intraoperativ bedrohliche Blutungen wurden nicht beobachtet.

Bei einem Patienten war eine passagere Recurrens-Parese zu verzeichnen.

Bei einem Patienten mit inkompletter Querschnittslähmung kam es nach der operativen Fusion zu einer sekundären Instabilität mit Redislokation. Nach dem Zweiteingriff mußten wir eine komplette Querschnittsläsion feststellen, deren Ursache nicht abzuklären war.

Postoperative Komplikationen:

Weichteilinfekt	1
Instabilität (Reoperation)	2
Todesfälle	1
Pseudarthrosen	0
Infekt Spanentnahme	1

Neurologischer Verlauf

Der neurologische Verlauf ist aus der Tabelle 1 ersichtlich. Von 57 operierten Verletzungen der Halswirbelsäule hatten 30 präoperativ neurologische Ausfälle. 1 Patient mit hohem kompletten Querschnitt und Thoraxtrauma starb eine Woche postoperativ an einer Schocklunge. Eine bei einer Reoperation auftretende komplette Querschnittslähmung nach vorher inkomplettem Querschnitt wurde bereits erwähnt. In 7 Fällen war die Neurologie postoperativ unverändert. In weiteren 15 deutlich gebessert, in 6 Fällen bildeten sich alle neurologischen Ausfallserscheinungen zurück.

Tabelle 1. Neurologischer Verlauf

	präop.		postop.			
		Ex.	↑	=	↓	Ø
Kompletter QS	5	1		2	2	
Inkompletter QS	15		1	4	6	4
Radiculär	10			1	7	2
	30	1	1	7	15	6

Kasuistiken

Anhand von Kasuistiken soll das operative Vorgehen demonstriert werden.

L.F., 34 J., transdentale Verrenkung des Atlas nach vorn, Reposition, zunächst durch Crutchfield-Extension, 1 Woche nach dem Unfall GALLIE-Fusion mit Zuggurtungsdraht, H-Span und Spongiosaanlagerung. Glatter knöcherner Durchbau.

P.A., 32 J., Suicidversuch bei akuter Psychose. Hanged-Man-Fracture des 2. Halswirbels mit breiter Diastase der abgebrochenen Bögen beiderseits, zusätzlich Atlasbogenbruch. Wegen der Psychose konnte die Patientin nicht in Extension gehalten werden. Daher Verschraubungsosteosynthese beider Bogenbrüche durch je eine Zugschraube von einem dorsalen Zugang. Keine postoperative Ruhigstellung. Sofortige Verlegung in die Psychiatrische Klinik. Komplikationslose Ausheilung der Verletzung (Abb. 1).

F.M., 15 J., 5 Monate alte Teilverrenkung C2/3 mit instabilem Segment und Luxationsneigung in Flexion. Dorsale Fusion mit Span, Spongiosa und interspinaler Zuggurtung (Abb. 2).

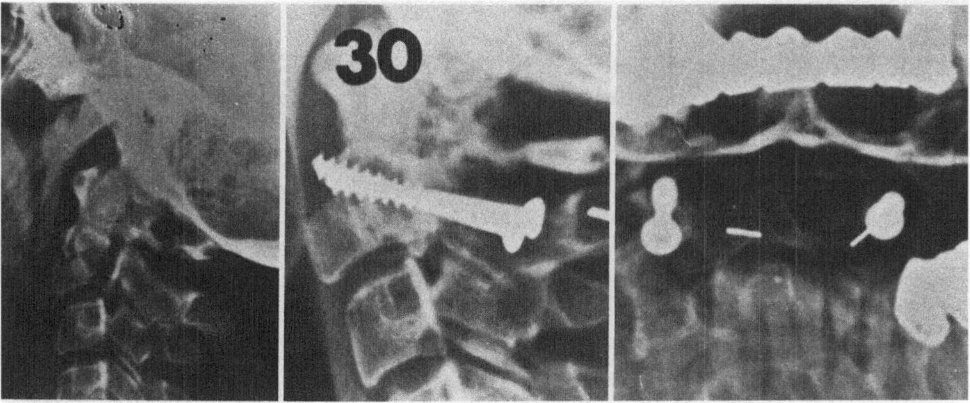

Abb. 1. Verschraubung einer dislocierten Bogenfraktur des 2. Halswirbelkörpers (s. Kasuistik)

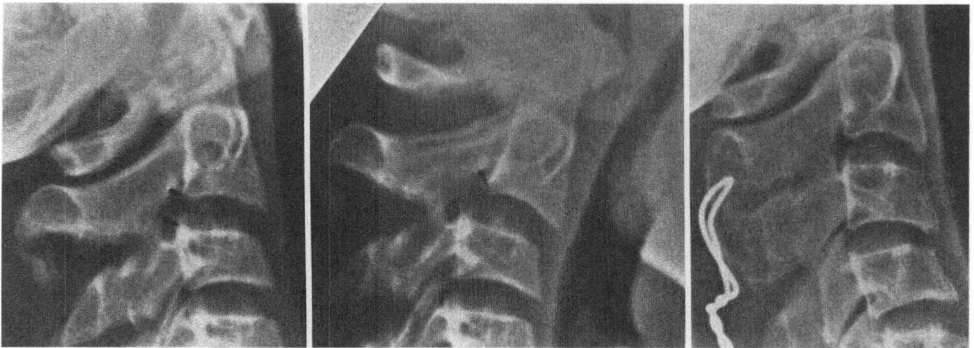

Abb. 2. Dorsale Fusion wegen chronischer, posttraumatischer Instabilität (s. Kasuistik)

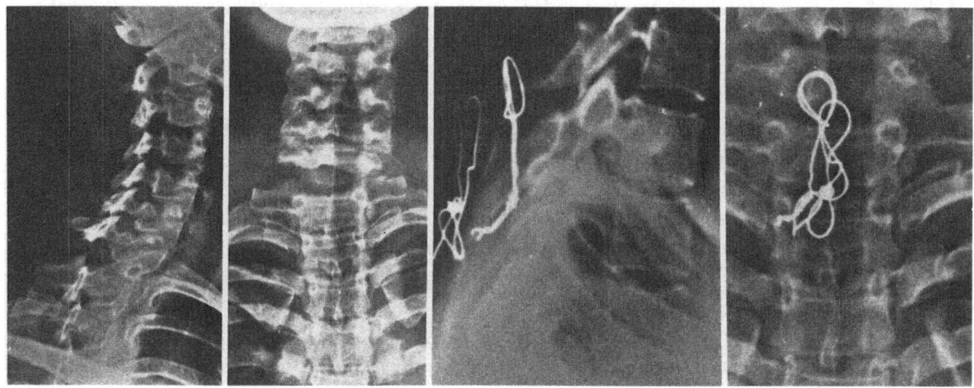

Abb. 3. Einseitige Rotationssubluxation mit Muskelinterponat von dorsal reponiert und stabilisiert (s. Kasuistik)

B.S., 25 J., Verrenkung C7/Th1 mit einseitiger Verhakung der Gelenkfortsätze und inkompletter Querschnitstläsion. Offene Reposition von dorsalem Zugang, dorsale Fusion mit Span und interspinaler Cerclage. Völlige Rückbildung der Querschnittsymptomatik (Abb. 3).

B.J., 24 J., Luxation C3/4 mit einseitiger Verhakung der Gelenkfortsätze, keine neurologischen Ausfallserscheinungen. Offene Reposition durch dorsalen Zugang, Transfixation des reponierten, aber instabilen Wirbelgelenkes mit einer 2-Loch-Platte, wobei die Schrauben in den Gelenkfortsätzen liegen. Spongiosaanlagerung, problemlose knöcherne Fusionierung.

K.G., 42 J., Verrenkungsbruch C4/5 mit Vorderkantenabbruch des 5. Halswirbelkörpers und beidseitiger Verhakung der Gelenkfortsätze, Abriß des Dornfortsatzes vom 4. Halswirbel. Neurologisch einseitiger Plexusschaden. Offene Reposition von dorsalem Zugang,

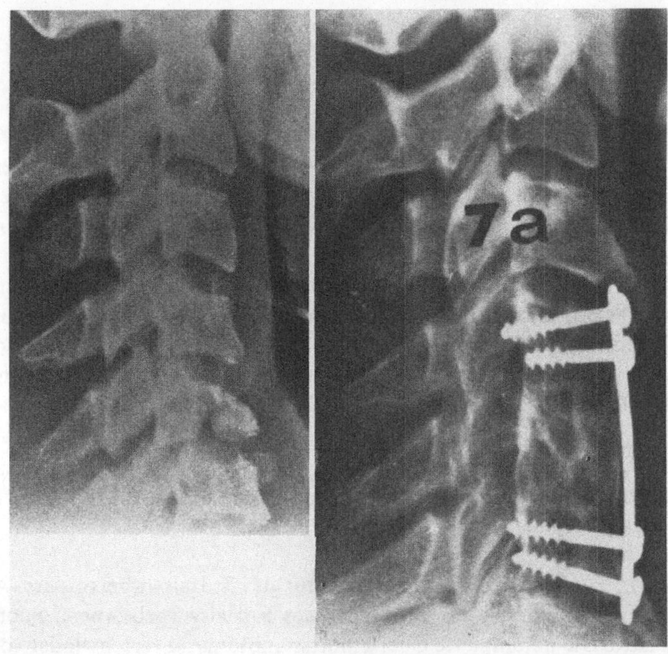

Abb. 4. 7 Jahresresultat nach ventraler Teilspondylektomie und Fusion wegen neurologisch kompliziertem Flexions-Stauchungsbruch (s. Kasuistik)

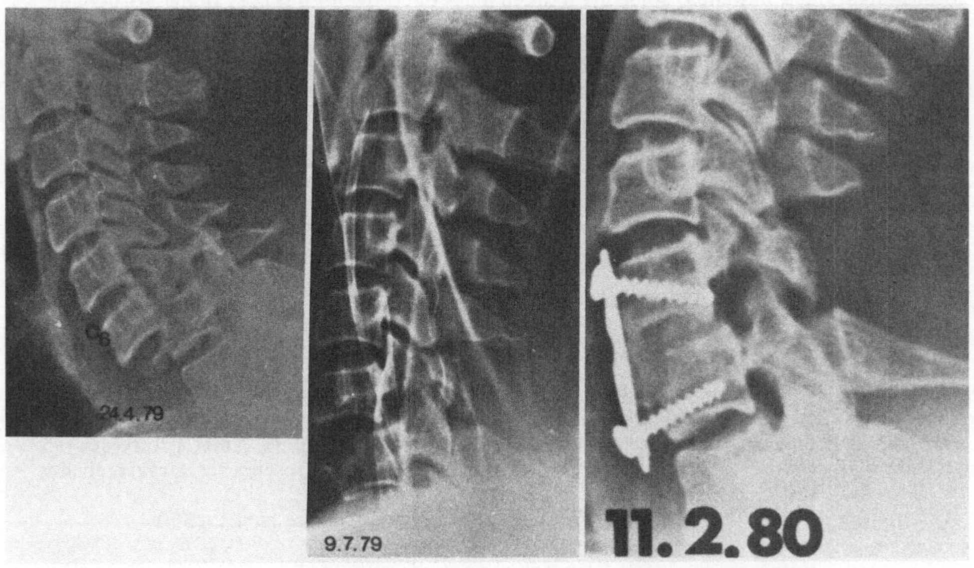

Abb. 5. Verrenkungsbruch C6/7 mit Tetraparese ohne Reposition laminektomiert. Nach 10 Wochen Streckverband Verlegung bei Rückbildung der Neurologie. 7 Tage nach ventraler Fusion entlassen, bei der Kontrolle voll arbeitsfähig

Fusion durch je eine 2-Loch-Platte, die die korrespondierenden Gelenkfortsätze erfaßt. Als Matrose wieder voll arbeitsfähig.

G.S., 74 J., Verrenkung C5/6 ohne neurologische Ausfallserscheinungen, offener Unterschenkelschaftbruch. Zunächst Reposition durch Crutchfield-Extension. 4 Tage nach dem Unfall nach Ausräumung der völlig zerrissenen Bandscheibe anteriore Fusion mit einem Beckenspan. Minerva-Gips für 4 Wochen. Völlige knöcherne Fusionierung nach 3 Monaten.

N.D., 56 J., Luxation C5/6 mit subtotaler Querschnittsläsion. Zunächst Reposition durch Extension, anschließend Gipsbehandlung. Im Minerva-Gips Reluxation. Daher anteriore Fusion nach Auräumung der geschädigten Bandscheibe, Spondylodese mit Beckenkammspan und 2 Loch-Platte. Keine postoperative Ruhigstellung. Patientin wieder voll gehfähig, es verblieb ein irreversibler Wurzelschaden.

R.D., 30 J., Luxation C4/5 mit einseitiger Verhakung und radiculärer Symptomatik. Anteriore Spondylodese mit Span und Platte. Volle Rückbildung der radiculären Ausfallserscheinungen.

L.M., 27 J., instabile Trümmerfraktur des 5. Halswirbelkörpers. Anteriore Fusion C4 bis 6 nach Ausräumung des Großteiles des 5. Halswirbelkörpers, Spondylodese mit Span und Platte. Die inkomplette Querschnittssymptomatik verschwindet völlig (Abb. 4).

G.A., 62 J., Luxation C5/6 bei schwerer Osteochondrose C6/7. Ventrale Fusion C5 bis 7 mit Span und Platte, gipsfreie Nachbehandlung.

Abschließend ist festzustellen, daß bei Verletzungen der Halswirbelsäule klare Operationsindikationen bestehen. Aber die Risiken jedes operativen Eingriffes an der Wirbelsäule sind hoch. Nur bei subtilster Operationstechnik wird man von schweren Mißerfolgen verschont bleiben. Es sollen nur Operationsmethoden zur Anwendung kommen, die die Halswirbelsäule stabilisieren, nicht destabilisieren; d.h., bei frischen Verletzungen der Halswirbelsäule ist die Laminektomie Fehl am Platze. Sie führt in der Regel zu einer hochgradigen Instabilität (Abb. 5). Die Dekompression des Wirbelkanals wird besser durch eine schonende offene Reposition von ventral oder dorsal erreicht. Nur beim Morbus Bechterew, wo es gelegentlich zu schweren Blutungen in dem Wirbelkanal kommt, kann eine Laminektomie angezeigt sein.

Literatur

1. Böhler J (1977) Operative Behandlung unstabiler Frakturen und Luxationsfrakturen der Halswirbelsäule. Unfallchirurgie 3:25
2. Gallie WE (1939) Fractures and dislocation of the cervical spine. Amer J Surg 46:495
3. Jahna H (1977) Vorschläge zur Vermeidung von Pseudarthrosen nach Frakturen des Dens axis. Unfallchirurgie 3:19
4. Roy-Camille R (1972) Chirurgie du rachis cervical. Nouv presse med 1:2330

Hintere Fusion bei Verrenkung der Halswirbelsäule

O. Russe

Brüche der Halswirbelsäule konsolidieren in der Regel knöchern bei bloßer konservativer Behandlung (Einrichtung, Kopf-Brust-Gips). Brüche mit Paresen und *Verrenkungsbrüche* behandeln wir zuerst 6 Wochen im Dauerzug mit Crutchfield-Zange und legen anschließend einen Kopf-Brust-Gips-Verband an. Dann bilden sich meist schon zarte Knochenspangen zwischen den verletzten Wirbeln und verhindern gefährliche sekundäre Verschiebungen. Ein hoher Prozentsatz dieser Fälle zeigt bei der Nachuntersuchung kräftige Spangen- oder Blockbildungen zwischen den Wirbeln [3].

Verrenkungen und Teilverrenkungen der Halswirbelsäule lassen sich zwar gewöhnlich leicht reponieren und im Gipsverband vorerst gut halten, sie subluxieren aber später in einem hohen Prozentsatz und machen Beschwerden. Deshalb sollte man bei diesen reinen Verrenkungen frühzeitig eine Fusion von hinten durchführen. Gewöhnlich handelt es sich um die untere Hälfte der Halswirbelsäule [4].

In Allgemeinnarkose bei Bauchlage des Patienten werden die Weichteile längs durchtrennt, die Dornfortsätze und hinteren Bogenanteile werden subperiostal freigelegt. Die Einrichtung der Verrenkung erfolgt durch Zug mit einer Klemme oder Zange am Dornfortsatz. Zur Stabilisierung der Reposition wird eine *Doppelachterdrahtschlinge* durch den über und unter der Verrenkung liegenden Dornfortsatz gelegt. In die beiden Dornfortsätze wird an der Basis nahe dem Übergang zum Bogen je ein querer Kanal gebohrt. Das kann mit einer Tuchklemme oder mit einem Einzinker-Knochenhaken erfolgen. Der Kanal muß weit genug sein, daß die Enden eines 0,8 mm starken Drahtes von rechts und links eingebracht werden können. Es ist zweckmäßig 2 Drähte zu verwenden. Die Schlinge des cranialen Drahtes kommt an die Cranialseite des oberen Dornfortsatzes zu liegen, die Schlinge des caudalen Drahtes wird an die Caudalseite des caudalen Dornfortsatzes plaziert. Durch festes Anziehen und Zusammenziehen der Drähte zu beiden Seiten der Dornfortsätze kommt es zu einer stabilen Fixation der reponierten Wirbel und die Drahtschlinge kann am Dornfortsatz nicht abgleiten. Vor dem endgültigen Zusammendrehen dieser Doppelachterdrahtschlinge sollen zumindest bei den (mehrere Wochen oder Monate) alten Verrenkungen Knochenspäne, z.B. aus dem Darmbeinkamm, zwischen Drahtschlinge und Dornfortsätzen eingepresst werden. Spongiosastücke werden dann noch angelegt, um eine frühzeitige solide Fusion zu erreichen (Abb. 1).

Bei Aufdeckung eines Bogenbruches wird die Fusion über 3 Wirbel erstreckt, die angelegten Drahtschlingen müssen vom ersten unverletzten Wirbel über der Verrenkung bis zum ersten unverletzten Wirbel unter der Verletzung reichen. Die Dornfortsätze aller an der Fusion beteiligten Wirbel werden wie angegeben an der Basis quer durchbohrt und von den Drahtschlingen zusammengehalten [1, 2].

Die Nachbehandlung erfolgt zunächst mit Gipsschanzkrawatte oder Kopf-Brust-Gips für ca. 3 Monate, ev. mit Übergang auf eine Plastikhalskrawatte bis die Röntgenkontrollen eine solide Fusion zeigen.

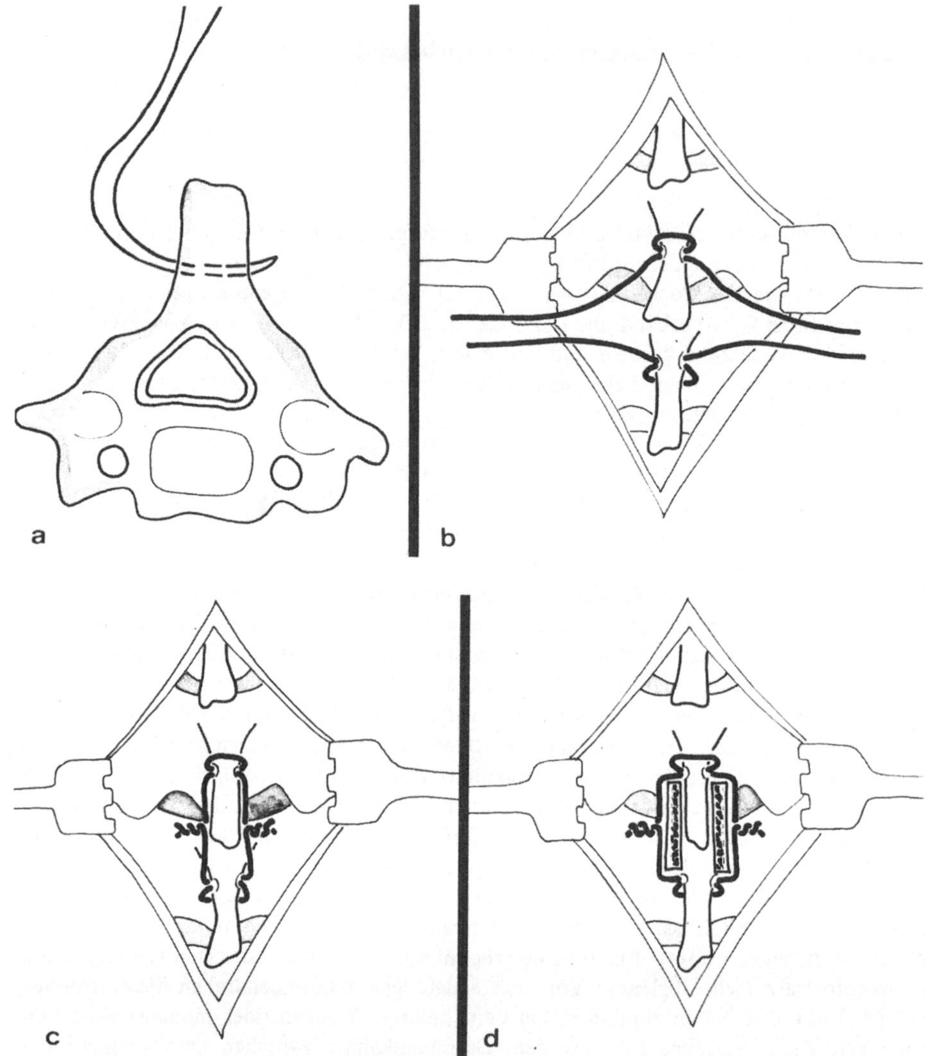

Abb. 1a-d. Technik der hinteren Fusion mit Doppelachterdrahtschlinge. **a** Anlegen des Drahtkanals im Dornfortsatz, **b** Einlegen des Drahtes in die über und unter der Verrenkung liegenden Dornfortsätze, **c** Anziehen der Drähte, **d** Anlage von Knochenspänen vor dem endgültigen Zusammendrehen der Doppelachterdrahtschlinge

Literatur

1. Campell's Operative Orthopaedics (1971) Technique of open reduction and fusion (Rogers) 5th ed., A.M. Crenshaw (ed). Mosby, Saint Louis, 622—625
2. Rogers WA (1942) J Bone Joint Surg 24:245
3. Russe O (1970) Verletzungen der Wirbelsäule. Der Chirurg 41:49—55
4. Russe O (1971) Zur operativen Behandlung von Verletzungen der Halswirbelsäule. In: Hefte zur Unfallheilkunde 108. Springer, Berlin Heidelberg New York, 136—138

Frakturen und Pseudarthrosen des Dens axis

J. Böhler

Frische Frakturen

Um die Jahrhundertwende bestand noch der Eindruck, daß es sich um eine sehr gefährliche Verletzung mit einer Mortalitätsrate von über 50% handelt (Osgood und Lund [41]), während in späteren Arbeiten z.T. die große Pseudarthrosenhäufigkeit angeführt wird. Auch experimentelle Versuche zur Entstehung von Densfrakturen wurden veröffentlicht (Mouradian [39]; Fritsche [29]; Blockey und Purser [7]; Fielding et al. [26]). Nur Mouradian und Althoff konnten in größerer Zahl Densfrakturen erzeugen.

Häufigkeit

Densfrakturen machen 1–2% aller Wirbelbrüche und 7–14% aller Halswirbelbrüche aus (Althoff [1]). In unserem Material waren es 14% (J. Böhler [10]).

Ätiologie

Densfrakturen entstehen durch große Gewalteinwirkung auf den Kopf, wie bei Straßenverkehrsunfällen oder durch Sturz aus Höhe oder über Stiegen, aber auch durch Auffallen schwerer Gegenstände auf den Kopf. Nur bei alten Menschen kann gelegentlich auch ein geringfügigeres Trauma eine Densfraktur verursachen.

Diagnose

Die Symptome sind oft auffallend gering: Die Verletzten klagen über Schmerzen und Krämpfe in der Halswirbelsäule. Bei größerer Instabilität stützen sie den Kopf mit den Händen. Manche suchen erst einige Tage nach der Verletzung einen Arzt auf. Schwierig ist die Diagnose bei bewußtlosen Verletzten; allerdings kommen auf der seitlichen Schädelaufnahme, die ohne Verdrehung des Kopfes gemacht wurde, die obersten Halswirbel sehr gut zur Darstellung, und es sollte deshalb immer auch nach einer Fraktur des Dens auf diesen Aufnahmen gesucht werden. Die a.-p.-Aufnahme des Dens erfolgt am besten durch den geöffneten Mund. Versuche der Darstellung des Dens bei bewegtem Unterkiefer oder durch das Foramen occipitale magnum haben sich uns nicht bewährt. Oft besteht nur eine Fissur des Dens ohne Verschiebung, die dann röntgenologisch leicht übersehen werden kann. Einen Hinweis gibt aber der Weichteilschatten vor dem Dens, der bei Frakturen verbreitert ist, während er normalerweise nicht dicker als 3–4 mm ist. Dieses Hämatom kann auch von der Mundhöhle aus getastet werden. Das Vorliegen eines retropharyngealen Hämatoms weist auf eine Veletzung der oberen Halswirbelsäule hin, auf die dann sorgfältig untersucht werden muß. Im Zweifelsfall sollen a.-p.- und seitliche Tomogroamme gemacht werden, mit denen dann meistens die Diagnose gestellt werden kann. Funktionsaufnahmen, die Roy-Camille [46] unter Aufsicht des Arztes als Routineuntersuchung fordert, können gefährlich sein, obzwar er nie dadurch eine Schädigung der Medulla gesehen hat. Er ver-

98

wendet diese Funktionsaufnahmen, um eine Instabilität nachweisen und damit die Operationsindikation stellen zu können. In Zweifelsfällen soll die Röntgenuntersuchung mit Tomographie nach 14 Tagen wiederholt werden. Infolge der Resorption an der Fraktur kommt diese dann zur Darstellung.

Neurologische Ausfälle

Rückenmarksbeteiligungen sind selten, da in Höhe des 1. und 2. Halswirbels das Wirbelrohr sehr weit ist, um die große Beweglichkeit des Kopfes zu ermöglichen. Der sagittale Durchmesser des Neuralrohres in dieser Höhe beträgt etwa 24 mm, der des Rückenmarks 14 mm. Dementsprechend wird bei einer Einengung des Neuralrohres um mehr als 14 mm eine Gefährdung der Medulla angenommen (Greenberg [32]). Wir selbst haben aber — allerdings bei einem Spätfall eine Einengung des Neuralrohrs auf 5 mm ohne Querschnittlähmung gesehen (J. Böhler [12]). In unserem eigenen Material fanden wir bei 37 Fällen einmal eine Quadruparese (J. Böhler [10]). Ramadier [44] fand bei 45 frischen Fällen sechsmal geringe Ausfälle, bei 34 alten Fällen aber fünfzehnmal Ausfälle; siebenmal waren es Tetraplegien oder Tetraparesen. Althoff [1] sah bei 84 Fällen 18 neurologische Beteiligungen; 17 davon leicht; einmal eine Tetraplegie. Jahna [36] hatte bei 118 Fällen 15 neurologische Beteiligungen ohne totale Querschnittlähmung.

Bruchformen

Es gibt verschiedene Einteilungen der Densbrüche, u. zw. entweder nach der Lokalisation oder nach der Art der Dislokation. Anderson [3] beschreibt drei Formen: Abrisse der Spitze, Brüche an der Basis des Dens und Brüche, die in den Körper des Axis hineinreichen. Schatzker [52] unterscheidet zwischen hohen und tiefen Frakturen; je nachdem, ob sie cranial oder caudal des Ansatzes der Ligg. atlantoepistrophica accessoria liegen. Brüche mit Verschiebung nach hinten werden als Hyperextensionsverletzungen, solche mit Verschiebung nach vorne — wobei der Bruchspalt meist in den Atlaskörper reicht — als Flexionsverletzungen bezeichnet. Botton und Michel [16] aus der Klinik Roy-Camilles klassifizieren nach der Neigung der Bruchfläche, die entweder rein quer oder nach hinten oder nach vorne abfallend sein kann und als Sonderform die „Gendarmenhut-Fraktur", die durch besonders große Gewalteinwirkung entstehen und besonders instabil sein soll. Althoff [1] unterscheidet auf Grund seiner experimentellen Untersuchungen vier Bruchformen, die entweder im Dens liegen oder in einen oder beide Gelenkfortsätze des Axis hineinreichen. Diese Bruchformen entsprechen aber nur zum Teil den klinischen Gegebenheiten. Bei seinen Experimenten konnte er durch Hyperflexion oder Hyperextension allein keine Densfrakturen erzeugen; es mußten immer kombiniert Scher- und Stauchungskräfte einwirken, die dann je nach Richtung der Gewalteinwirkung die verschiedenen Bruchformen erzeugten.

Im klinischen Bild findet man je nach Art der Gewalteinwirkung folgende Bruchformen (Abb. 1, 2):

Gewalteinwirkung von vorne: Nach hinten abfallende Bruchfläche mit oder ohne Verschiebung des Dens nach hinten;

Gewalteinwirkung von hinten: Nach vorne abfallende Bruchfläche mit oder ohne Verschiebung oder Abknickung des Dens nach vorne;

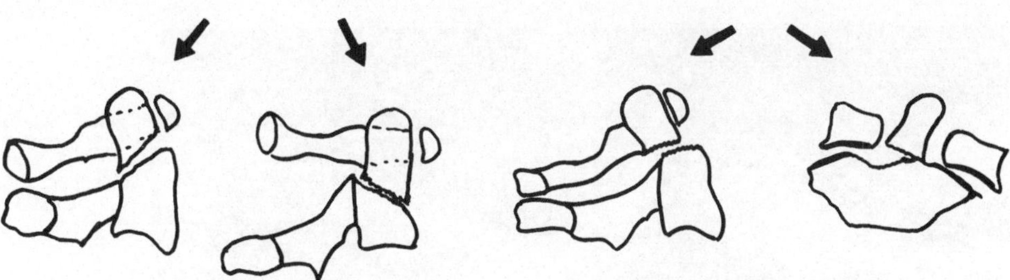

Abb. 1a-d. Bruchformen der Densfrakturen. **a** nach hinten abfallend, **b** nach vorne abfallend, **c** Querbrüche, **d** seitliche Abknickung

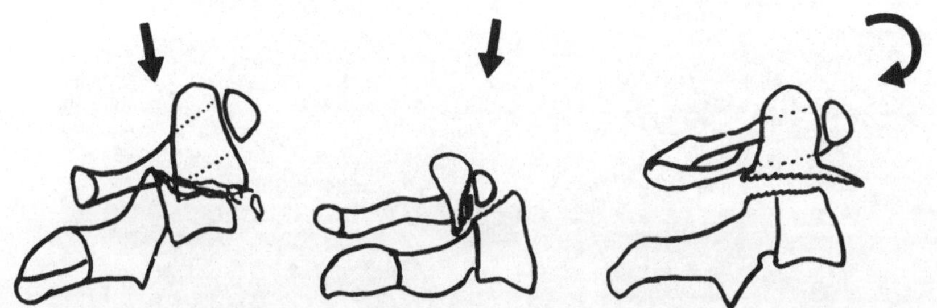

Abb. 2a-c. Sonderformen von Densbrüchen, die besonders instabil sind. **a** Einstauchung des Dens in den Axiskörper, **b** zusätzliche Abscherung des vorderen Anteils des Dens, **c** Rotationsdislokation des Dens

reine Scherwirkung erzeugt einen queren Bruch des Dens;
rein seitlich einwirkende Gewalt erzeugt eine Fraktur mit seitlicher Abknickung des Dens.

Seltene Sonderformen, die sich durch besondere Instabilität auszeichnen, entstehen durch eine hauptsächlich längsstauchend von hinten oder von vorne einwirkende Gewalt. Bei von hinten-cranial einwirkender Gewalt wird der Dens tief in den Körper des Axis hineingeschlagen. Bei von vorne-cranial einwirkender Gewalt kann es zusätzlich zur Densfraktur auch zu einer Abscherung des vorderen Anteils des Dens kommen. Eine Rotations-Dislokation des Dens erzeugt die vorher erwähnte „Gendarmenhut-Deformität"; sie entsteht dadurch, daß am cranialen Fragment noch die Schultern des Dens hängen und infolge der Rotation nach vorne und hinten vorstehen.

Dazu drei Beispiele:
1. 49jähriger, der auf einem steilen Eishang mit dem Schädel gegen einen Felsen rutschte. Ausgedehntes Décollement an der Schädeldecke und Hirnkontusion. Der basisnahe gebrochene Dens ist 1 cm tief in den Körper des Axis eingestaucht und zusammen mit dem Atlas nach vorne verschoben. In Extension ließ sich der Dens exakt reponieren, und die Bewußtseinslage besserte sich schlagartig. Der Defekt im Axiskörper wurde von vorne mit Spongiosa aufgefüllt und gleichzeitig eine hintere Spondylodese C1-C2 durchgeführt. Diese war aber nicht ausreichend stabil; es kam zur teilweisen Redislokation und wieder zur Verschlechterung der Bewußtseinslage. Die Vertebralisangiographie ergab einen Stop

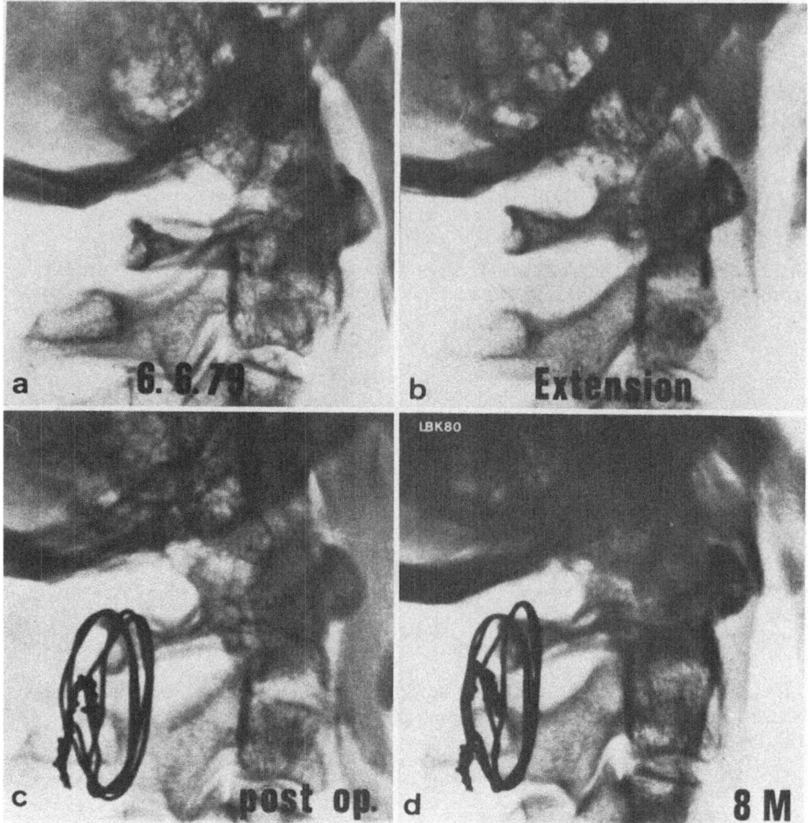

Abb. 3a-d. 49jähriger Mann: Stauchungsverletzung. **a** Der Dens ist tief in den Axiskörper vorne eingestaucht, **b** In Extension exakte Reposition; Höhlenbildung im Körper des Axis. Nach der Reposition schlagartige Bewußtseinsbesserung, **c** Nach hinterer Versteifung und vorderer Spongiosaauffüllung des Defektes, **d** Endergebnis

der linken A. vertebralis bei guter Collateralfüllung von rechts. Auf Halo-Extension wieder Besserung der Bewußtseinslage, und nach 8 Wochen Halo-Westen-Extension ist der Bruch in guter Stellung verheilt (Abb. 3, 4).

2. 33jähriger, mit einem PKW überschlagen. Wunde an der Stirn-Haar-Grenze, Fraktur des Dens axis mit Verschiebung nach hinten. Die Reposition mit Crutchfieldextension gelingt gut; nach drei Tagen Anlegen eines Minervagipsverbandes. Die Röntgenkontrolle nach einer Woche zeigt neuerliche Verschiebung. Am Tomogramm erkennt man, daß die Vorderwand des Dens imprimiert ist. Der vordere Atlasbogen ist in den Dens hineinverschoben, und der Dens hat deshalb nur Kantenkontakt mit dem Körper des Axis. Nach neuerlicher Reposition und hinterer atlantoaxialer Spondylodese Heilung in guter Stellung (J. Böhler [9]; Abb. 5).

3. 20jähriger; PKW-Unfall. Nach 20 Tagen Überweisung zu uns, da die Reposition nicht gelang. Die Röntgenbilder zeigen eine breitbasige Fraktur des Dens axis mit Luxation

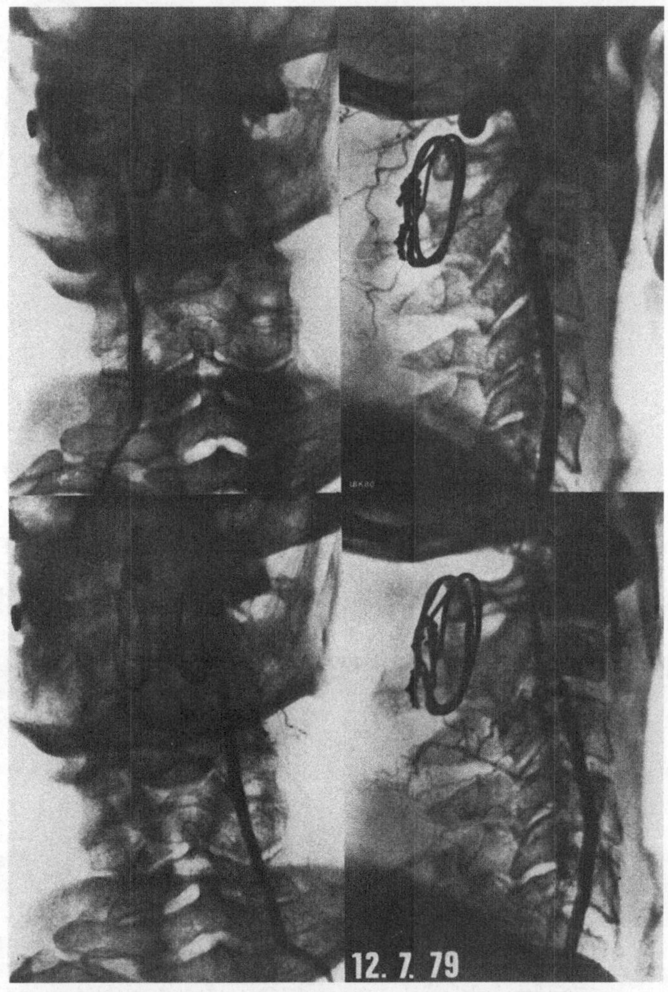

Abb. 4. Gleicher Patient wie Abb. 3. Nach der operativen Stabilisierung kam es zur neuerlichen Verschiebung und zur Verschlechterung der Bewußtseinslage. Die Arteriographie zeigte einen Verschluß der linken A. vertebralis. Nach Halo-Extension wieder gute Stellung und rasche Besserung der Bewußtseinslage

des linken Atlantoaxialgelenks. Auf der Seitenaufnahme steht ein 1 cm langer Knochenspieß von der Basis des Dens nach vorne vor. Auf den Tomogrammen steht in einer Schicht eine Knochenzacke nach vorne, in einer anderen eine Zacke nach hinten vor. Wir konnten diesen Bruch nur operativ von vorne reponieren. Die vorne vorstehende Zacke des cranialen Fragmentes steckte in der Muskulatur, die zur Lösung eingekerbt werden mußte. Auch nach der Reposition war die Fraktur sehr instabil, deshalb wurde nach temporärer Bohrdrahtfixation eine vordere Plattenosteosynthese durchgeführt, die dann ausreichende Stabilität und knöcherne Heilung erbrachte (J. Böhler [14]; Abb. 6).

Bei Kindern unter 7 Jahren kommt es nicht zu einer Densfraktur, sondern zu einer Epiphysenlösung, da die Fuge zwischen Axiskörper und Dens noch nicht verknöchert

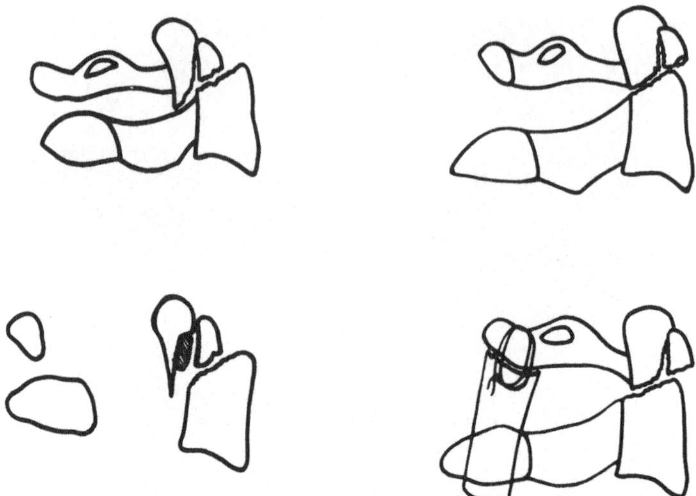

Abb. 5. a Densfraktur mit Verschiebung nach hinten und schräger Bruchfläche, **b** Exakte konservative Reposition, **c** Nach einer Woche Reluxation: Das Tomogramm zeigte eine Fraktur der Vorderfläche des Dens, daher hatte die Fraktur nur Kantenkontakt und war nicht stabil, **d** Nach neuerlicher Reposition und hinterer Spondylodese. (Aus: J. Böhler, Nr. 9)

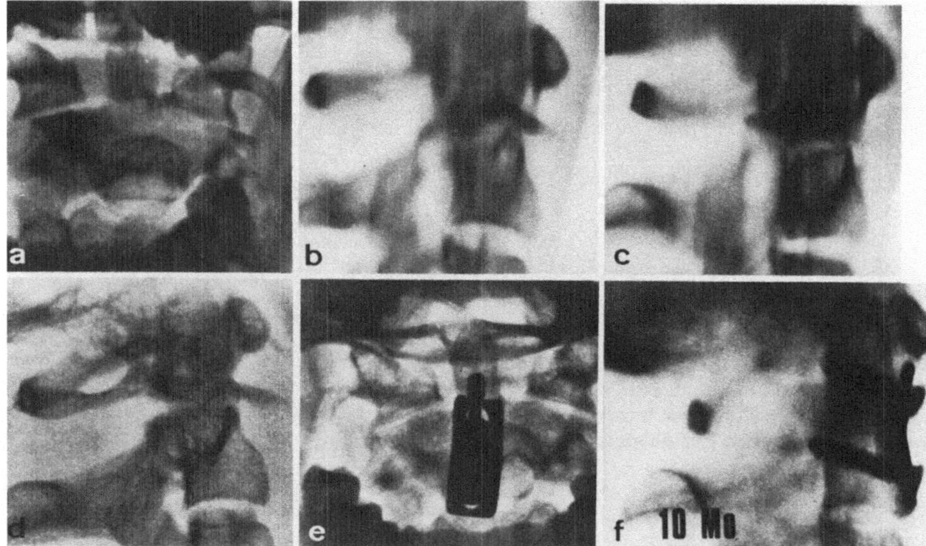

Abb. 6a-f. 20jähriger Mann, Autounfall: Densfraktur mit Rotations-Dislokation, **a** auf der a.p.-Aufnahme ist das linke Atlantoaxialgelenk luxiert, **b** Auf der Seitenaufnahme steht an der Bruchstelle ein Knochenspieß nach vorne vor, **c-d** Die Tomogramme zeigen deutlich die mit dem Dens zusammen abgebrochenen Schultern des Dens, die infolge der Rotation in verschiedenen Schichten nach vorne bzw. nach hinten vorstehen, **e-f** Die Reposition war nur in offener Wunde von vorne möglich. Wegen beträchtlicher Instabilität vordere Plattenosteosynthese ohne hintere Spondylodese. Das Tomogramm nach 9 Monaten zeigt die Fraktur knöchern geheilt ist. Die Fuge liegt im cranialen Drittel des Axiskörpers; der Dens ist immer nach vorne verschoben.

Begleitverletzungen sind häufig. In erster Linie finden sich, entsprechend der Gewalteinwirkung, Wunden oder auch Frakturen am Schädel; manchmal mit gleichzeitiger Hirnbeteiligung. Häufig sind auch hintere Bogenbrüche des Atlas. Gleichzeitige Frakturen der Bogenwurzeln des Axis, die „Hanged Man's Fracture", fanden Saillant und Bleynie [48] bei jeder fünften Densfraktur. Ramadier [44] fand bei 94 Fällen neunmal eine Atlasfraktur und nur einmal eine Bogenfraktur von C2. Letztere Verletzungskombination ist sonst nicht beschrieben worden. Roberts und Wickstrom [45] fanden bei 50 Fällen vier Mandibularfrakturen. Etagenbrüche an anderen Halswirbelkörpern wurden beschrieben. Beim Vorliegen einer Medullaschädigung muß wegen ihrer Seltenheit bei Densfrakturen sorgfältig nach Frakturen an der übrigen Halswirbelsäule gesucht werden. Entsprechend der Schwere des Verletzungsmechanismus kommen auch multiple andere Verletzungen im Bereiche des Körpers vor.

Prognose

Die Prognose der neurologischen Ausfälle ist gut, sofern es nicht zu einer neuerlichen Verschiebung der Fraktur kommt. Ramadier [44] hat einen Fall am vierten Tag verloren, der nur mit Bettruhe behandelt wurde und bei dem es im Rahmen einer Agitationskrise zum plötzlichen Tod kam. Bei einem zweiten Fall mit primärer Tetraplegie und einem Bruch ohne Verschiebung kam es im Gipsverband in der 9. Woche zu einem Wiederauftreten der Lähmungserscheinungen. Röntgenologisch war der Dens um volle Breite nach hinten verschoben. Auch Althoff [1] hatte einen Frühtodesfall nach zwei Tagen infolge Medullakompression und einen Todesfall nach 8 Monaten infolge Medullakompression nach Redislokation des Dens.

Die Zahl der Pseudarthrosenhäufigkeit schwankt in der Literatur zwischen 0 und 82% (Tabelle 1). Schweigel [53] behandelte 14 Fälle mit dem Halo für 3–4 Monate und anschließend mit einem Stützapparat durch 6–11 Monate. Alle heilten knöchern. Jahna [36] sah bei seinen letzten 44 Fällen nur eine Pseudarthrose bei einer 92jährigen, die nur mit Schanzkrawatte behandelt wurde; alle anderen heilten knöchern. Fälle ohne Diastase brauchten im Durchschnitt 17 Wochen, solche mit Diastase 33 Wochen zur knöchernen Heilung. Die längste Dauer der Ruhigstellung betrug 9 Monate. Amyes und Anderson

Tabelle 1. Pseudarthrosen nach Densfrakturen (Konservative Behandlung)

	N	Pseud-arthr.	%
Schweigel (1977)	14	0	0
Jahna (1977)	38	1	2,6
Amyes und Anderson (1956)	63	3	4,7
J. Böhler (1965)	37	2	5,4
Apuzzo et al. (1978)	40	13	32,5
Schatzker et al. (1971)	22	14	63,6
Stöwsand et al. (1974)	11	9	82,0

104

[2] hatten bei 63 Fällen nur 5% Pseudarthrosen bei einer Ruhigstellungsdauer von 6—9 Monaten. In einer eigenen Serie von 37 Fällen sahen wir zwei Pseudarthrosen (J. Böhler [10]). Schatzker et al. [52] hingegen sahen bei konservativer Behandlung von 37 Fällen 64% und bei 15 operierten ebenfalls 64% Pseudarthrosen. Bei Apuzzo [4] heilte keiner der Fälle, der nach 12 Wochen noch nicht fest war, knöchern; bei Schatzker [52] sogar keiner der Fälle, die nach 10 Woche noch nicht fest waren. Stöwsand [54] hatte bei 11 Fällen neun Pseudarthrosen.

Als Ursache der großen Pseudarthrosenhäufigkeit werden angeführt:
1. Blutversorgung;
2. Lokalisation und Art der Fraktur;
3. Lebensalter;
4. Art und Dauer der Ruhigstellung.

Blutversorgung

Schatzker [52] fand, daß die Haupt-Blutversorgung des Dens über die Ligg. accessoria erfolgt. Cranial des Ansatzes dieser Bänder gelegene Frakturen müßten deshalb eine schlechtere Blutversorgung haben (Abb. 7). Diese Vermutung konnte er aber nicht bestätigen. Spätere Untersuchungen an Hunden zeigten, daß die Gefäße, die den Dens über die Ligg. alaria, das Lig. apicis dentis und des cranialen Längsschenkels des Lig. cruciatum versorgen, eine ausreichende Blutversorgung gewährleisten. Auch Althoff [1] untersuchte bei seinen experimentell erzeugten Densfrakturen die arterielle Blutversorgung und konnte immer, unabhängig von der Lokalisation der Fraktur, eine ausreichende Durchblutung finden.

Lokalisation und Art der Fraktur

Verschiebung in der Sagittalebene. Schatzker [52] fand bei 89% der Frakturen mit Verschiebung nach hinten und bei 63% mit Verschiebung nach vorne Pseudarthrosen. Auch Althoff [1] fand eine größere Pseudarthrosenrate bei Verschiebungen nach hinten, ebenso Botton und Michel [16].

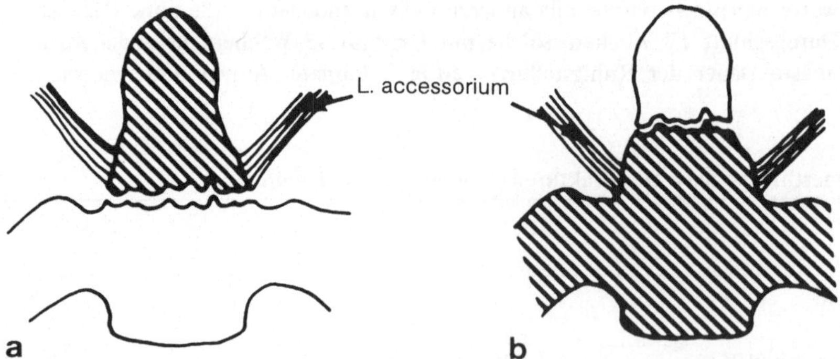

Abb. 7. a Bei tiefen Frakturen hängen die Ligg. accessoria noch am Densfragment. Dadurch ist eine Bandverbindung zum Atlas gegeben, **b** Bei hohen Frakturen ziehen alle Bandverbindungen des Dens zum Occiput. Dadurch kann es zu einer Diastase an der Fraktur kommen. (Aus: Schatzker et al. Nr. 52)

Höhenlokalisation der Fraktur. Die einzige Bandverbindung zwischen Atlas und Dens sind die Ligg. accessoria, während die anderen Bänder des Dens alle zum Occiput ziehen. Wie Schatzker [52] zeigen konnte, sind daher Frakturen cranial der Ligg. accessoria wesentlich instabiler, und eine höhere Pseudarthrosenrate wäre zu erwarten (Abb. 7). Er konnte dies aber bei seinen klinischen Fällen nicht bestätigen. Bei Althoff [1] war die Heilungsrate der mehr proximal gelegenen Frakturen signifikant schlechter; ebenso bei Anderson [3]. Jahna [36] weist darauf hin, daß die höher gelegenen Frakturen infolge des Zuges der Bänder zum Occiput hin eine Diastase aufweisen können. Frakturen mit Diastase — auch ohne Seitenverschiebung — hatten bei ihm die längste Heilungsdauer und erforderten Ruhigstellung bis zu neun Monaten.

Parallelverschiebung. Apuzzo [4] sah bei einer Verschiebung von mehr als 4 mm 88% Pseudarthrosen. Bei Schatzker [52] bekamen alle mit einer Verschiebung von mehr als 5 mm eine Pseudarthrose. Althoff [1] und auch Blockey und Purser [7] sahen keinen Unterschied in der Heilungsrate abhängig von der Verschiebung des Dens.

Gegen die Annahme, daß Art und Ausmaß der Verschiebung bei der Heilung eine Rolle spielen, spricht die Tatsache, daß bei den Serien mit hoher Heilungsrate (Jahna [36]; Schweigel [53]; J. Böhler [10]; Amyes und Anderson [2]; Seljeskog [49]) diese Heilungsraten unabhängig von Art und Ausmaß der Verschiebung erzielt wurden. Lediglich die hohen Frakturen mit Diastase haben eine schlechtere Heilungsaussicht (Jahna [36]).

Lebensalter

Apuzzo [4] fand eine deutlich erhöhte Pseudarthrosenrate jenseits des 40. Lebensjahres. Althoff [1] konnte dies nicht bestätigen.

Art und Dauer der Ruhigstellung

In der angloamerikanischen Literatur wird allgemein zunächst Zug am Schädel für 6 Wochen und anschließend Ruhigstellung im Gipsverband empfohlen. Jahna [36] wendet diese Art der Behandlung nur bei den seltenen Lähmungen an, sonst reponiert er sofort und legt einen Minervagipsverband an. Schatzker [52] weist darauf hin, daß es auch im Minervagips zu Verschiebungen des Dens kommen kann. Auch Apuzzo [4] konnte mit dem Halo nicht Redislokationen verschobener Frakturen verhindern. Nur Lorenz Böhler [15] und seine Schule (J. Böhler [10], Jahna [36]) fordern, daß nach der Reposition der Minervagips entsprechend der Verschiebung der Fraktur angelegt wird, also bei Verschiebung nach hinten mit nach vorne gebeugtem und bei Verschiebung nach vorne mit nach hinten gebeugtem Kopf. Das gleiche gilt auch für die Behandlung mit der Halo-Weste, mit der der Kopf noch besser als im Gipsverband exakt eingestellt und fixiert werden kann. Auch hier muß die Stellung des Kopfes der Verschiebungstendenz des Dens entgegenwirken (Abb. 8). Wird konservativ behandelt, so muß konsequent genügend lange (bis zu 9 Monaten) ruhiggestellt werden (Amyes [2], Jahna [36]). Diese beiden Autoren konnten die Feststellung von Schatzker [52] und Apuzzo [4] widerlegen, daß Frakturen die nach 10 bis 12 Wochen noch nicht geheilt sind, unweigerlich zur Pseudarthrose führen. Die Erfahrungen von Jahna [36] mit der langen Heilungsdauer der Brüche mit Diastase lassen die Vermutung aufkommen, daß die länger dauernde Extensionsbehandlung durch

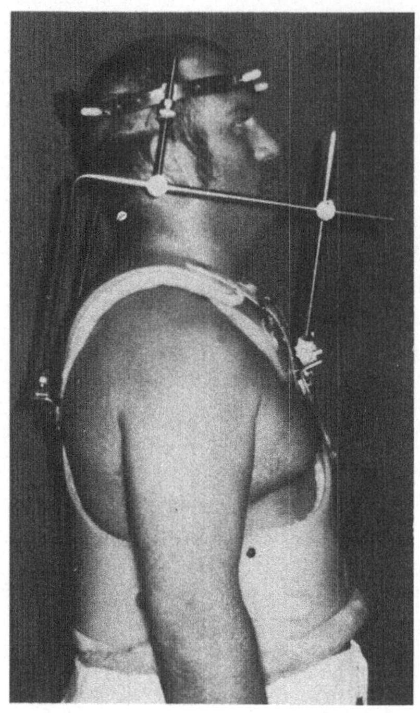

Abb. 8. Halo-Westen-Transfixation. Da die Densfraktur nach vorne verschoben war, ist der Kopf nach hinten geneigt

6 Wochen eine Distraktion an der Bruchstelle begünstigt und dadurch die Pseudarthrosenhäufigkeit erhöht. Die Ruhigstellung in einer Schanzkrawatte, wie sie früher für die Fissuren ohne Verschiebung üblich war, ist sicherlich keine ausreichende Ruhigstellung.

Die kindlichen Epiphysenlösungen haben eine sehr gute Heilungstendenz, sofern sie erkannt und behandelt werden. Die größte Serie mit 11 Fällen stammt von Sherk [50], die alle knöchern heilten. Auch die übrigen 24 Fälle, die er in der Literatur finden konnte, heilten, ebenso wie auch unser eigener Fall (J. Böhler [12]), in der Regel ohne Schwierigkeiten. Bei nicht behandelten kindlichen Frakturen kann es aber zur Ausbildung eines Os odontoideum kommen (Fielding [25], Freiberger [27]). Auch wir haben einen ähnlichen Fall, bei dem ein zweijähriges Kind bei einem Sturz aus 1,5 m Höhe auf den Kopf fiel und längere Zeit über Beschwerden im Hals klagte. Röntgenaufnahmen wurden aber keine gemacht. Im Alter von 16 Jahren im Anschluß an einen Kopfsprung in das Wasser traten Beschwerden auf: Die Röntgenuntersuchungen ergaben ein Os odontoideum mit ausgeprägter Instabilität, das operativ stabilisiert wurde.

Eigener Standpunkt

Die Ursachen der Pseudarthrosen nach Densfrakturen bei konservativer Behandlung sind nach unserer Meinung:
1. Unterlassen der Diagnosestellung;
2. Unterlassen der Reposition der Fraktur;
3. Fixation des Kopfes in falscher Stellung;
4. zu kurze Fixationsdauer.

Reposition

Die meisten Frakturen des Dens lassen sich in einer der verschiedenen Formen der am
Schädel angreifenden Dauerzugverbände gut reponieren, wobei auf die richtige Zugrichtung
geachtet werden muß; also bei Abknickung nach vorne Zug nach hinten und umgekehrt.
Dementsprechend müssen Klammern am Schädel mehr vorne oder mehr hinten angesetzt
werden. Am besten läßt sich die Stellung des Kopfes mit der Halo-Ring-Extension beeinflussen. Wir ziehen die manuelle Reposition unter Bildwandlerkontrolle vor. Die Patienten
sind nur sediert, um den neurologischen Status laufend kontrollieren zu können. Bei einer
Fraktur mit Verschiebung des Dens um volle Breite nach hinten ohne neurologische Ausfälle kam es dabei beim Zug nach vorne zu einer Verhakung der Dens-Vorderkante an der
Hinterwand des Axiskörpers und zu beginnenden nervösen Ausfällen. Durch Zug in der
Richtung der Längsachse des Dens schräg nach hinten-oben konnte die Verhakung gelöst
und anschließend durch direkten Druck die Parallelverschiebung vollständig korrigiert

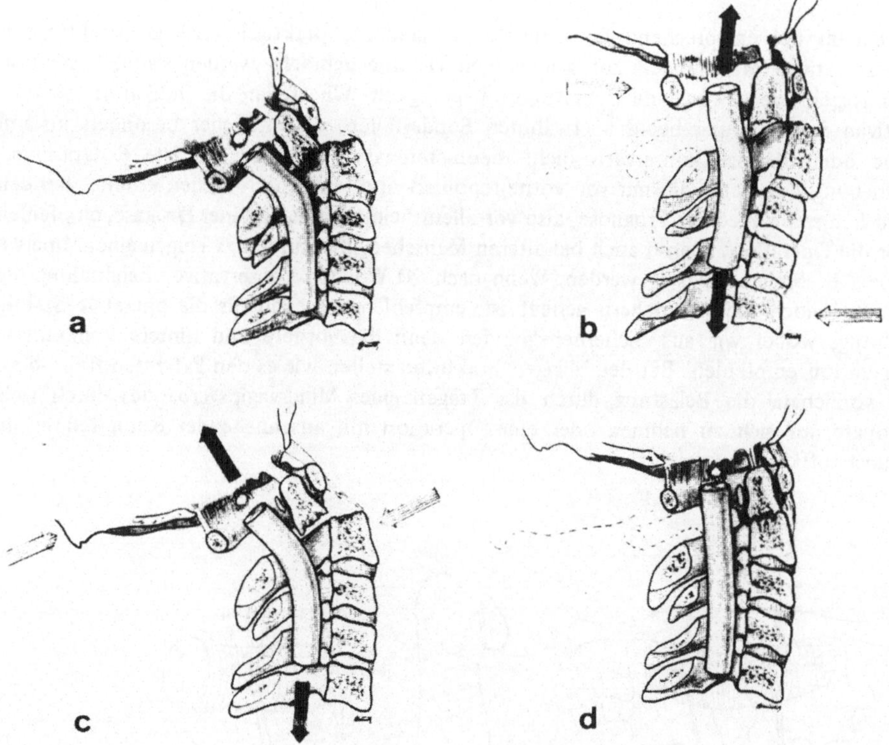

Abb. 9. a Luxationsfraktur des Dens nach hinten mit Verschiebung um fast volle Breite
ohne neurologische Ausfälle, **b** Beim Zug nach vorne-cranial verhakt sich die Vorderkante
des Dens an der Hinterkante des Axis. Durch das Aufkippen des Fragments kommt es zum
Druck auf die Medulla, **c** Durch Längszug in der Richtung des Dens nach hinten-cranial
wird die Verhakung gelöst und anschließend der Kopf nach vorne verschoben, **d** Anatomische Reposition; Weiterbehandlung im Minervagips mit knöcherner Heilung. (Aus: J.
Böhler, Nr. 8)

werden. Ruhigstellung im Minervagipsverband brachte knöcherne Heilung (J. Böhler [5], Abb. 9). In der Regel belassen wir den am Schädel angreifenden Längszug für einige Tage und legen dann einen Minervagipsverband an, mit dem die Verletzten mobilisiert werden. Bei den seltenen Tetraparesen und Tetraplegien darf der Gipsverband erst nach dem Rückgang der Lähmung angelegt werden, da sonst Decubitalgeschwüre unausbleiblich wären.

Fixation in falscher Stellung des Kopfes

Der Gipsverband muß so angelegt werden, daß er der Verschiebungstendenz der Fragmente entgegenwirkt. Die Ruhigstellung muß so lange durchgeführt werden, bis sowohl auf Funktionsaufnahmen als auch auf Tomogrammen die Fraktur einwandfrei knöchern geheilt ist.

Operative Stabilisierung

Nachdem bei entsprechend konsequenter Behandlung praktisch jede Densfraktur mit konservativen Maßnahmen zur knöchernen Heilung gebracht werden kann, besteht in der Regel keine zwingende Operationsnotwendigkeit. Wir stellen die Indikation zur operativen Stabilisierung bei den erwähnten Sonderfällen, die entweder besonders instabil sind oder die sich konservativ nicht reponieren lassen, wie die gezeigte Rotationsverschiebung des Dens, die nur von vorne reponiert und stabilisiert werden konnte. Bei den Brüchen mit schlechter Prognose, also vor allem beim Vorliegen einer Diastase, empfehlen wir die Operation; ebenso auch bei älteren Menschen, die durch das Tragen eines Minervagipses besonders belastet werden. Wenn nach 20 Wochen konservativer Behandlung die Fraktur noch nicht knöchern geheilt ist, empfehlen wir ebenfalls die operative Stabilisierung, wobei wir aus Sicherheitsgründen dann die vordere und hintere kombinierte Operation empfehlen. Bei den übrigen Frakturen stellen wir es den Patienten frei, ob sie es vorziehen, die Belastung durch das Tragen eines Minervagipsverbandes durch viele Monate auf sich zu nehmen oder eine Operation mit anschließender Ruhigstellung im Kunststoffkragen vorziehen.

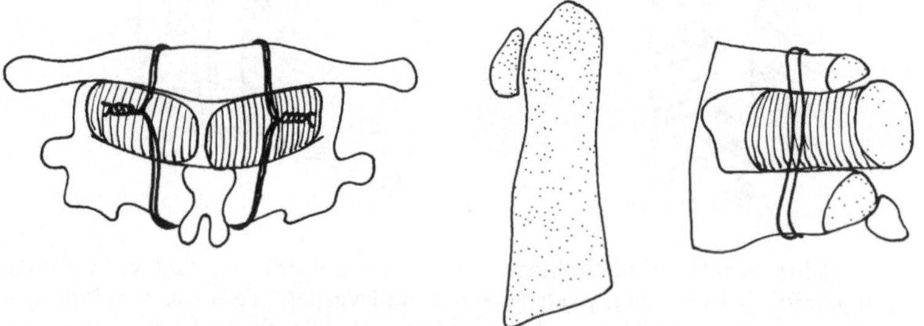

Abb. 10. Atlantoaxiale Keilkompressions-Spondylodese C1-C2. Beiderseits der Dornfortsätze werden zwischen die Bogen cortico-spongiöse Keile eingesetzt und mit Drahtschlingen festgepreßt. (Nach: Brooks et al. Nr. 17)

Die operative Stabilisierung erfolgt in der Regel als atlantoaxiale Keilspondylodese (Brooks [17]) ohne zusätzliche äußere Ruhigstellung im Gipsverband (Abb. 10) oder in der Halo-Weste. Bei einer gleichzeitigen hinteren Atlasbogenfraktur macht Ramadier [44] die hintere Versteifung erst nach 6 Wochen. Wir würden zusätzlich eine vordere Spanverpflanzung oder eine Plattenosteosynthese durchführen.

Die Remobilisierung des unteren Kopfgelenkes nach knöcherner Heilung der Densfraktur durch Entfernung der hinteren Stabilisierung (Gelehrter [31]) halten wir nicht für notwendig, da die Rotationsbehinderung meist nicht sehr ausgeprägt ist.

Pseudarthrosen

Die Pseudarthrose des Dens axis ist die einzige lebensbedrohende Pseudarthrose, da eine relativ geringfügige Gewalteinwirkung die Pseudarthrose verschieben und eine tödliche Medullakompression verursachen kann. Schlaffe Pseudarthrosen verursachen auch häufig sekundäre Myelopathien, die bis zu 60 Jahren nach dem Unfall auftreten können. Bis zu 76% der Denspseudarthrosen haben neurologische Ausfälle (Paradis [42]). Auch feste, fibröse Pseudarthrosen können sich sekundär verschieben. Das gleiche gilt auch für das Os odontoideum.

Wegen dieses Risikos sollen alle Pseudarthrosen des Dens axis operativ stabilisiert werden; vor allem, wenn Funktionsaufnahmen Instabilität zeigen oder wenn eine stärkere Verschiebung besteht. Die Behandlung besteht in der Versteifung des entsprechenden Wirbelabschnittes. Folgende Methoden wurden dazu beschrieben:

Hintere Versteifung:	*Vordere Versteifung:*
Occipitocervical	Transoral
C1–C2	Transthyreohyoidal
C1–C3	Transcervical
Laterale Versteifung:	*Anteroposteriore Versteifung:*
Schraubenarthrodese	

Hintere Versteifung

Die hintere Versteifung mit Einschluß des Occiput ist unnötig. Die occipitocervicale Versteifung hat eine höhere Pseudarthrosenrate; es kann zum Spanbruch kommen. Die Beweglichkeit des Kopfes ist vermehrt eingeschränkt. Ruhigstellung im Gipsverband ist bis zu 7 Monaten erforderlich. Bei starker Verschiebung des Dens nach vorne mit Kompression der Medulla wird die Resektion des Atlasbogens, Erweiterung des Foramen occipitale magnum und die occipitocervicale Versteifung empfohlen. Dieser Eingriff ist gefährlich: es wurden Todesfälle beschrieben (Chare Phonprasert [43], Dastur et al. [21], Ramadier [44]). Die Entlastung der Medulla soll in diesen Fällen durch präoperative Extension erfolgen, mit der die Verschiebung weitgehendst korrigiert werden kann.

Auch die Fusion von C1 auf C3 ist nicht notwendig. Die Fusion von C1 auf C2 ist die üblicherweise empfohlene Methode, die schon von Mixter und Osgood [40] 1910 und von Cone und Turner [20] 1937 mit Drahtschlingen und Knochentransplantaten angegeben wurde. Gallie (1939 [30]) versteift zusätzlich noch die lateralen Atlantoaxialgelenke vom hinteren Zugang. Nach Judet [38] und Roy-Camille [47] wird die Drahtnaht bei Verschiebung des Dens nach vorne um den Dornfortsatz des Axis und bei Verschiebung des Dens nach hinten um den Bogen des Axis gelegt. Zusätzlich zur Versteifung muß postoperativ ein Minervagipsverband bis zu 4 Monaten angelegt werden. Trotzdem sind die Ergebnisse nicht immer zufriedenstellend: Die Pseudarthrose des Dens heilt häufig nicht, was aber bei einer soliden hinteren Versteifung keine Bedeutung hat. Pseudarthrosen an der hinteren Versteifung kommen ebenfalls vor; so hatte Paradis [42] 20%, Fried [28] sogar 80%, während sonst die Pseudarthroserate um 10% liegt.

Am besten sind die Ergebnisse der hinteren Spondylodese mit der Technik von Brooks ([17], Abb. 10), der beiderseits der Mittellinie zwischen die Bogen C1-C2 keilförmige Knochenspäne anlegt, die er mit Drahtschlingen komprimiert, die um die Bogen des Atlas und des Axis geführt sind. Er selbst hatte bei seinen 14 Fällen immer knöchernen Durchbau. Griswold [33] hatte mit dieser Technik bei 30 Fällen 29mal knöchernen Durchbau, während mit der Gallie-Technik nur 6 von 10 fest wurden. Sørensen [51] erzielte mit einer ähnlichen Technik bei 36 Patienten immer knöchernen Durchbau; allerdings stellte er im Gegensatz zu Brooks postoperativ für drei Monate im Minervagipsverband ruhig.

Vordere Versteifung

Vereinzelt wurden vordere Versteifungen vom transoralen Zugang durchgeführt. Je einen Fall beschreiben Fang und Ong [24], Verbiest [55], Carlioz und Dubousset [18] sowie Estridge [23]. Auch Cloward [19] beschreibt die vordere Spondylodese der Atlantoaxialgelenke vom transoralen Zugang. Immer ist zusätzliche äußere Ruhigstellung erforderlich. Wir halten das Infektionsrisiko bei diesem Zugang für zu groß; außerdem ist dazu auch eine präoperative Tracheotomie notwendig.

Barbour [5] und Du Toit [22] versteifen die Atlantoaxialgelenke von einem lateralen Zugang hinter dem Ohr beiderseits mit je einer Schraube.

Die direkte Stabilisierung der Pseudarthrose mit einem Knochenspan vom cervicalen Zugang aus, wie sie von uns gemacht wird, konnte ich in der Literatur nicht finden. Beurrier [6] von der Klinik Roy-Camilles beschreibt und empfiehlt unsere Methode.

Nachdem auch bei unseren hinteren Spondylodesen von 5 Fällen zwei eine Spanpseudarthrose hatten (Hackenbroch [34]) und wir eine postoperative Stabilität ohne zusätzliche Ruhigstellung im Gipsverband erzielen wollen, führen wir kombiniert eine vordere und hintere Versteifung durch. Zuerst wird eine hintere Spanversteifung C1-C2 mit Knochen-

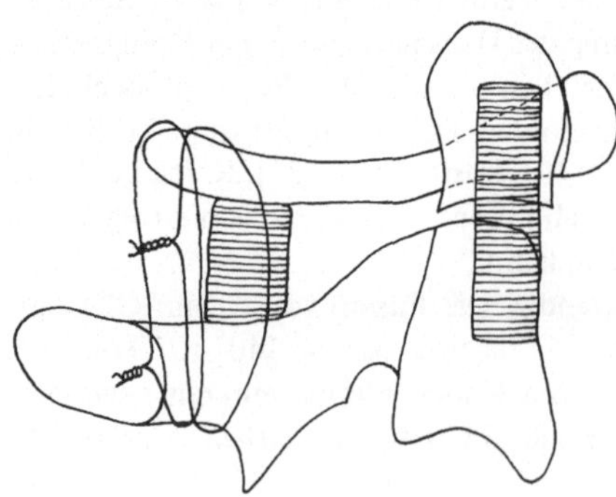

Abb. 11. Kombinierte vordere und hintere Versteifung bei Pseudarthrosen des Dens. Zuerst wird in reponierter Stellung eine hintere Keilkompressions-Spondylodese gemacht. Vom vorderen transvercicalen Zugang wird die Pseudarthrose mit einem Knochenspan überbrückt, der in einer Rille des Körpers des Axis und in einem Kanal des Dens liegt. (Aus: J. Böhler, Nr. 11)

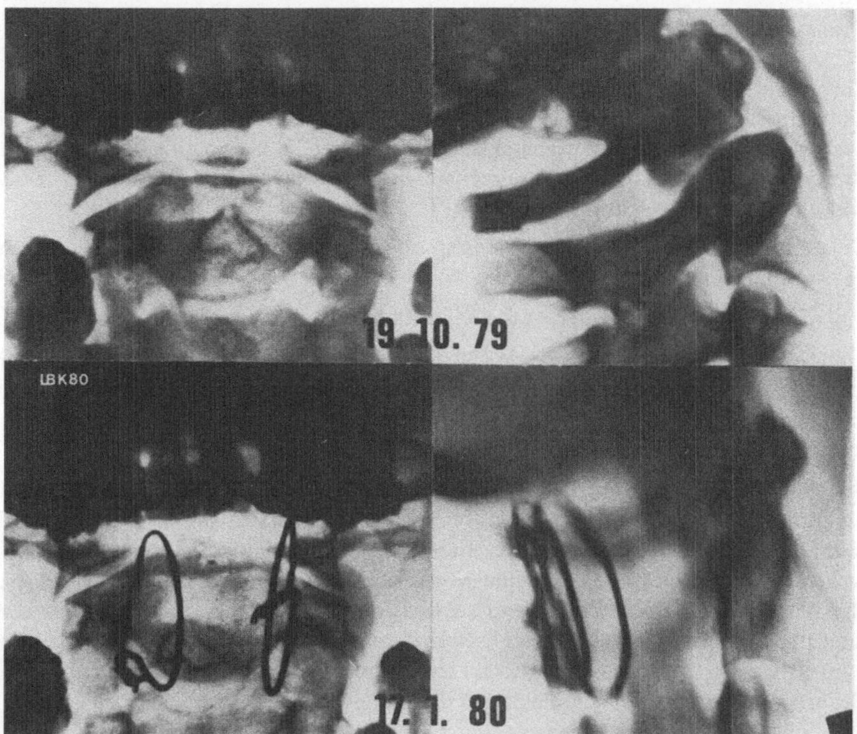

Abb. 12. 30jährige Frau: Instabile, abgedeckelte Denspseudarthrose seit 13 Jahren. Vordere und hintere Spondylodese. Im Tomogramm ist nach drei Monaten die Pseudarthrose knöchern überbrückt

spänen und Drahtschlingen nach Brooks [17] gemacht. Anschließend wird in der gleichen Sitzung vom vorderen transcervicalen Zugang die Denspseudarthrose selbst mit einem Knochenspan überbrückt (J. Böhler [11, 13], Abb. 11). Der Eingriff ist relativ einfach, wenn man den queren Hautschnitt genügend weit caudal in Höhe von C4 legt und daher mit dem N. laryngeus superior und dem N. hypoglossus nicht in Kontakt kommt. Unter Bildverstärkerkontrolle werden zwei 8-mm-Hohmannhaken beidseits auf den Schultern des Dens eingesetzt. In den Körper des Axis vorne wird eine tiefe Rille bis zur Pseudarthrose gemeißelt und gefräst. Dann wird die Pseudarthrose durchbohrt und ein Kanal in den Dens axis gefräst. Bei abgedeckelten Pseudarthrosen müssen zum Durchbohren und Anfrischen der Pseudarthrose kleine, spitze Fräsen verwendet werden. Nach genügender Aufweitung des Kanals wird ein corticospongiöser Knochenspan vom Darmbein eingebracht (Abb. 12). Eine Fixation des Spanes ist in der Regel nicht notwendig; nur einmal haben wir eine Junghanns-Klammer dazu verwendet.

Bei allen unseren 11 Fällen heilte die Pseudarthrose knöchern. Dreimal wurde vorsichtshalber auswärts zusätzlich ein Minervagipsverband angelegt. An Komplikationen sahen wir zweimal eine vorübergehende Heiserkeit, bedingt durch eine Hakenschädigung des N. laryngeus superior.

112

Zusammenfassung

Entgegen der in der Literatur häufig vertretenen Ansicht, daß Frakturen des Dens axis eine schlechte Heilungstendenz haben und bis zu 80% Pseudarthrosen nach konservativer Behandlung auftreten, sind die Heilungsaussichten dieser Fraktur bei richtiger konservativer Behandlung gut, und es kommt fast ausnahmslos zu knöcherner Heilung. Die Ursachen schlechter Ergebnisse sind:

Unterlassen der Diagnose; im Zweifelsfall sind neben den gezielten Röntgenaufnahmen Tomogramme in beiden Ebenen erforderlich;

ungenügende Reposition; selten ist die Reposition nur operative möglich;

ungenügende und zu kurz dauernde Fixation; die Ruhigstellung im Minervagips oder mit der Halo-Weste muß in der Stellung des Kopfes erfolgen, die der Verschiebung des Dens entgegengesetzt ist; die Ruhigstellung muß bis zur einwandfreien knöchernen Heilung erfolgen — bei primärer Diastase sind dazu bis zu 9 Monate erforderlich.

Bei unstabilen Frakturformen, die erfahrungsgemäß bei konservativer Behandlung lange bis zur knöchernen Heilung brauchen, bei Brüchen mit Diastase und bei Brüchen alter Menschen empfehlen wir die operative Stabilisierung mit hinterer Spondylodese C1—C2.

Pseudarthrosen des Dens axis sind lebensbedrohend, da eine Verschiebung eine tödliche Abquetschung der Medulla verursachen kann. Bei instabilen Pseudarthrosen sind sekundäre Myelopathien häufig. Jede Pseudarthrose des Dens axis soll deshalb operativ stabilisiert werden. Nachdem mit der hinteren Spondylodese allein häufig die knöcherne Heilung der Pseudarthrose ausbleibt und die Spanpseudarthrosenrate zwischen 10 und 80% schwankt, führen wir zusätzlich zur hinteren Spondylodese eine direkte Spanüberbrückung der Pseudarthrose vom vorderen Zugang aus durch und konnten immer knöcherne Heilung erzielen.

Literatur

1. Althoff B (1979) Fracture of the odontoid process. An experimental clinical study. Acta orthop Scand Suppl 177
2. Amyes EW, Anderson FM (1956) Fracture of the odontoid process. Arch Surg 72:377
3. Anderson LD, D'Alonzo RT (1974) Fractures of the odontoid process of the axis. J Bone Jt Surg 56-A:1663
4. Apuzzo MLJ, Heiden JS et al (1978) Acute fractures of the odontoid process. An analysis of 45 cases. J Neurosurg 48:85
5. Barbour JR (1971) Srew fixation in fractures of the odontoid process. South Austral Clinics 5:20
6. Beurrier J (1979) Chirurgie du rachis cervical supérieur, laçages et arthrodèses du rachis cervical supérieur. Roy-Camille (ed) Rachis cervical traumatique non neurologique. Premières Journées d'Orthopédie de la Pitié. Masson, Paris
7. Blockey NJ, Purser DW (1956) Fractures of the odontoid process of the axis. J Bone Jt Surg 38-B:794
8. Böhler J (1948) Die Verrenkung des Atlas nach hinten mit Abbruch des Dens epistrophei und ihre Behandlung. Schweiz med Wschr 78:184
9. Böhler J (1962) Operationsindikation und -technik bei frischen Brüchen des Desn epistrophei. Zbl Chir 87:657
10. Böhler J Fractures of the odontoid process. J Trauma 5:386

11. Böhler J (1970) Die operative Behandlung der Pseudarthrosen des Dens epistrophei mit vorderer und hinterer Spondylodese. Acta chir Austrica 2:28
12. Böhler J (1978) Konservative und operative Behandlung der Verletzungen der Occipitocervicalregion. Die Wirbelsäule in Forschung und Praxis 76:99 (Hippokrates, Stuttgart)
13. Böhler J (1979) Non-union of the Dens axis. In: G. Chapchal (ed) Pseudarthroses and their treatment. Georg Thieme, Stuttgart pp. 196–199
14. Böhler J (1978) Seltene Rotationsverletzungen der Occipitocervicalregion. Unfallchir 4:207
15. Böhler L (1977) Technik der Knochenbruchbehandlung. Wilhelm Maudrich, Wien, 12.–13. Auflage, Nachdruck
16. Botton G, Michel G (1979) Les fractures de l'apophyse odontoïde. R. Roy-Camille (ed) Rachis cervical traumatique non neurologique. Libr Masson, Paris, pp. 77 ff.
17. Brooks AL, Jenkins FB (1978) Atlanto-axial arthrodesis by the wedge compression method. J Bone Jt Surg 60-A:279
18. Carlioz M, Dubousset J (1973) Les instabilités entre l'atlas et l'axis chez l'enfant. Rev chir orthop 59:291
19. Cloward RB (1970) Air instrument surgery. Hall Publishing Inc., Springer, Berlin Heidelberg New York
20. Cone W, Turner GW (1937) The treatment of fracture-dislocation of the cervical vertebrate by skeletal traction and fusion. J Bone Jt Surg 19:584
21. Dastur DK, Wadia NH, Desai AD et al (1965) Medullo-spinal compression due to atlanto-axial dislocation and sudden hematomyelia during decompression. Pathology, pathogenesis and clinical correlation. Brain 88:897
22. Du Toit jr. G (1976) Lateral atlanto-axial arthrodesis. A screw fixation technique. South African J Surg 14:9
23. Estridge MN, Smith RA (1967) Transoral fusion of odontoid fracture. J Neurosurg 27:462
24. Fang HSY, Ong GB (1962) Direct anterior approach to the upper cervical spine. J Bone Jt Surg 44-A:1588
25. Fielding JW, Griffin PP (1974) Os odontoideum. An acquired lesion. J Bone Jt Surg 56-A:187
26. Fielding JW, Cochran GVB, Lawsing JF, Hohl M (1974) Tears of the transverse ligament of the atlas. J Bone Jt Surg 54-A:1683
27. Freiberger RH, Wilson jr PhD, Nicholas JA (1965) Acquired absence of the odontoid process. A case report. J Bone Jt Surg 47-A:1231
28. Fried LC (1973) Atlanto-axial fracture-dislocations. Failure of posterior C.1 to C.2 fusion. J Bone Jt Surg 55-B:490
29. Fritzsche E (1913) Über die Frakturen des Zahnfortsatzes des Epistropheus. Neue röntgenologische Darstellung des Proc. odontoideus. D Zschr Chir 120:7
30. Gallie WE (1939) Fractures and dislocations of the cervical spine. Am J Surg 46:495
31. Gelehrter G (1979) Die Behandlung der Epistropheuszahnbrüche. Chir Praxis 25:121
32. Greenberg AD (1968) Atlanto-axial dislocation. Brain 91:655
33. Griswold DM, Albright JA et al (1978) Atlanto-axial fusion for instability. J Bone Jt Surg 60-A:285
34. Hackenbroch jun MH, Hackstock H (1968) Ergebnisse der operativen Behandlung verletzter Halswirbelsäulen. Verh Deutsche Orthop Ges, 54. Kongreß, Köln 1967. Ferdinand Enke, Stuttgart, pp 326 ff
35. Jahna H (1965) Wie kann man Pseudarthrosen nach Brüchen des Dens epistrophei vermeiden? Chir Praxis 9:59
36. Jahna H (1977) Vorschläge zur Vermeidung von Pseudarthrosen nach Frakturen des Dens axis. Unfallchir 3:19
37. Jahna H (1971) Behandlung und Behandlungsergebnisse von 90 Densfrakturen und Luxationsfrakturen. H Unfallheilk 108:72
38. Judet R (1969) Colloque sur les fractures et luxations récentes du rachis cervical. Rev Chir orthop 55:71

114

39. Mouradian WH, Fietti VG, Cochran GVB et al (1978) Fractures of the odontoid. A laboratory and clinical study of mechanisms. Orthop Clin NA 9:985
40. Mixter SJ, Osgood RB (1910) Traumatic lesions of atlas and axis. Annals Surg 51: 193
41. Osgood RB, Lund CC (1928) Fractures of the odontoid process. New England J Med 198:61
42. Paradis GR, Janos JM (1973) Posttraumatic atlanto-axial instability: the fate of the odontoid process fracture in 46 cases. J Trauma 13:359
43. Phonprasert C, Suwanwela C (1979) Management of chronic atlanto-axial dislocation. Surg Gyn Obstet 149:534
44. Ramadier JO, Aleon JF, Servant J (1976) Les fractures de l'apophyse odontoide. 94 cas dont 61 traités par arthrodèse. Rev chir orthop 62:171
45. Roberts A, Wickstrom J (1973) Prognosis of odontoid fractures. Acta orthop scand 44:21
46. Roy-Camille R (1979) Rachis cervical traumatique non neurologique. Premières Journées d'Orthopédie de la Pitié. Libr Masson, Paris
47. Roy-Camille R, Saillant G (1972) Chirurgie du rachis cervical. 4o: Ostéosynthèse du rachis cervical supérieur. La Nouv Presse Méd 1:2847
48. Saillant G, Bleynie JF (1979) Fractures des pédicules de l'axis. R. Roy-Camille: Rachis cervical traumatique non neurologique. Masson, Paris, pp 88 ff
49. Seljeskog EL (1978) Non-operative management of acute upper cervical injuries. Acta Neurochir 41:87
50. Sherk HH, Nicholson JT, Chung StMK (1978) Fractures of the odontoid process in young children. J Bone Jt Surg 60-A:921
51. Sørensen KH, Husby J, Hein O (1978) Interlaminar atlanto-axial fusion for instability. Acta orthop scand 49:341
52. Schatzker J, Rorabeck CH, Waddell J (1971) Fractures of the dens (odontoid process) An analysis of thirty-seven cases. J Bone Jt Surg 53-B:392
53. Schweigel JF (1977) Treatment of odontoid fractures by the Halo-thoracic brace technique. J Bone Jt Surg 59-B:509
54. Stöwsand D, Salam J, Müller W (1974) Frakturen im Dens axis. Z Orthop 112:875
55. Verbiest H (1973) Antero-lateral operations for fractures of dislocations of the cervical spine, due to injuries or previous surgical interventions. Clin Neurosurg 20:334

Diskussionsbemerkungen und Empfehlungen aller Teilnehmer
(Leitung: J. Rehn)

Zusammengefaßt und redigiert von A. Rüter und C. Burri

Diagnostik

Äußere Verletzungszeichen am Kopf lassen grobe Rückschlüsse auf die Richtung der statt-gehabten Gewalteinwirkung zu.

Eine sorgfältige neurologische Beurteilung ergänzt die klinische Untersuchung in sinn-voller Weise.

Auf den Röntgenstandardaufnahmen ap und seitlich verlangt die Beurteilung des Dens sowie cervico-thorakalen Übergangs besondere Sorgfalt. Die Halswirbelsäule muß bis zum ersten thorakalen Wirbel dargestellt sein. Hierfür ist es meist notwendig, die Schultern durch passives Herabziehen der Arme aus dem Strahlengang zu bringen.

Spezielle Beachtung ist im seitlichen Strahlengang der prävertebralen Weichteilkontur zu widmen. Eine Verbreiterung ihres Schattens auf über 3—4 mm weist auf ein hier liegen-des Hämatom hin. Im gegebenen Fall ist sorgfältig nach Frakturen oder isolierten Band-scheibenschäden zu suchen. Bei Verletzungen der oberen Halswirbelsäule kann dieses retropharyngiale prävertebrale Hämatom meist auch durch den Mund getastet werden. Dieser Handgriff sichert den Röntgenbefund.

Zumindest bei unklaren radiculären neurologischen Störungen sind Schrägaufnahmen zur Beurteilung der Foramina intervertebralia und der Gelenkfortsätze angezeigt. Frag-mente dieser Gebilde können auf die Nervenwurzel drücken.

Frakturen des Dens sind häufig nur durch Schichtaufnahmen sicher abzuklären. Bereits auf der seitlichen Übersichtsaufnahme ist speziell auf eine sogenannte „Gendarmen-Hut-Form" des proximalen Dens-Fragmentes zu achten. Diese Kontur entsteht durch Rota-tion des ausgebrochenen Dens-Sockels und beweist die Verdrehung des Bruchstückes.

Funktionsaufnahmen zum Ausschluß von Instabilitäten sind auch unter Aufsicht des Arztes bei Frischverletzten nicht ungefährlich und daher kontraindiciert. Sie haben jedoch ihren festen Stellenwert bei der Abklärung von Spätbeschwerden.

Therapie

Ziel der Behandlung ist die Reposition von Achsenabweichungen, dislocierter Fragmente und luxierter Wirbel sowie die Aufrechterhaltung des Repositionsergebnisses bis zur Aus-heilung.

116

Hierbei ist an der Halswirbelsäule zu beachten, daß die Luxationen in diesem Wirbelabschnitt in aller Regel interdisco-ligamentär eintreten. Die dauernde Stabilität nach Reposition ist daher an die Ausheilung dieser Strukturen und nicht an die Konsolidation knöcherner Verletzungen gebunden.

Konservative Maßnahmen

Durch Zug am Schädel läßt sich der überwiegende Teil der Verletzungen der Halswirbelsäule vollständig oder zumindest ausreichend reponieren.

Hierbei hat die Glisson-Schlinge oder ähnliche Modelle heute ihre Berechtigung verloren, da sie — speziell bei Anwendung des Dauerzuges — fast immer zu Druckulcera an Kiefer und Hinterkopf führt.

Das Instrument der Wahl ist die Crutchfield-Klemme.

Hierbei sollen jedoch Branchen mit stumpfen Dornen und justierbarem Anschlag verwendet werden. Diese machen zwar ein Vorbohren in der Tabula externa notwendig, gewährleisten aber dann einen korrekten Sitz ohne Perforationsgefahr. Letztere Komplikation wurde bei Verwendung spitzer Dornen sehr häufig beobachtet.

Wird lediglich eine Extension in Längsrichtung der Halswirbelsäule angestrebt, werden die Branchen 3 QF oberhalb des äußeren Gehörganges und damit in direkter Verlängerung der Achse der HWS angebracht.

Soll — speziell bei schrägverlaufenden Dens-Frakturen — nicht exakt in Längsrichtung der Halswirbelsäule, sondern in Korrekturstellung extendiert werden, ist eine entsprechende Variation der Klammerlage am Schädel notwendig. Hierzu werden die Branchen bei beabsichtigter Beugung 2 QF weiter dorsal, für eine Streckung um dieselbe Distanz mehr ventral angelegt (Einzelheiten siehe Beitrag Böhler).

Über die Frage, ob eine Reposition besser durch Dauerzug oder manuell vorgenommen werden soll, liegen im Teilnehmerkreis unterschiedliche Erfahrungen vor.

Bei Anwendung des Dauerzuges wird mit einem Gewicht von 1 kg begonnen. Das Gewicht wird stündlich um 1 kg gesteigert, wobei maximal Werte von 15 kg erreicht werden können. Nach erfolgter Reposition wird die Extension auf 3—4 kg reduziert, dieses Gewicht für 6—8 Wochen belassen.

Zur manuellen Therapie soll der Patient sediert, nicht narkotisiert werden. Nur so ist eine ständige neurologische Kontrolle möglich.

Die Weiterbehandlung nach erreichter Reposition gestaltet sich gleich der nach erreichter Reposition durch Dauerzug.

Nach Abnahme der Extension wird für weitere 2—4 Wochen eine feste Kunststoffkrawatte getragen. Umfängliche Kopf-Thorax-Gipsverbände sind zu diesem Zeitpunkt nicht mehr notwendig.

Die erwähnten langen Extensionszeiten können heute durch Verwendung der Halo-Weste bis auf wenige Tage abgekürzt werden. Diese Behandlungsform erlaubt auch eine exakte Einstellung des Kopfes und damit der Halswirbelsäule in jeder notwendigen Repositionsstellung.

Ohne Zweifel lassen sich die meisten Luxationen und Luxationsfrakturen der Halswirbelsäule mit diesen Maßnahmen reponieren und bei genügend langer Ruhigstellung zur Ausheilung bringen.

Die wochen- und monatelange Extension in der Halo-Weste, erst recht jedoch in Bettruhe und Crutchfield-Zug stellen jedoch eine erhebliche Belastung für den Patienten dar, wobei allgemeine Immobilisationsschäden nicht außeracht gelassen werden dürfen.

Operative Maßnahmen

Zwingende Indikationen zur operativen Stabilisierung stellen nur konservativ nicht zu reponierende Luxationen und Luxationsfrakturen dar. Die übrigen müssen als relative Indikationen angesehen werden.

Gegen eine allzu großzügige Indikationsstellung zur operativen Behandlung sprechen aber die schwerwiegenden Konsequenzen möglicher intraoperativer Komplikationen, vor allem die Gefahr einer hohen Querschnittsläsion.

Die nach reinen Luxationen zur Ausheilung der Bandverbindung notwendigen langen Ruhigstellungszeiten lassen diese Verletzungen in der Hand eines erfahrenen Teams mit niederer Komplikationsrate jedoch zu einer empfehlenswerten Indikation werden. Das Ziel des operativen Vorgehens ist die Stabilisierung des betroffenen Segmentes durch eine Spondylodese.

Operationstechnik

Einige Teilnehmer an der Diskussionsrunde konnten bei gegebener Indikation alle Luxationen von ventral reponieren. Andere waren gelegentlich gezwungen, hierfür durch einen dorsalen Zugang verhakte Gelenkfortsätze zu resezieren. Entsprechend variieren die Empfehlungen zur Lagerung des Patienten von reiner Rückenlage über Seitenlage mit der Möglichkeit des ventralen und dorsalen Zugangs bis zur Bauchlage mit rein dorsaler Exposition.

Bei der dorsalen Spondylodese wird das reponierte Bewegungssegment durch 2 Drahtschlingen ruhiggestellt, die um bzw. durch die Dornfortsätze, sicherer zumindest um einen Wirbelbogen, geführt werden. Diese Spondylodesen sind im Bereich der mittleren und unteren Halswirbelsäule nicht übungsstabil und erfordern eine zusätzliche Ruhigstellung zumindest durch Schanz'sche Krawatte für 10–12 Wochen.

Sichere Stabilität bringt die Verschraubung durch die Peduncel. Dieser Eingriff stellt aber an die Operationspräzision hohe Anforderungen.

Zur ventralen Spondylodese hat sich der antero-laterale Zugang bewährt. Die Fusionierung erfolgt durch die Auffüllung des ausgeräumten und „wiederhergestellten" Zwischenwirbelraumes durch einen corticospongiösen Quader. Die Spondylodese wird durch eine kleine Metallplatte gesichert.

Vor allem bei älteren Patienten ist es notwendig, die feste Corticalis der hinteren Wirbelwand mit dem ersten Gewindegang der Schraube zu fassen. Bohren und Gewindeschneiden muß entsprechend sorgfältig erfolgen.

Sowohl bei dorsalen wie bei ventralen Versteifungen sollen Knochenspäne und Implantate nur das verletzte Segment überbrücken. Eine Ausdehnung auf andere Wirbelkörper zur „Verbesserung der Stabilität" ist nicht statthaft, da dieses die Gesamtbeweglichkeit der Wirbelsäule unnötig hemmt und die zusätzlich überbrückten Segmente degenerativen Veränderungen unterliegen können.

Ist diese Voraussetzung der Implantatausdehnung erfüllt, wird eine spätere Metallentfernung nicht, oder nur bei röntgenologisch nachweisbarer Lockerung erforderlich.

Besonderheiten bei Frakturen des Dens. Nach den Angaben der Literatur und den Erfahrungen der Teilnehmer heilen Dens-Frakturen in einer Häufigkeit bis zu 80% nicht knöchern aus. Alle Theorien, welche Faktoren und Bruchformen zu diesem Verlauf prädisponieren (Frakturhöhe, Frakturverlauf, Diastase, Lebensalter) konnten die unterschiedlichen klinischen Erfahrungen nicht zuverlässig erklären.

Von wesentlicher Bedeutung scheint es jedoch, die meist schräg verlaufenden Frakturen in Korrekturstellung des Kopfes ruhigzustellen.

Die knöcherne Ausheilung nimmt häufig bis zu 9 Monate in Anspruch, in denen ein Minerva-Gips oder eine Halo-Weste getragen werden müssen.

Auch bei Inkaufnahme solcher Zeiten sind Desnfrakturen mit größerer Diastase, vor allem aber die Rotationsverschiebungen in hohem Prozentsatz pseudarthrosegefährdet.

Nach Ansicht der Teilnehmer stellen daher erhebliche instabile Dens-Frakturen mit Basisdefekten sowie Rotations-Dislokationen eine sichere Indikation zur operativen Behandlung durch eine dorsale atlanto-axiale Arthrodese dar. Die hohe Pseudarthroserate macht dieses Vorgehen auch bei größeren Diastasen empfehlenswert. Diese Indikationsstellung gilt auch für alte Menschen mit der erhöhten Gefährdung durch Immobilisationskomplikationen.

Ferner erscheint das operative Vorgehen bei all den Frakturen indiciert, die unter konservativen Maßnahmen nach 20 Wochen noch nicht überbrückt sind. Nach diesem Zeitpunkt sind die Chancen einer knöchernen Ausheilung durch längeres Belassen der äußeren Fixierung allein minimal.

Dens-Pseudarthrosen sind nach Böhler: „Die einzigen lebensgefährlichen Pseudarthrosen".

Sie stellen damit eine zwingende Indikation zur operativen Stabilisierung dar.

Die hierfür bisher am häufigsten verwendete Methode ist eine dorsale atlanto-axiale Fusion. Auch bei der von mehreren Autoren empfohlenen zusätzlichen Ruhigstellung in Thorax-Kopf-Gipsverband finden sich nach diesem Vorgehen Mißerfolge durch Spanpseudarthrose, wobei die Angaben der Literatur zwischen 0 und 80% schwanken.

Böhler empfiehlt daher eine kombinierte vordere und hintere Versteifung mit Spaneinlagerung in eine die Pseudarthrose ventral überbrückende Nut. (Einzelheiten siehe entsprechenden Beitrag).

III. Frakturen und Luxationen der Thorax- und Lendenwirbelsäule

Konservative Behandlung von Frakturen und Luxationen von Thorax- und Lendenwirbelsäule

E. Beck

Die Art der Behandlung von Brust- und Lendenwirbelsäulenverrenkungen und -brüchen ist von der Lokalisation, der Art der Verletzung, der Mitverletzung insbesondere des Rückenmarks, dem Allgemeinzustand und Alter des Verletzten abhängig. Vom Standpunkt der konservativen Behandlung können wir drei verschiedene Regionen in der Brust- und Lendenwirbelsäule abgrenzen:

1) 1.–9. Brustwirbel,
2) 10. und 11. Brustwirbel,
3) 12. Brustwirbel und Lendenwirbelsäule.

Verletzungen des 1.–9. Brustwirbels

In dieser Region liegt die Brustkyphose. Hier ist die Wirbelsäule ein Teil des knöchernen Thoraxskelets. Bemerkenswert ist der relativ enge Spinalkanal, daher ist bei Verlagerung von Wirbelfragmenten oder Bandscheibenanteilen in den Rückenmarkskanal mit Verletzungen des Rückenmarks zu rechnen.

Die Häufigkeit der Brustwirbelbrüche nimmt von oben nach unten zu. Der 12. Brustwirbel ist zu 50% an allen Brustwirbelbrüchen beteiligt. Es sind daher Brüche des 1.–9. Brustwirbels eher seltener.

Entsprechend der kyphotischen Krümmung der Brustwirbelsäule findet man meist keilförmige Beugungsbrüche. Gerade aber bei älteren Menschen findet man bei entsprechender Osteoporose häufig Eindellungen der Deckplatte, die wegen der geringen Schockabsorption, der im Alter erniedrigten und dehydrierten Bandscheiben, entstehen. Daher findet man auch die Spitze der Frakturhäufigkeit der Brustwirbelsäule im 6. Dezenium. In 18% findet man Berstungsbrüche mit frontalem Bruchspalt. Sie führen häufig zu Querschnittssyndromen und können daher in der Brustwirbelsäule kaum mit Erfolg konservativ behandelt werden. Wenn man sich der Ansicht anschließt, daß das betroffene Rückenmark rasch entlastet werden soll, und eine operative Stabilisierung eine raschere Mobilisation gestattet, sollte man sich in diesen Fällen zur operativen Therapie entschließen.

Besonders nach Verkehrsunfällen findet man auch Verrenkungsbrüche der mittleren Brustwirbelsäule. Der Bruch geht schräg durch den Wirbelkörper. Der untere Anteil des Wirbels ist meist zur Seite verschoben, und man kann eine deutliche Knickung feststellen. Weil aber der Wirbelbogen an der Wurzel bricht, kann durch diesen rettenden Bogenbruch das Rückenmark verschont bleiben.

Kompressionsbrüche des 1.–9. Brustwirbels lassen sich konservativ kaum einrichten und in einem fixierten Verband halten. Dies gilt noch mehr für Berstungs- und Verrenkungsbrüche, die besser einer operativen Therapie zugeführt werden. Es bietet sich daher bei den meisten Brüchen dieser Region eine funktionelle Behandlung an. Nach Abklingen der Schmerzen, dies ist erfahrungsgemäß in einigen Tagen der Fall, wird der Verletzte ohne Stützmieder mobilisiert und durch entsprechende Wirbelgymnastik versucht, die Rückenmuskulatur zu stärken. Diese funktionelle Behandlung wurde durch Lorenz Böhler [4] schon immer gefordert. Ehlert [5] und Solheim [12] haben an Hand einer größeren Fallzahl den Vorteil dieser Methode unterstrichen. Dieses Vorgehen hat aber auch durch die experimentellen Untersuchungen von Plaue [8] seine Bestätigung erhalten. Er hat experimentell nachgewiesen, daß bei geringer Kompression ein Wirbel noch 60–70% der Belastungsfähigkeit eines gesunden Wirbels aufweist, während ein auf die Hälfte komprimierter Wirbel fast die gleiche Belastbarkeit zeigt wie ein gesunder Wirbel.

Achsenabweichungen an der Brustwirbelsäule über 40° führen infolge der Fehlform gerade in der Hals- und unteren Lendenwirbelsäule zu entsprechenden Beschwerden (Günz [6]; Schiestel [10]). Man sollte daher bei Jugendlichen die Reposition fordern. Soll dies konservativ erfolgen, muß die Fraktur durch Längszug eingerichtet und anschließend ein Gipsmieder angelegt werden, das auch den Kopf miteinschließt. Das Mieder muß mindestens 16 Wochen getragen werden. Um nicht ein vorzeitiges Zusammensinken zu riskieren, muß für 6 Wochen Bettruhe eingehalten werden. Aber auch hier wird man sich zunehmend häufiger zur Operation entschließen.

Brüche des 10. und 11. Brustwirbels

Sie sind nicht mehr durch die Rippen des Brustkorbes gestützt und liegen noch in der Brustkyphose. Da die Erhaltung eines guten Repositionsergebnisses sehr schwierig ist, sollen nach Lorenz Böhler [4] nur Frakturen mit einem Gibbus über 15° und bei Patienten unter 50 Jahren einer Reposition und Gipsmiederbehandlung unterzogen werden. Nach Reposition im dorsalen Durchhang und Anlegen eines Gipsmieders wird dieses durch Schulterspangen ergänzt. Dazu muß der Verletzte sitzen. Ein Assistent hebt das Gipsmieder soweit als möglich hoch. Nach Polsterung und Zurückziehen der Arme durch einen weiteren Assistenten werden die 10 cm breiten Schulterspangen in Form von Gipsschienen angelegt und zusätzlich mit Gipsbinden befestigt. Der Patient muß 6 Wochen Bettruhe einhalten. Der Gipsverband bleibt 14–16 Wochen. Auch Lorenz Böhler hat bei Brüchen mit einem Gibbus von mehr als 20° und bei Verletzten unter 50 Jahren die operative Aufrichtung dieser Frakturen vorgeschlagen.

Brüche des 12. Brustwirbels und der Lendenwirbel

Der 12. Brustwirbel, am Übergang von der Brustkyphose in die Lendenlordose, wird in der Behandlung mit den Lendenwirbelbrüchen gleichgestellt. Er ist auch mit etwa der Hälfte der häufigste aller Brustwirbelbrüche. Rund 60% aller Wirbelbrüche insgesamt betreffen den 1. Lendenwirbel. Nach caudal nimmt die Häufigkeit deutlich ab, sodaß die Behandlung dieser Region eigentlich ein Problem vorwiegend des 12. Brust- und 1. und 2. Lendenwirbels ist.

Auch hier haben wir es in erster Linie mit keilförmigen *Kompressionsbrüchen* zu tun, während *Berstungsbrüche*, bei denen meist die dorsale Wirbelkante gebrochen ist, im Hintergrund stehen. Diese Brüche sind aber wegen der Gefahr der Querschnittslähmung von besonderem Interesse.

Verrenkungsbrüche findet man in Form von Abscherungen der oberen Deckplatte mit Verhakung der Gelenksfortsätze am dorso-lumbalen Übergang als Rotationsverletzungen. Diese erkennt man an der Ohrmuschelform des Zwischenwirbelloches. Beim Versuch der konservativen Einrichtung durch Zug kommt es zu ausgeprägter Diastase des cranialen Wirbelanteiles (Abb. 1). Schon Lorenz Böhler hat darauf hingewiesen, daß diese Luxa-

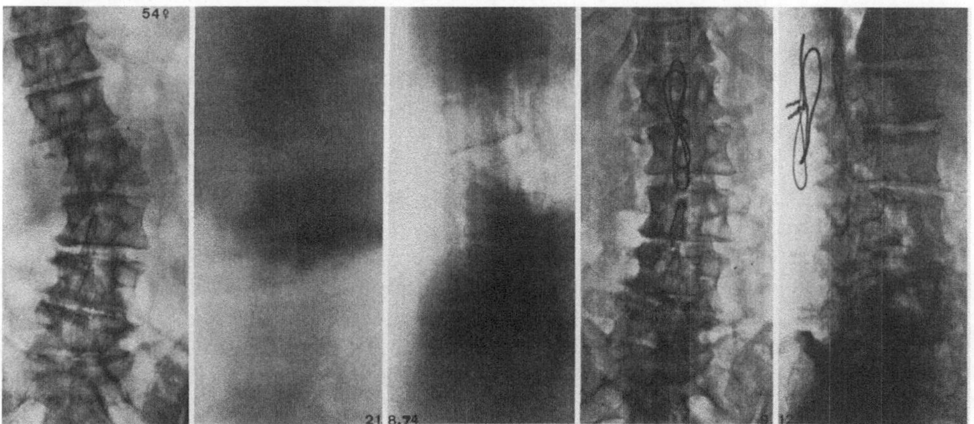

Abb. 1. Verhakter Verrenkungsbruch des 1. auf den 2. Lendenwirbel. Nach konservativem Einrichtungsversuch kommt es zu einer Diastase von Wirbelhöhe, daher offene Reposition und Stabilisierung mit Span und Drahtschlinge. Die subtotale Querschnittslähmung hat sich vollkommen zurückgebildet

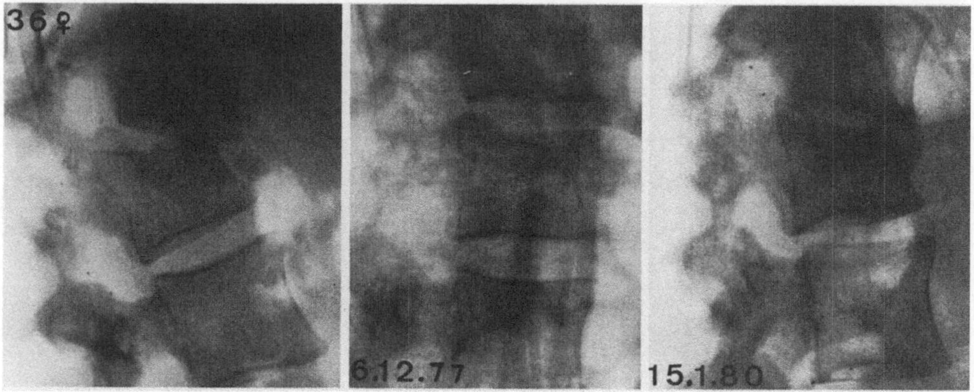

Abb. 2. Verrenkungsbruch des 1. auf den 2. Lendenwirbel mit Abscherung einer vorderen oberen Wirbelkante. Die Reposition im Längszug und dorsalen Durchhang ist gut gelungen. Bei der Nachkontrolle Gibbus von 20°. Verschmälerung der Bandscheibe mit Einbruch in die Deckplatte, ventrale Abstützung, geringe Beschwerden. Keine neurologische Symptomatik

122

tionsfrakturen nur operativ eingerichtet werden können, weil die Gelenksfortsätze verhakt sind. Verrenkungsbrüche mit Abscherung der Gelenksfortsätze oder der Wirbelbogen vom Typ der Spondylolysthese können dagegen konservativ behandelt werden, brauchen jedoch, weil es sich um instabile Verletzungen handelt, eine außerordentlich lange Ruhigstellung (Abb. 2).

Die wichtigsten Frakturformen sind die *Kompressionsbrüche* mit Keilform. Hier hat sich die Diskussion um die zweckmäßigste Behandlung am stärksten entfacht. Es stehen sich 3 Meinungen gegenüber:

1. langdauernde Bettruhe ohne Reposition und anschließend funktionelle Behandlung,
2. primär funktionelle Behandlung ohne Reposition, mit rascher Mobilisation und eventueller Ruhigstellung mit einem 3-Punkt-Stützkorsett,
3. Reposition und Ruhigstellung im Gipsmieder.

Die langdauernde Bettruhe zur Verhinderung eines sekundären Zusammensinkens der Wirbelbrüche, wie sie von Magnus [7] und seiner Schule vertreten wurde, hat sich nicht als notwendig erwiesen, weil es unter frühzeitiger Mobilisation bei keilförmig deformierten Wirbeln kaum je zu einem wesentlichen sekundären Zusammensintern kommt. Die frühzeitige Mobilisation von Wirbelbrüchen ist — wie schon oben angeführt — daher ohne weiteres möglich.

Das Anlegen eines 3-Punkt-Stützkorsetts kann eventuelle sekundäre Verschiebungen nicht verhindern und ist häufig für den Patienten eine Belästigung und daher nicht notwendig. Treten jedoch im Rahmen einer funktionellen Behandlung starke Schmerzen auf, kann die Ruhigstellung mit einem Mieder, wie jede andere Ruhigstellung bei Frakturen auch, diese deutlich vermindern. Die funktionelle Behandlung der Muskulatur darf aber nicht vergessen werden.

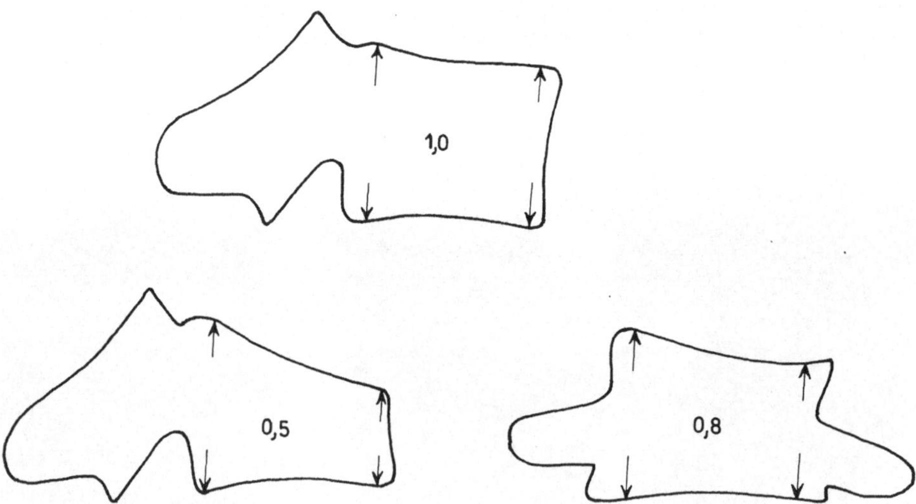

Abb. 3. Sagittaler und frontaler Quotient: Normalerweise ist mit Ausnahme des 5. Lendenwirbels die Vorder- und Hinterwandhöhe eines Wirbelkörpers annähernd gleich. Durch Division der niedrigeren Vorderwand- durch die größere Hinterwandhöhe erhält man den sagittalen Quotienten, in der Abbildung 0,5. Durch Division der niedrigeren Seitenwand durch die höhere erhält man den frontalen Quotienten, in der Abbildung 0,8

Bei Brüchen mit starker Keilform, mit mehr als 10° Gibbus nach Lorenz Böhler, und nach eigenen Untersuchungen mit einem sagittalen oder frontalen Quotienten von weniger als 0,8 — es handelt sich dabei immer um instabile Kompressionsbrüche, d.h. bei dieser Deformierung müssen auch die dorsalen Wirbelabschnitte gerissen sein — erachten wir die Aufrichtung für notwendig. Zur Erklärung des sagittalen und frontalen Quotienten kann folgendes erläutert werden: Bei der Nachuntersuchung von Wirbelbrüchen haben wir zur Ausmessung einen Quotienten eingeführt, und zwar den sagittalen Quotienten, der aus der Division der niedrigeren Vorderwand- durch die höhere Hinterwandhöhe besteht. Bei gleicher Höhe wäre er 1,0. Bei Kompression auf die Hälfte beträgt er 0,5. Der frontale Quotient entsteht durch die Division der niedrigeren durch die höhere Seitenwand (Abb. 3). Damit kann, unabhängig von der röntgenologischen Vergrößerung, ein reproduzierbares und vergleichbares Maß gefunden werden [1].

Wir glauben, daß eine Fehlform eines Wirbels bei Patienten unter dem 60. Lebensjahr nicht belassen werden sollte, weil sie — wie jede andere Achsenfehlstellung auch — zu sekundärer Abnützung der anderen Wirbelsäulenabschnitte, insbesondere der Hals- und unteren Lendenwirbelsäule führt [6, 10]. Bei unseren Nachuntersuchungen von 610 Wirbelbrüchen fand Schiestel [10] eine direkte, signifikante Korrelation zwischen sagittalem Quotienten und Spondylose der Wirbelsäule.

Die Aufrichtung eines Wirbelbruches kann sofort oder allmählich erfolgen. Die langsame Aufrichtung ist in der Rauchfuß'schen Schwebe möglich. Sie kommt aber nur für Patienten in Frage, bei denen aus anderer Indikation, z.B. Polytrauma, eine langanhaltende Bettruhe erforderlich ist.

Die einmalige Aufrichtung kann im ventralen oder dorsalen Durchhang erfolgen. Letztere hat sich als viel erfolgversprechender erwiesen. Der ventrale Durchhang wurde schon von Wagner und Stolper 1889 empfohlen, von Davies und Watson-Jones 1931 wieder aufgegriffen.

Der dorsale Durchhang wurde erstmalig 1930 von Dunlop und Barker empfohlen und von Lorenz Böhler 1932 [3] in der heute noch üblichen Form durch Zug mit dem Flaschenzug in die Behandlung der Wirbelbrüche eingeführt.

Bei Betrachtung eines Speichenbruches an typischer Stelle ist man sofort bereit, diesen einzurichten und ruhigzustellen, obwohl bekannt ist, daß der Bruch in 25% der Fälle wieder absinkt und das Ergebnis nicht zufriedenstellend ist. Warum sollte daher die von Lorenz Böhler aufgestellte Regel des Einrichtens, Ruhigstellens und Übens nicht auch bei verschobenen Wirbelbrüchen Anwendung finden? Die Aufrichtung einer spongiösen Fraktur führt zu Höhlenbildungen, sodaß vielfach die Meinung vertreten wird, daß das Aufrichten und die Ruhigstellung nutzlos seien, weil die Fraktur wieder auf den ursprünglichen Wert absinke (Abb. 4). Nachuntersuchungen von Schlag u. Mitarb. [11] haben an Hand von 341 nachuntersuchten Brüchen des 12. Brust- und der Lendenwirbel gezeigt, daß es nach Reposition und Gipsmiederbehandlung zu einer Zunahme des sagittalen und frontalen Quotienten in Richtung 1 gekommen ist. Dies beweist, daß es statistisch signifikant durch diese Behandlung zu einer Verbesserung der Fehlform von Wirbelbrüchen kommt. Auch histologische Untersuchungen zeigen, daß die Knochenhöhlen durch Callus aufgefüllt werden können. Selbst in Wirbelkörper verlagerte Bandscheiben können knorpelig umgewandelt werden und eine Tragfunktion übernehmen, wenn es gelingt, das gute Repositionsergebnis bis zur Belastbarkeit des Wirbels aufrecht zu erhalten [9] (Abb. 5).

Die Indikation zur Aufrichtung im dorsalen Durchhang und anschließender Ruhigstellung im Gipsmieder ist bei Verletzten unter dem 60. Lebensjahr, mit einem Gibbus

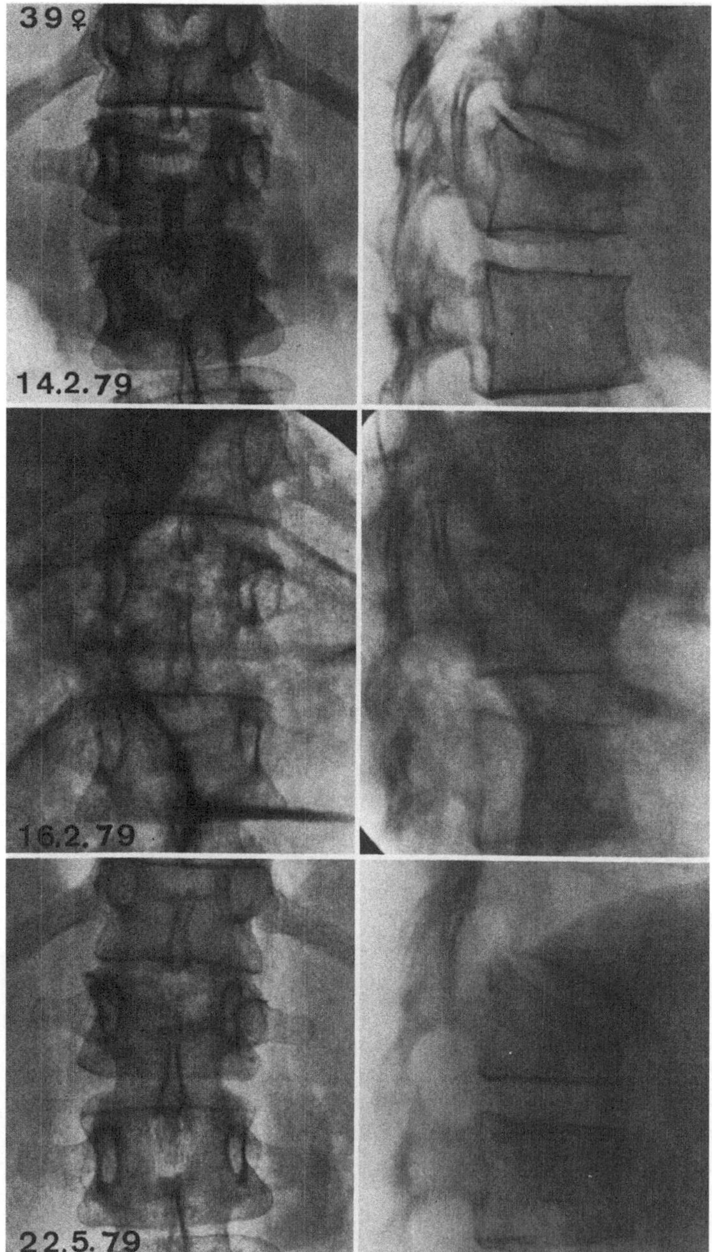

Abb. 4. Gute Reposition eines komprimierten 1. Lendenwirbels, der aber trotz Gipsmieder wieder bis in die Ausgangslage abgesunken ist

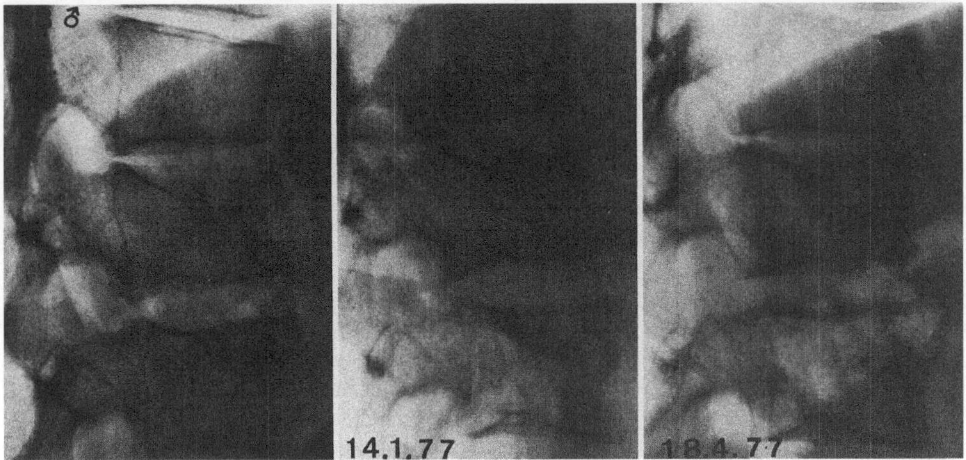

Abb. 5. Reposition einer Wirbelfraktur mit Einbruch der cranialen Deckplatte im dorsalen Durchhang. Nach 4 Monaten ist der Wirbelbruch nicht wesentlich zusammengesintert. Die Einbruchstelle des Discus intervertebralis in den Wirbelkörper ist noch deutlich erkennbar

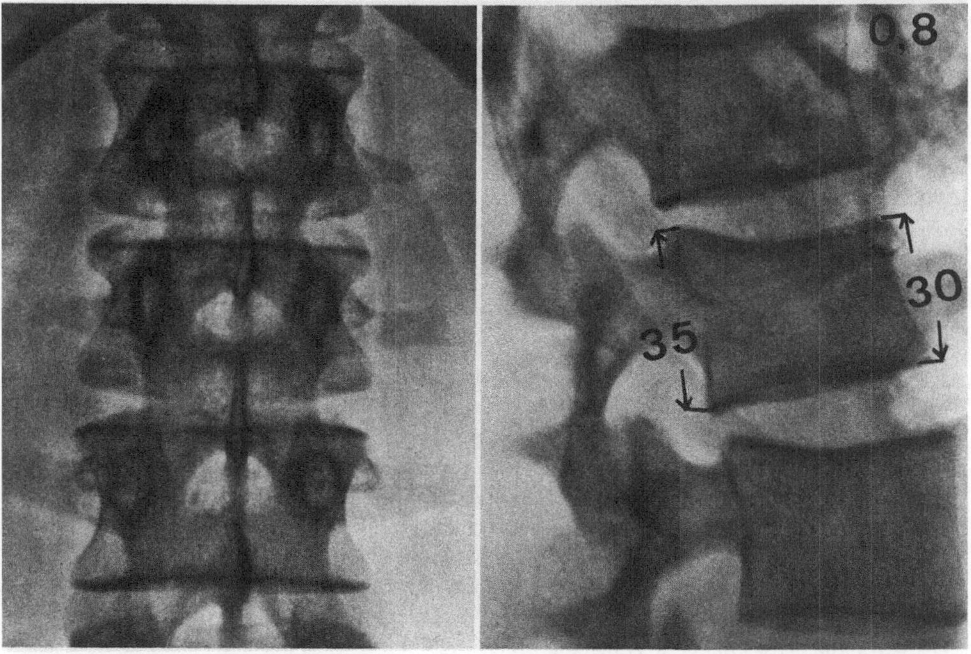

Abb. 6. Bei geringgradiger Kompression bei einem Quotienten bis zu 0,8 ist eine Reposition nicht erforderlich

über 10°, oder einem Quotienten unter 0,8 gegeben (Abb. 6) [2]. Der Verletzte darf nicht zu adipös sein und muß sich in einem guten Allgemeinzustand befinden. Die Technik des Aufrichtens und Ruhigstellung in einem Gipsmieder muß beherrscht werden. Es muß die Möglichkeit zu regelmäßigen Röntgenkontrollen und Übungsbehandlung gegeben sein. In den übrigen Fällen, d.h. bei geringfügiger Kompression oder anderen Kontraindikationen gegen das Aufrichten wird funktionell behandelt. 37% unserer Wirbelbrüche werden einer funktionellen Behandlung unterzogen.

Zur Technik

Nach Entleeren des Darmes durch Einläufe und Abführmittel wird meist am Tag nach dem Unfall mit Analgetica sediert oder in Allgemeinanästhesie der Patient nach Anlegen eines Trikotschlauches so gelagert, daß Kopf und Schulter auf einem Tischchen liegen. Der Körper des Patienten liegt auf einem Tisch, der abgeklappt werden kann, oder soweit nach unten gezogen wird, bis das Gesäß frei wird. Die Beine werden über einer Rolle mit einem Gurt fixiert. Der Trikotschlauch wird über dem Jugulum, der Symphyse, den Darmbeinkämmen und dem Kreuzbein gepolstert. Oberhalb des Beckenkammes wird ein Gurt angelegt, der 4 cm breit und 40 cm lang ist und mit achterförmigen Bügeln an einem Eisenbügel mit einem Durchmesser von 45 cm fixiert werden kann. Der Gurt ist von einer Cellophanhülle umgeben, damit er später ohne weiteres entfernt werden kann. Ist bei einem Wirbelbruch die dorsale Kante in Richtung Rückenmarkskanal verschoben, oder bei Berstungsbrüchen, muß unbedingt ein Längszug bis zu 40 kg ausgeübt werden. Dazu werden Gurten um die Achselhöhle und an beiden Füßen angelegt und mit einem Flaschenzug unter Kontrolle mit einer Federwaage gezogen. Mit Hilfe eines Flaschenzuges, der an dem Bügel fixiert wird, kann eine Lordosierung erreicht werden. Es kommt rasch zur Aufrichtung des Wirbelkörperbruches, wenn dieser nicht älter als 14 Tage ist. Um den Patienten nicht unnötig lange im dorsalen Durchhang zu belassen, kann das Repositionsergebnis mit dem Röntgenbildverstärker kontrolliert werden. Noch im dorsalen Durchhang wird das Gipsmieder angelegt. Die genaue Technik ist im Lehrbuch Lorenz Böhler festgehalten. Nach Erhärten des Gipsverbandes wird der Zug ausgelassen, der Patient auf Polster gelagert und die Gurte entfernt. Das Gipsmieder muß vorne, nach der 3-Punktfixation vom Jugulum bis zur Symphyse, dorsal von den unteren Schulterblatträndern oder 6. Brustwirbeldorn bis zur oberen Grenze der Gesäßfurche reichen. Über den Dornfortsätzen des 12. Brust- bis 3. Lendenwirbels wird ein 10 cm langes und 2—3 cm breites Fenster ausgeschnitten, um einen Druck auf die hier befindlichen Dornfortsätze zu vermeiden. An der Vorderseite wird zur Nahrungsaufnahme und besseren Atmung von 20:15 cm großes Fenster ausgeschnitten, dessen unteres Ende 1—2 cm oberhalb des Nabels liegt. Das Gipsmieder muß in der Achselhöhle soweit ausgeschnitten werden, daß die Arme nach allen Richtungen frei bewegt werden können und in der Leistenbeuge soweit, daß die Beine mindestens bis zum rechten Winkel gebracht werden können, damit der Patient ohne Schwierigkeiten sitzen kann.

Mit diesem Gipsmieder kann der Patient sofort aufstehen. Am nächstfolgenden Tag werden die Ränder des Gipsmieders fertiggemacht. Es muß regelmäßig auf guten Sitz kontrolliert und bei Lockerung unbedingt gewechselt werden. Man sollte sich einen Wechsel nach der 4-Wochenkontrolle zur Regel machen. An Stelle von Gips können auch Kunststoffe wie Lightcast, Hexcelite oder ähnliches Verwendung finden. Es müssen regelmäßige

Röntgenkontrollen durchgeführt werden. Die 1. Röntgenkontrolle sollte nach einer Woche erfolgen, dann eine nach weiteren 3 Wochen und dann in 4-wöchigen Abständen. Als Anhaltspunkt für die Dauer der Ruhigstellung gilt, daß sie solange erfolgen soll, als primär Gibbus vorhanden war. Also z.B. bei einem Gibbus von 20° 20 Wochen Ruhigstellung. Wichtig ist die konsequente Wirbelgymnastik schon während des Tragens des Gipsmieders, sodaß nach dessen Abnahme die Rückenmuskulatur so gut gestärkt ist, daß eine zusätzliche Fixation nicht mehr erforderlich wird. Nach Abnahme des Gipsmieders wird die Wirbelgymnastik fortgesetzt, noch in regelmäßigen Abständen Röntgenbilder angefertigt bis die Arbeitsfähigkeit erreicht ist. Ein Stützkorsett legen wir nach Abnahme des Gipsmieders nie an.

Zusammenfassend kann also festgehalten werden, daß Kompressionsbrüche des 1. bis 9. Brustwirbels funktionell behandelt werden. Bei Gibbus über 40° soll bei Jugendlichen eingerichtet und mit Gipsmieder unter Einschluß des Kopfes ruhiggestellt werden, oder noch besser operativ aufgerichtet und stabilisiert werden. Berstungsbrüche und Verrenkungsbrüche dieser Region eignen sich besser für die operative Behandlung.

Kompressionsbrüche des 10. und 11. Brustwirbels sollen bei Verletzten unter 50 Jahren, bei einem Gibbus über 15°, aufgerichtet und mit einem Gipsmieder und zusätzlichen Schulterspangen behandelt werden. Auch hier ist bei stärkerer Deformierung die Operation zu erwägen.

Verrenkungsbrüche am dorsolumbalen Übergang mit Verhakung der Gelenksflächen müssen operativ eingerichtet werden. Verrenkungsbrüche mit Brüchen der Bogen oder der Gelenksfortsätze können konservativ behandelt werden, brauchen aber eine sehr lange Ruhigstellung. Auch hier ist eine Operation zu erwägen.

Kompressionsbrüche des 12. Bruswirbels und der Lendenwirbelsäule werden bei Patienten unter 60 Jahren und einem Gibbus über 10° oder einem Quotienten unter 0,8 eingerichtet und mit Gipsmieder versorgt.

Bei Berstungsbrüchen ist unbedingt ein Längszug auszuüben. Bei Querschnittslähmungen wird zunehmend häufiger operativ behandelt.

Obwohl man Wirbelbrüche mit starker Verschiebung durch Aufrichten und Gipsmieder in eine bessere Stellung bringen kann, ist es doch noch mit manchen Brüchen der Brust- und Lendenwirbelsäule ein Kreuz.

Literatur

1. Beck E (1971) Röntgenologische Meßmethoden bei Wirbelbrüchen. H Unfallheilk 108:36
2. Böhler J, Beck E. Die Verletzungen der Wirbelsäule ohne Markschädigung (im Druck)
3. Böhler L (1932) Die Behandlung der Wirbelbrüche. Arch klin Chir 173:842
4. Böhler L (1951) Die Technik der Knochenbruchbehandlung. 12/13 Auflage Maudrich, Wien
5. Ehlert H (1966) Zur Behandlung der Wirbelbrüche. MSchr Unfallheilk 69:109
6. Güntz E (1955) Gedanken zur Begutachtung von Wirbelsäulenschäden nach orthopädischen Gesichtspunkten. Arch orthop Unfall-Chir 47:558
7. Magnus G (1931) Die Behandlung und Begutachtung des Wirbelbruches. Arch orthop Unfall-Chir 29:277
8. Plaue R (1972) Das Frakturverhalten von Brust- und Lendenwirbelkörpern. Z Orthop 110:357

9. Scheidt R (1950) Über das Schicksal aufgerichteter Wirbelfrakturen. MSchr Unfallheilk 53:140
10. Schiestel H (1971) Spätschäden der Wirbelsäule nach traumatischer Gibbusbildung. H Unfallheilk 108:87
11. Schlag G, Schwager H (1971) Lendenwirbelfrakturen: Behandlung mit Reposition und Gipsverband und deren Ergebnisse. H Unfallheilk 108:87
12. Solheim K (1971) Spätergebnisse nach funktioneller Wirbelbruchbehandlung. H Unfallheilk 108:99
13. Zifko B, Schödl F, Holzmüller H (1971) Die konservative Behandlung von Brustwirbelbrüchen. H Unfallheilk 108:84

Funktionelle Behandlung bei Frakturen der Brust- und Lendenwirbelsäule

A. Skuginna, G. Hierholzer und E. Ludolph

Biomechanisch gesehen ist die Wirbelsäule als komplexer Verspannungsapparat aufzufassen, in dem sich Druck-, Zug- und Scherkräfte in einem dynamischen Gleichgewicht befinden. Die spezielle Struktur der Wirbelsäule, anatomisch bestehend aus ossärem, ligamentärem und musculärem System, ist Voraussetzung für ihre besonderen statischen und dynamischen Eigenschaften.

Bei der aufrechten Haltung fangen die ossären und ligamentären Strukturen weitgehend die auftretenden Kräfte und Drehmomente ab, bei zunehmender Belastung tritt die Rumpfmuskulatur entsprechend stärker in Funktion.

Ergibt sich eine Störung der statischen Komponente, so kann ein dynamischer Ausgleich über die ventral und dorsal des Achsenskelets angeordneten Muskelschlingen stattfinden, sofern die Störung ein bestimmtes Maß nicht überschreitet. Durch die segmentäre Anordnung der Wirbelsäule und ihre ligamentäre und musculäre Verspannung kann eine Störung funktionell leichter kompensiert werden als im Bereich der Extremitäten.

Die vorgenannten biomechanischen Erörterungen lenken unser Augenmerk bei den Frakturen der Brust- und Lendenwirbelsäule vermehrt auf die Erhaltung der Funktion des Achsenorgans. Die anatomische Rekonstruktion eines Wirbelbruches kann nicht unser erstes Ziel sein, vor allem wenn sie auf Kosten der Funktion des Achsenorgans erreicht wird. Zu viele unwägbare Faktoren sind mit dem Versuch der anatomischen Rekonstruktion des Wirbelkörpers durch die Aufrichtung verbunden. Die zeitliche Dauer der knöchernen Durchbauung des Wirbelbruches nach der Aufrichtung ist schwer abzuschätzen, sie kann bis zu 6 Monate dauern oder mehr.

Vergegenwärtigen wir uns weiterhin die von A. Lob [8] erarbeiteten pathologisch-anatomischen Erkenntnisse über die Heilungsvorgänge von Wirbelkörpern:

1. Die komprimierte Spongiosa heilt am besten, wenn die Einstauchung belassen wird.
2. Eine bindegewebige Narbe, wie sie bei einem aufgerichteten Wirbel auftreten kann, stellt eine Minderung seiner Tragfähigkeit dar.

In diesem Zusammenhang sind die experimentellen Untersuchungen über das Frakturverhalten von Wirbelkörpern durch Plaue [12] anzuführen. Nach statischen Kompressionsversuchen an macerierten und frischen Leichenwirbeln wies Plaue nach, daß gebrochene Wirbelkörper noch über einen beträchtlichen Rest an Tragfähigkeit verfügen. Wird ein Wirbel dabei auf die Hälfte der ursprünglichen Höhe komprimiert, so hat er annähernd die frühere Tragfähigkeit zurückgewonnen. Aus seinen experimentellen Ergebnissen schließt Plaue, daß die Wahrscheinlichkeit des weiteren Zusammensinterns eines gebrochenen Wirbelkörpers unter der Mobilisationsbehandlung zumindest bei Unfallverletzten bis zum 50. Lebensjahr gering ist. Andere Verhältnisse gelten für die kindliche und auf anderer Ebene für die hochgradig osteoporotische Wirbelsäule.

Nach Watson-Jones [16] sind unter allen auftretenden Wirbelbrüchen nur 10% problematisch, die ein spezielles Behandlungsverfahren erfordern. Hierunter rechnet er Wirbelbrüche mit Instabilität und erheblicher Fehlstellung. Der von Watson-Jones genannte, wenn auch geringe Anteil problematischer Folgezustände nach Wirbelbrüchen ist es, der unser besonderes Interesse beansprucht. Hinzukommt, daß auch noch in der neueren

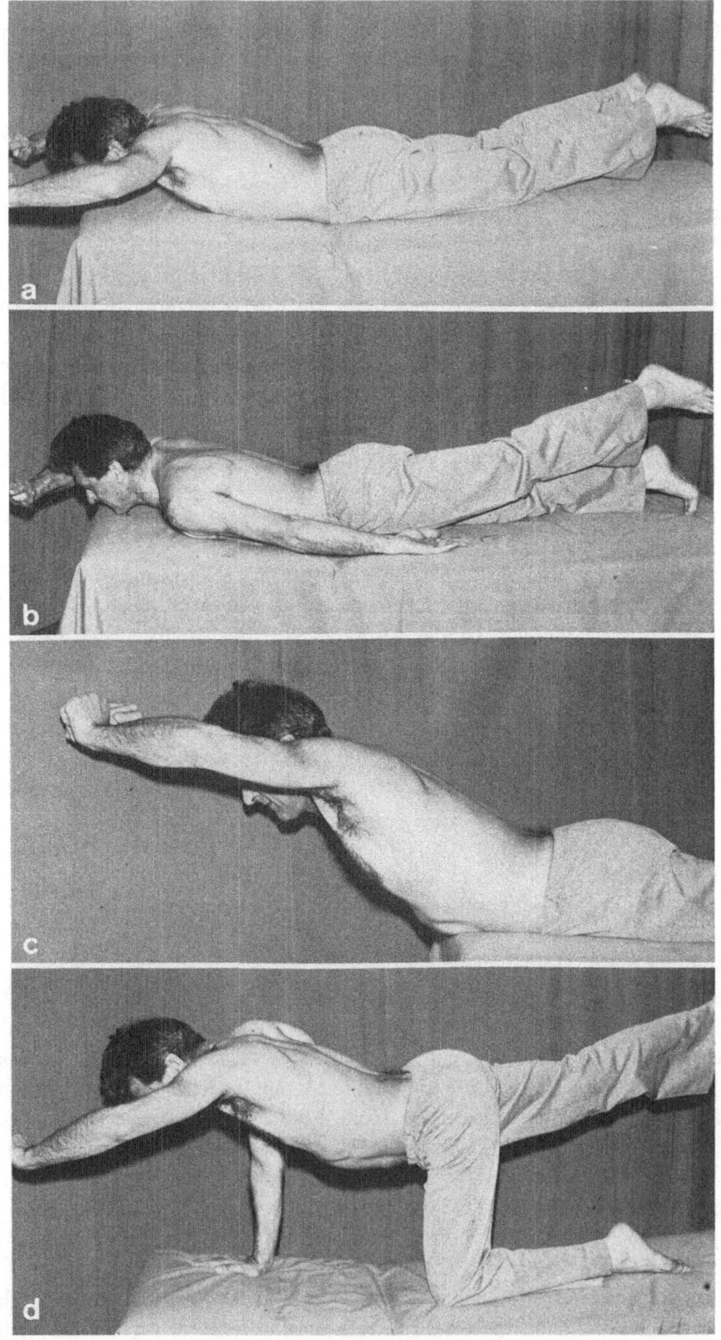

Abb. 1a-d

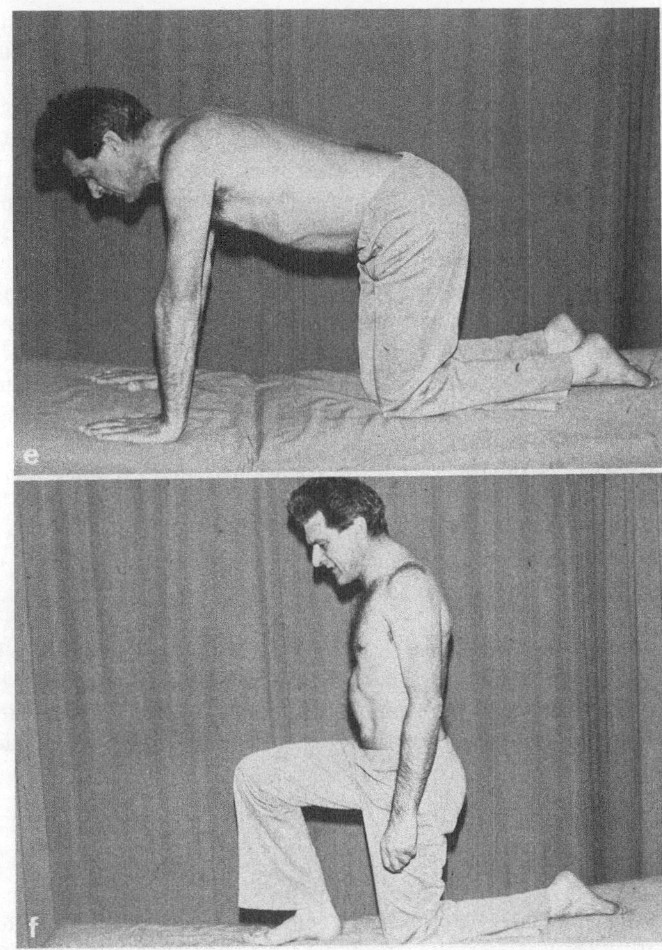

Abb. 1a-f. Beispiele aus dem krankengymnastischen Übungsprogramm im Rahmen der funktionellen Behandlung

Literatur widersprüchliche Auffassungen über das therapeutische Vorgehen bei Wirbelbrüchen im Bereich der Brust- und Lendenwirbelsäule bestehen. Dies veranlaßte uns, die Behandlung von Wirbelsäulenverletzten im Bereich der genannten Wirbelsäulenabschnitte in den Jahren 1972 bis 1977 anhand der Ergebnisse zu überprüfen. Es stellte sich uns ein geschlossenes Krankengut dar; die Behandlung war in allen Fällen funktionell. Der Zeitpunkt der Nachuntersuchung läßt eine schlüssige Aussage über das Behandlungsergebnis zu.

Was schließt nun der Begriff der funktionellen Behandlung ein? Schon Magnus [9] verzichtete auf eine anatomische Wiederherstellung im verletzten Wirbelbereich. Er lagerte seine Patienten auf harter, flacher Unterlage und behandelte mit Massagen der Rückenstreckmuskulatur. Bürkle de la Camp [5] führte als wesentlichen Bestandteil der Behandlung die aktive Übungsbehandlung ein. Als Variation dieses Behandlungsprinzips

kann das Vorgehen von Melzer [10] angesehen werden, der Patienten mit Kompressionsbrüchen bei erhaltener Hinterkante bereits nach einer Ruhigstellung von 5 Tagen aufstehen läßt.

Nach unserer Erfahrung kann man ein starres zeitliches Schema zur Belastbarkeit
bei der funktionellen Wirbelbruchbehandlung nicht geben. Zu viele Faktoren sind dabei
zu berücksichtigen: Alter des Patienten, Trainingszustand der Rückenstreckmuskulatur,
Kräftezustand, Begleitverletzungen und vor allem der Frakturtyp, d.h., ob es sich um eine
stabile oder instabile Fraktur handelt. In den Mittelpunkt der Behandlung wird in jedem
Falle die Krankengymnastik zur Stärkung der Rückenstreckmuskulatur und ventralen
Rumpfmuskulatur gestellt (Abb. 1). Die krankengymnastische Behandlung beginnt etwa
ab dem 2. bis 3. Tag nach der Verletzung. Auch wir lassen in Abhängigkeit vom klinischen
Verlauf Patienten mit einem stabilen Kompressionsbruch unter Umständen früh belasten,
dies kann bereits nach einigen Tagen der Fall sein. Der Zeitpunkt der frühen Belastung
ist jedoch nicht der entscheidende Gesichtspunkt dieses Behandlungsprinzips.

Bei einer instabilen Fraktur wird das Aufstehen erst nach einigen Wochen erlaubt,
zu einem Zeitpunkt, zu dem wir annehmen, daß bei einer instabilen Fraktur eine Stabilisierung eingetreten ist. Dies kann nach 5 bis 6 Wochen der Fall sein. Meist lassen wir
in diesen Fällen der zunehmenden axialen Belastung eine etwa 2-wöchige Behandlung
im Bewegungsbad vorangehen. Dabei ist es selbstverständlich, daß der Patient über die
Hebebühne in das Wasser gelangt.

In der Anwendung der Kifa-Mulde zur Lordosierung der Lendenwirbelsäule bei stark
verschobenen Wirbelbrüchen sehen wir keinen Widerspruch zum Prinzip der funktionellen
Behandlung. Diese Lagerungsform, die sich bei uns an einigen Kliniken seit Jahrzehnten
bewährt hat, stellt in unserem Behandlungsplan eine flankierende Maßnahme der funktionellen Therapie dar. Die Lagerung wird in der Regel vom Patienten subjektiv als ange-
nehm empfunden.

Klinische Ergebnisse [1]

Von den 156 in den Jahren 1972 bis 1977 funktionell behandelten erwachsenen Patienten
mit Wirbelbrüchen der Brust- und Lendenwirbelsäule ohne Querschnittssymptomatik
konnten 126 nachuntersucht werden. 6 Patienten waren in der Zwischenzeit verstorben.
Unser Interesse galt 112 Patienten mit Wirbelkörperbrüchen; die 14 Patienten mit Brüchen
der Quer- und Dornfortsätze stellten kein therapeutisches Problem dar und wurden bei
unserer Thematik außer Betracht gelassen.

Die Altersverteilung sowie die Lokalisation der Fraktur zeigen die entsprechenden
Diagramme (Abb. 2). Hierbei fand sich eine weitgehende Übereinstimmung mit den in
der Literatur dargestellten Ergebnissen. 15 Patienten hatten dabei mehr als eine Wirbel-
körperfraktur. Bei 15,2% der Patienten lag eine Instabilität vor. Die durchschnittliche
Liegezeit betrug 38,5 Tage. Dabei muß in Betracht gezogen werden, daß bei 34,5% der
Patienten z.T. erhebliche Begleitverletzungen oder sogar ein Polytrauma vorlagen. 61
Frakturen waren entschädigungspflichtige Arbeitsunfälle.

Zur Bewertung des klinischen Ergebnisses zogen wir folgende Kriterien heran: Die
Haltung des Patienten, objektiviert durch Haltungstests; den Kräftezustand der Rumpf-

---

[1] Nachuntersuchungen durch H. Heil im Rahmen einer Dissertation

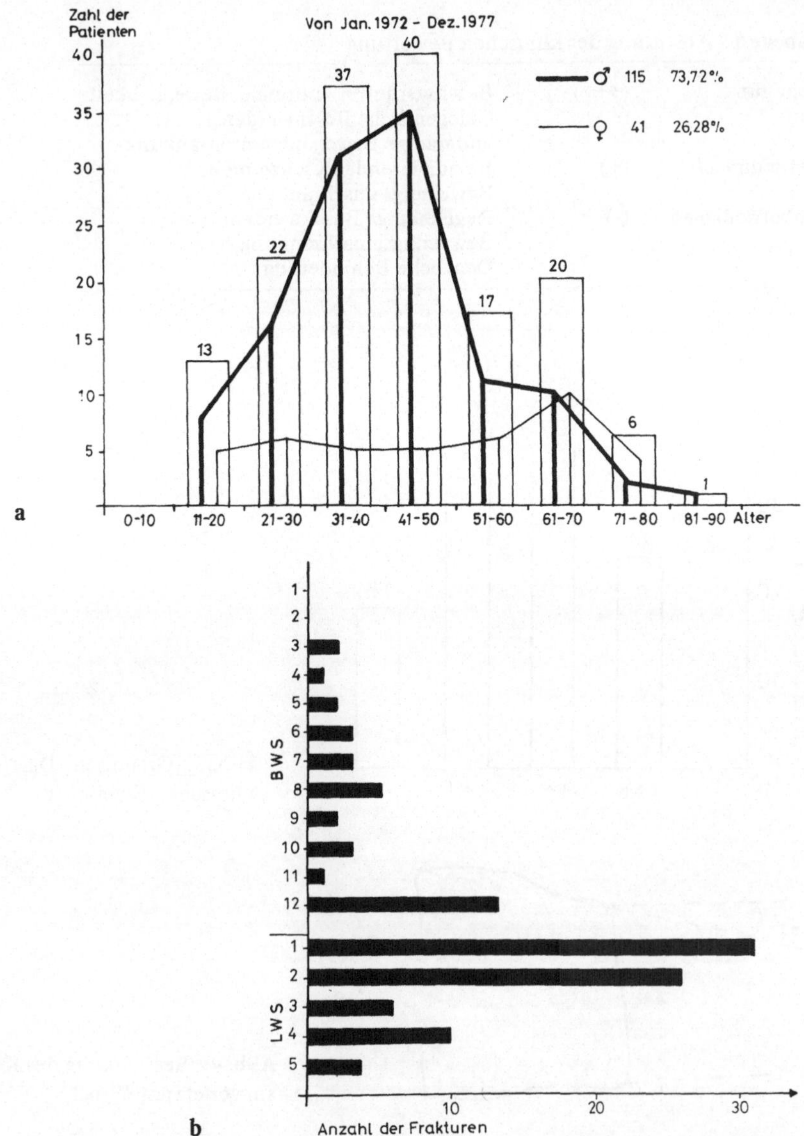

Abb. 2. a Altersverteilung, **b** Lokalisation der Frakturen im Brust- und Lendenwirbelsäulenbereich

muskulatur sowie mit einer gewissen Einschränkung die Beweglichkeit der Wirbelsäule.
Bei der Beweglichkeitsprüfung wurde eine Messung der Drehfähigkeit und Seitneigung
in Winkelgraden vorgenommen, weiterhin wurden der Finger-Boden-Abstand und das
Zeichen nach Schober gemessen. Schließlich kam noch die subjektive Bewertung durch
den Patienten hinzu. Die auch in der Literatur beschriebenen Schwierigkeiten bei der
Beurteilung der Wirbelsäulenfunktion vergleichbare Werte zu erlangen, können wir in

Tabelle 1. Abstufung der klinischen Bewertung

Sehr gut	(+++)	Beschwerdefrei, normale Beweglichkeit
Gut	(++)	Gelegentliche Beschwerden, endgradige Bewegungseinschränkung
Befriedigend	(+)	Rezidivierende Beschwerden, Bewegungseinschränkung
Unbefriedigend	(-)	Regelmäßige Beschwerden, Bewegungseinschränkung, Deutliche Behinderung

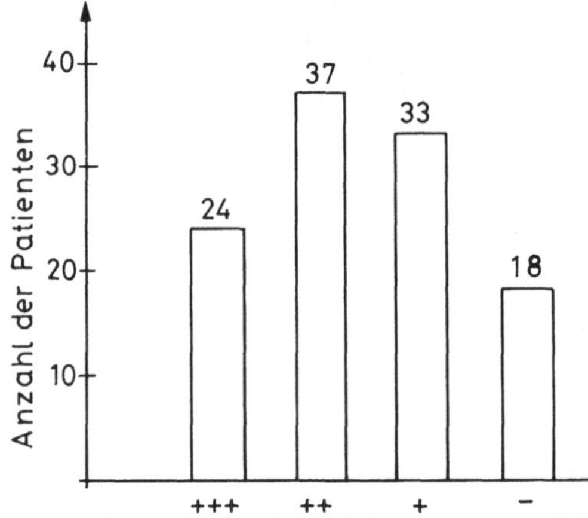

Abb. 3. Graphische Darstellung des klinischen Ergebnisses

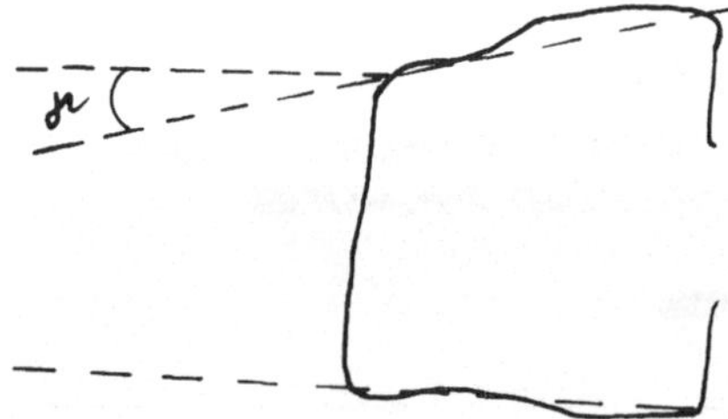

Abb. 4. Bestimmung des Keilwinkels am verletzten Wirbel

diesem Zusammenhang nur bestätigen. Die Einteilung der klinischen Bewertung ist der Tabelle 1 zu entnehmen.

Wenn wir das klinische Ergebnis isoliert betrachten, finden wir 24 sehr gute, 37 gute sowie 33 befriedigende Ergebnisse. Bei 18 Patienten, d.h. 16,1% war das klinische Resultat unbefriedigend (Abb. 3).

Betrachten wir das klinische Ergebnis in Beziehung zum Kompressionswinkel (Abb. 4–6), so finden wir bei einem Patienten mit unbefriedigendem klinischen Ergebnis nur eine geringe Keilverformung Andererseits konnten 10 Patienten mit einer erheblichen Keilverformung noch mit gut bzw. befriedigend eingestuft werden (Tabelle 2).

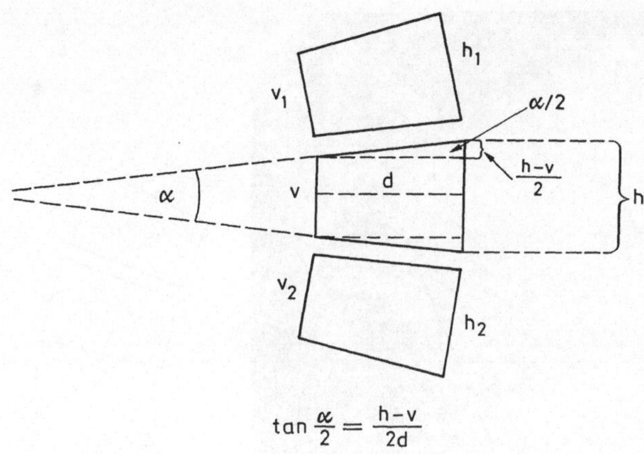

h = Errechnete Hinterkante $\frac{h_1 + h_2}{2}$ d = Sagittaler Wirbelkörperdurchmesser

v = Errechnete Vorderkante $\frac{v_1 + v_2}{2}$ α = Keilwinkel unverletzter Wirbel

Abb. 5. Bestimmung des Keilwinkels des unverletzten Wirbels

γ = KEILWINKEL DES VERLETZTEN WIRBELS
(DIREKTE MESSUNG)

α = KEILWINKEL DES UNVERLETZTEN WIRBELS
(ERRECHNETER WERT)

Abb. 6. Berechnung des Kompressionswinkels (Kow)

$$KoW = \gamma - \alpha$$

Tabelle 2. Klinisches Ergebnis in Abhängigkeit vom Kompressionswinkel

Klin. Ergebnis	KoW in ∢°			
	0–5	6–10	11–15	> 15
+++	13	7	4	
++	14	12	7	4
+	12	11	4	6
−	1	8	5	4

Dies demonstriert eindrucksvoll, daß das Ausmaß der Keilverformung nicht mit dem klinischen Ergebnis korrelieren muß. Dies ist auch der Grund, daß wir das Röntgenbild letztlich nicht in die klinische Beurteilung einbezogen haben.

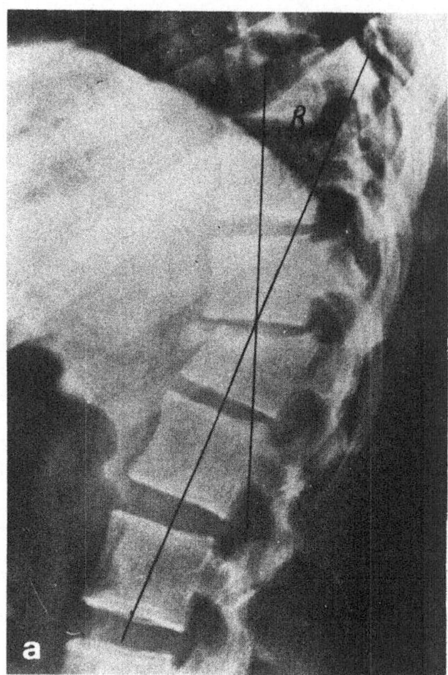

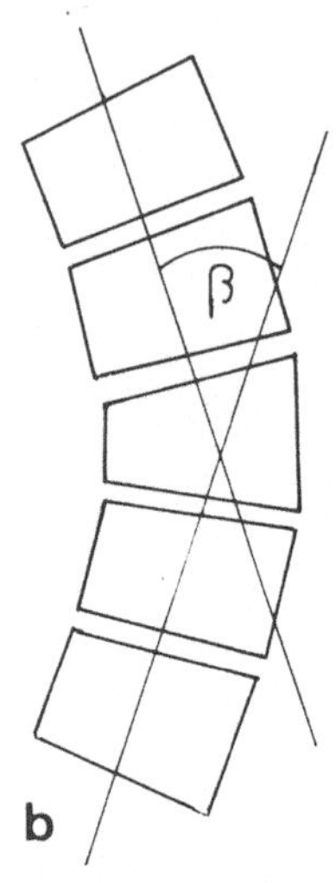

Abb. 7a,b. Bestimmung des kyphotischen Knicks

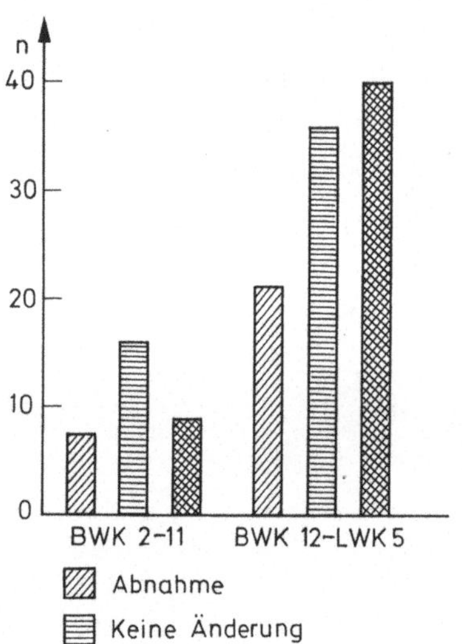

Abb. 8. Änderung des Kompressionswinkels im Beobachtungszeitraum

Statistisch kann gesagt werden, daß die Veränderungen des Keilwirbels im Beobachtungszeitraum nicht von dem Ausmaß der Verformung zum Zeitpunkt des Unfalls abhängig sind, d.h., man kann keine Aussage darüber machen, ob bei kleinen oder großen Winkeln am Unfalltag eine Zu- oder Abnahme der Keilform über den beobachteten Zeitraum eintritt. Der Korrelationskoeffizient beträgt hierbei 0,01.

Betrachten wir nun als weitere röntgenologisch meßbare Größe die ventrale Knickung (Abb. 7). Diese gibt die durch die Wirbelverformung verursachte seitliche Verbiegung der Wirbelsäule in Winkelgraden an. Wenn wir die statistische Abhängigkeit der ventralen Knickung in Beziehung zum Kompressionswinkel setzen, zeigt sich über den Beobachtungszeitraum bei kleinem Kompressionswinkel eine relativ stärkere Zunahme der ventralen Knickung. Der Korrelationskoeffizient beträgt dann -0,363, die Regressionsgerade hat die Gleichung y = -0,3319 x +6,65.

Bei isolierter Betrachtung des Verhaltens des Kompressionswinkels über den Beobachtungszeitraum zeigt sich eher eine Zunahme des Kompressionswinkels bei Frakturen am thoracolumbalen Übergang und im Lendenwirbelsäulenbereich (Abb. 8).

Diskussion

Unsere Ergebnisse bestätigen die Auffassung, daß in der überwiegenden Mehrzahl von Brüchen im Brust- und Lendenwirbelsäulenbereich bei Erwachsenen eine funktionelle, in bezug auf die Mobilisation zeitlich der jeweiligen Situation angepaßte Behandlung ausreichend ist. Der Indikationsbereich zur funktionellen Behandlung schließt dabei alle stabilen und auch den Großteil instabiler Brüche ein. Bei den instabilen Brüchen sollte es sich dabei um Bruchformen handeln, die eine Aussicht auf eine Konsolidierung in einem angemessenen Zeitraum bieten, d.h., daß bei der instabilen Fraktur in einigen Wochen eine Stabilisierung eintritt.

Unterstrichen wird von uns die Bedeutung der Rückenstreck- und Rumpfmuskulatur. Eine untrainierte, atrophe Rückenmuskulatur ist bedeutungsvoller für zurückbleibende Beschwerden als eine in ihrem Ausmaß begrenzte Deformität. Diejenigen Patienten, die die in der Klinik erlernte Gymnastik zur Stärkung der Rückenstreckmuskulatur auch später durchführten, gaben bei den Nachuntersuchungen weniger Beschwerden an. Herausgestellt sei weiterhin die wichtige psychische Komponente bei der funktionellen Behandlung. Die Wirbelfraktur wird von den meisten Patienten nicht mehr als schwere Gesundheitsschädigung empfunden. Diese Tatsache hat auch einen nicht zu vernachlässigenden Einfluß auf die Wiedereingliederung in den Arbeitsprozeß. Allerdings machten auch wir die allseits bekannte Beobachtung, daß das Beschwerdebild eines Versicherten gravierender dargestellt wird als von einem Nichtversicherten.

Der Umstand, daß es nach der Wirbelkörperverletzung teilweise zu einem unterschiedlichen Zusammensintern des Wirbelkörpers kommt, muß in Anbetracht der günstigen klinischen Ergebnisse an Bedeutung zurücktreten.

Wir weisen in diesem Zusammenhang nochmals auf die pathologisch-anatomischen und biomechanischen Beobachtungen hin: Die Kompression der Spongiosa stellt praktisch eine innere Schienung für den Wirbelkörper dar, die Belastungsfähigkeit des verletzten Wirbelkörpers nimmt mit zunehmender Kompression eher wieder zu.

Eine Indikation zur Behandlung mit einem Stützkorsett haben wir bei konsequenter Verfolgung des Prinzips der funktionellen Behandlung auch zu einem späteren Zeitpunkt der Behandlung nicht gesehen.

Die weitgehende Empfehlung der funktionellen Therapie bei Frakturen im Brust- und Lendenwirbelsäulenabschnitt sehen wir durch die Ergebnisse bestätigt. Dies schließt im Einzelfalle eine primäre oder sekundäre operative Therapie bei drohender oder bestehender Komplikation nicht aus.

138

Literatur

 1. Arnold K, Dzikonski G, Schuhmacher D, Stimmel M (1974) Beitrag zur frühzeitigen funktionellen Behandlung von Wirbelkompressionsfrakturen. Zbl Chirurg 99:1268–1271
 2. Böhler J (1974) Verletzungen der Wirbelsäule – Operative Behandlung, Indikation und Technik. Orthopädie 112:894–896
 3. Böhler L (1954) Die Technik der Knochenbruchbehandlung. Maudrich Wien, München, Bern
 4. Böhler L (1940) Wandlungen in der Behandlung und Begutachtung von Wirbelbrüchen Vortrag 64. Tagung der Deutschen Gesellschaft für Chirurgie in Berlin am 27.3.40
 5. Bürkle de la Camp H (1940) Funktionelle Wirbelbruchbehandlung oder Böhler'sche Wirbelbruchaufrichtung. Langenbecks Archiv Klin Chirurgie 200:321–337
 6. Ehlert H (1966) Zur Behandlung der Wirbelbrüche. Mschr Unfallheilkunde 69:109–112
 7. Härkönen M, Kataja M, Keski-Nisula L, Paakkala T, Pätilälä H, Rokkanen P (1979) Fractures of the thoracic spine. Injuries of the thoracolumbar junction. Fractures of the lumbar spine. Arch Orthop traumat Surg 94:35–48
 8. Lob A (1954) Die Wirbelsäulenverletzung und ihre Ausheilung. Thieme, Stuttgart
 9. Magnus G ( ) Die Behandlung und Begutachtung von Wirbelbrüchen. Med Wochenschrift 13:527–530
10. Melzer B, Schubert K, Müller G (1974) Spätergebnisse der frühzeitigen funktionellen Behandlung von Wirbelfrakturen. Zbl Chirurg 99:1324–1327
11. Nicoll EA (1974) Fractures of the dorsolumbar spine. J Bone Jt Surg 31-B:376–395
12. Plaue R (1974) Die Mechanik des Wirbelkompressionsbruches. Orthopädie 112:889–872
13. Rehn J, Meinecke FW (1974) Derzeitiger Stand der Wirbelbruchbehandlung. Orthopädie 112:889–894
14. Ruckstuhl J, Morscher E, Jani L (1976) Behandlung und Prognose von Wirbelfrakturen im Kindes- und Jugendalter. Chirurg 47:458–467
15. Saegesser M (1972) Spezielle chirurgische Therapie. Hans Huber, Bern-Stuttgart-Wien
16. Watson-Jones R (1976) Fractures and joint injuries. 5th ed. E & S Livingstone, Edinburgh
17. Werner B, Wehling H, Matthaes P (1972) Vergleichende Nachuntersuchungsergebnisse aufgerichteter und konservativ behandelter Wirbelfrakturen der Brust- und Lendenwirbelsäule. Bruns Beitr Klin Chirurgie 219:735–743
18. Yosipovitch Z, Robin GC, Makin M (1977) Open reduction of unstable thoracolumbar spinal injuries and fixation with Harrington rods. J Bone Jt Surg 59-A:1003–1015

Formveränderungen von Wirbelfrakturen im Röntgenbild unter frühfunktioneller Therapie

B.-D. Katthagen und J. Rehn

Wesentlich für die Beurteilung des Behandlungserfolges bei Wirbelfrakturen — darin sind sich die Anhänger der funktionellen Behandlung, der Aufrichtungsmethode und der operativen Therapie einig —ist die weitgehende Erhaltung der Funktion der geschädigten Wirbelsäule. Dennoch besteht gerade um die Formveränderung der zusammengebrochenen Wirbel unter der verschiedenartigen Therapie und in diesem Zusammenhang um die Indikation der einzelnen Verfahren immer wieder ein heftiger Streit. Die experimentellen Untersuchungen Plaues [3, 4, 5] trugen hier erheblich zur Versachlichung der Diskussion bei. Die wesentlichen Ergebnisse seiner Untersuchung waren:

1. Mit fortschreitender Kompression gewinnt der zusammengebrochene Wirbel wieder an Tragfähigkeit und erreicht etwa bei einer Kompression auf die Hälfte seine Ausgangsbelastbarkeit wieder (Abb. 1).
2. Mit zunehmendem Alter und zunehmender Osteoporose verliert der Wirbelkörper an Tragfähigkeit und kann unter den kritischen Wert einer Belastbarkeit von 0,2 kp/ mm^2 absinken.

Aus diesen experimentellen Ergebnissen sind für die klinische Praxis folgende Schlußfolgerungen zu ziehen:

Auch unter Frühbelastung der Kompressionsbrüche sollte es bei Patienten ohne Osteoporose zu keiner weiteren Kompression kommen. Mit zunehmender Osteoporose — also beim älteren Menschen — wird die Gefahr der Zusammensinterung größer.

Durch eine Aufrichtung des komprimierten Wirbelkörpers wird die zusammengepreßte und verfestigte Spongiosa aufgelockert und damit gegenüber einer Belastung geschwächt.

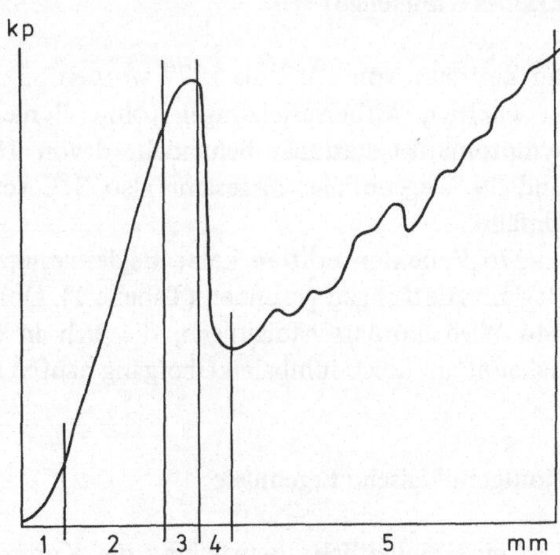

Abb. 1. Druckverhalten der Wirbelkörper unter zunehmender Kompression nach Plaue [3]. 1 = Kontaktphase, 2 = Elastische Phase, 3 = Fließphase, 4 = Frakturphase, 5 = Sekundäre Druckanstiegsphase

Das erreichte Aufrichtungsergebnis wird wegen dieser Strukturauflockerung trotz oder gerade wegen der langdauernden Gipsruhigstellung in einem hohen Prozentsatz wieder verloren gehen, zumal das Muskeltraining unvollkommen bleiben wird.

In der vorliegenden Arbeit sollen anhand des eigenen Krankengutes die experimentellen Ergebnisse von Plaue klinisch überprüft werden.

Die funktionelle Wirbelbruchbehandlung

Am „Bergmannsheil" Bochum wird seit über 50 Jahren der Wirbelkompressionsbruch nach funktionellen Methoden behandelt [2]. Hierbei haben sich die Behandlungsrichtlinien im Laufe der Zeit allerdings erheblich gewandelt. Auf Aufrichtungsmanöver und Gipsruhigstellung wurde und wird grundsätzlich verzichtet. Das therapeutische Bemühen ist auf eine möglichst frühzeitige und vollständige Wiederherstellung der Wirbelsäulenfunktion gerichtet. Unter dem Eindruck der eigenen klinischen Ergebnisse und in Kenntnis der Plaueschen Experimente wurde die Liegezeit und stationäre Behandlungsdauer im Laufe der vergangenen 15 Jahre kontinuierlich von anfangs durchschnittlich über 7 Wochen auf heute ca. 2 Wochen abgekürzt. (Hier wurden nur Patienten ohne relevante Begleitverletzungen berücksichtigt.)

Parallel hierzu wurde die krankengymnastische Übungsbehandlung intensiviert, gestrafft und zeitlich vorgezogen. Eine strenge Bettruhe im sog. harten Wirbelbett verordnen wir heute nur noch in der akuten Schmerzphase in den ersten 5 Tagen. Frühzeitig wird mit der Wirbelgymnastik begonnen. In den meisten Fällen darf der Patient bereits nach Ablauf einer Woche aufstehen. Hierbei wird in den ersten 8 bis 12 Wochen ein sog. Dreipunktstützkorset angelegt. Nach der Entlassung aus der stationären Behandlung wird die krankengymnastische Übungsbehandlung täglich ambulant fortgesetzt.

Eigenes Krankengut

Im Zeitraum von 1963 bis 1977 wurden im „Bergmannsheil" Bochum 588 Patienten mit knöchernen Wirbelverletzungen (ohne Berücksichtigung der Patienten mit Querschnittssymptomatik) stationär behandelt, davon 182 Zechenunfälle, 99 andere Arbeitsunfälle und 29 Wegeunfälle, insgesamt also 310 (ca. 53%) berufsgenossenschaftlich versicherte Unfälle.

276 Patienten erlitten keine Begleitverletzungen, bei 312 der Verletzten wurden 546 Begleitverletzungen gefunden (Tabelle 1). Durch Mehrfachfrakturen ergaben sich insgesamt 644 Wirbelkörperschädigungen, die sich in der Verteilung auf die einzelnen Wirbel wie bekannt am dorso-lumbalen Übergang häufen (Abb. 2).

Röntgenologische Ergebnisse

Um eine einheitliche Beurteilung der Kompression und der Formveränderung unter der Therapie zu ermöglichen, muß eine Meßmethode verwandt werden, die projektionsbedingte Meßfehler nach Möglichkeit ausschaltet. Werte wie Vorderkantenhöhe oder Höhenminderung sind daher ungeeignet. Wir haben den von Beck [1] angegebenen sagittalen Index

Tabelle 1. Art und Häufigkeit von Begleitverletzungen bei 588 Patienten mit Wirbelfrakturen

276 (= 46,94%) der Wirbelsäulenverletzten erlitten keine Begleitverletzungen. Bei 312 (= 53,06%) der Verletzten wurden 546 Begleitverletzungen gefunden. Es handelte sich hierbei um:

	Anzahl	%
1. Schädelverletzungen	126	23,08
2. Rippenbrüche	57	10,44
a) ohne Organbeteiligung	45	
b) mit Lungenverletzung	12	
3. Frakt. u. Lux. der oberen Gliedmaßen einschließlich Schultergürtel	57	10,44
4. Becken- und Kreuzbeinbrüche	52	9,52
5. Knöchelbrüche, Fersenbeinbrüche (17), Fußwurzel- und Mittelfußknochenbrüche Sprunggelenksluxationen u. -luxationsfrakturen	39	7,14
6. Frakt. u. Lux. Oberschenkel, Kniegelenk, Unterschenkel (ohne Knöchel)	35	6,41
7. Sternumfrakturen	2	0,37
8. Verbrennungen 1.-2. Grades	2	0,37
9. Blasenzerreißung	1	0,18
10. Weichteilverletzungen Körperprellungen, Zerrungen, kleine Wunden	175	32,05
	546	100,00

Vorderkantenhöhe dividiert durch Hinterkantenhöhe verwandt. Der Index fällt von 1,0 mit zunehmender Kompression auf Werte unter 1,0 ab (Abb. 3). Im ap-Bild kann analog hierzu ein sog. frontaler Index zur Quantifizierung der seitlichen Kompression berechnet werden.

Schwierigkeiten ergaben sich mit diesem Index bei Abbruch der Vorderkante, Verdrehung der Wirbelsäule bei der Aufnahme, und die Meßmethode ist ungeeignet für planparallele Kompression und Berstungsbrüche mit Einbruch der Vorder- und Hinterkante. Auswertbare Unfallröntgenbilder lagen bei 439 komprimierten Keilwirbeln der BWS und LWS im genannten Behandlungszeitraum vor. Die überwiegende Mehrzahl der Frakturen war erwartungsgemäß in die Gruppe der leichteren bis mittleren Kompression einzuordnen — lediglich 82 der 439 komprimierten Wirbel waren mit einem Index unter 0,65 um mehr als ein Drittel komprimiert (Tabelle 2). Da nach Ablauf von 6 Monaten nach dem Unfall sicher mit einer knöchernen Konsolidierung der Wirbelkompressionsbrüche zu rechnen ist, haben wir aus dem vorliegenden Krankengut alle Nachuntersuchungsbilder, die 6 Monate oder mehr nach dem Unfall aufgenommen waren, zur Beurteilung der Formveränderung unter funktioneller Therapie herangezogen. Wir haben uns bei dieser Untersuchung auf die Auswertung der Röntgenbilder von Frakturen im Bereich der BWS und LWS beschränkt,

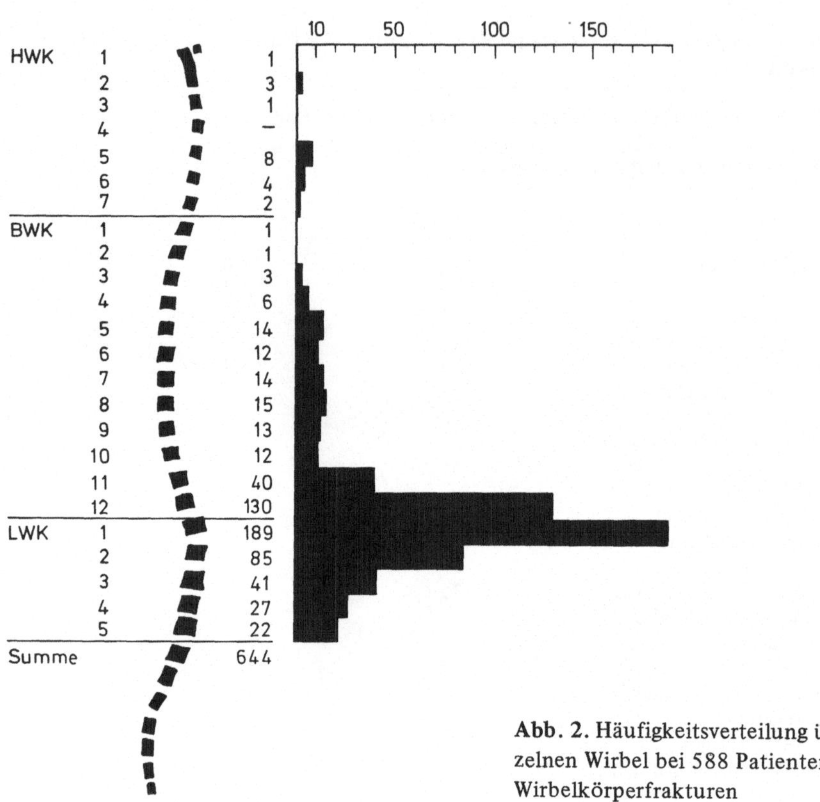

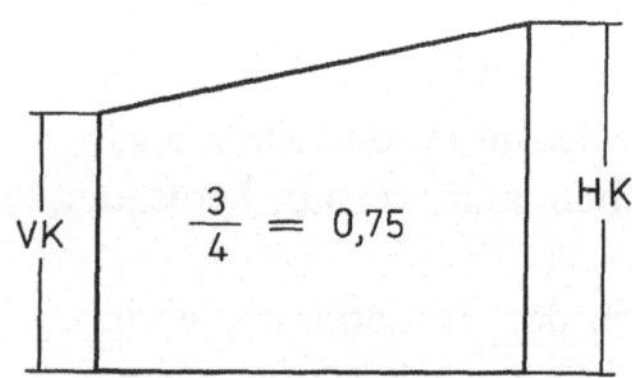

Abb. 2. Häufigkeitsverteilung über die einzelnen Wirbel bei 588 Patienten mit 644 Wirbelkörperfrakturen

Abb. 3. Berechnung des sagittalen Index nach Beck [1] Vorderkantenhöhe dividiert durch Hinterkantenhöhe. Der Quotient bleibt bei unterschiedlichem Film-Röntgenröhrenabstand bei der Aufnahme gleich

da sich im Bereich der HWS andere Behandlungsgesichtspunkte ergeben. Es kamen damit Nachuntersuchungsbilder von 165 Patienten mit insgesamt 204 komprimierten Wirbeln zur Auswertung.

Bei insgesamt 17 dieser 204 komprimierten Wirbel (8,3%) konnte anhand der Nachuntersuchungsbilder eine vermehrte Kompression nachgewiesen werden. Alle anderen 187 komprimierten Wirbel zeigten keine „relevante Höhenminderung" trotz Frühbelastung.

Tabelle 2. Schweregrade der Beck-Indices bei 439 Wirbelkörperfrakturen am Unfalltag

0,95–1,0	7
0,85–0,95	72
0,75–0,85	149
0,65–0,75	129
0,55–0,65	53
0,45–0,55	21
0,35–0,45	5
0,25–0,35	3

Von einer „relevanten Höhenminderung" wurde dann gesprochen, wenn die Indices eine Differenz von 0,1 oder mehr aufwiesen.

Erwähnenswert ist hierbei, daß sich die Häufigkeit der Zusammensinterung mit Einführung des Dreipunktstützkorsettes ab 1974 nicht signifikant geändert hat. Vielmehr ist der Prozentsatz der Kompression mit und ohne Dreipunktstützkorsett annähernd gleich. Parallel zur Einführung des Dreipunktstützkorsettes wurde allerdings die Liegezeit und die stationäre Behandlungsdauer – wie oben erwähnt – wesentlich abgekürzt.

Nach den Untersuchungen Plaues erwartet man besonders ältere Patienten mit fortgeschrittener Osteoporose unter den zusammengesinterten Wirbeln. Die ist aber nicht einheitlich der Fall. Mehr als die Hälfte, nämlich 9 der 17 Patienten sind unter 50 Jahre alt. Betrachtet man allerdings bei den zusammengesinterten Wirbeln die einzelnen Frakturtypen, so fällt auf, daß ausnahmslos alle Patienten unter 50 Jahren keine eigentlichen Kompressionsbrüche erlitten haben. Bei den zusammengesinterten Wirbeln wurden 6 Kompressionsbrüche mit oder ohne Bandscheibenverletzung, 2 Längsbrüche, 6 Berstungsbrüche mit Deckplatten- und Hinterkanteneinbruch und 3 Luxationsbrüche gefunden. Mit einer Ausnahme lagen die vermehrten Kompressionen im Bereich des dorso-lumbalen Überganges (Tabelle 3). Alle 6 Patienten mit Kompressionsbrüchen sind älter als 50 Jahre und weisen eine deutliche Osteoporose auf (Abb. 4). Die 9 jüngeren Patienten verteilen sich auf die übrigen Frakturtypen. In der Gruppe der Berstungsbrüche sind die restlichen beiden Patienten mit einem Alter von über 50 Jahren enthalten (Abb. 5). Einschränkend ist hier allerdings zu sagen, daß die Patienten mit Berstungsbrüchen, Luxationsbrüchen und Längs-

Tabelle 3. Frakturtypen und Lokalisation der 17 komprimierten
Wirbelkörper

Frakturtypen	
Kompressionsbrüche	: 6
„Längsbrüche"	: 2
Berstungsbrüche	: 6
Luxationsbrüche	: 3
Lokalisation	
BWK VII	: 1
BWK XI	: 1
BWK XII	: 4
LWK I	: 9
LWK II	: 2

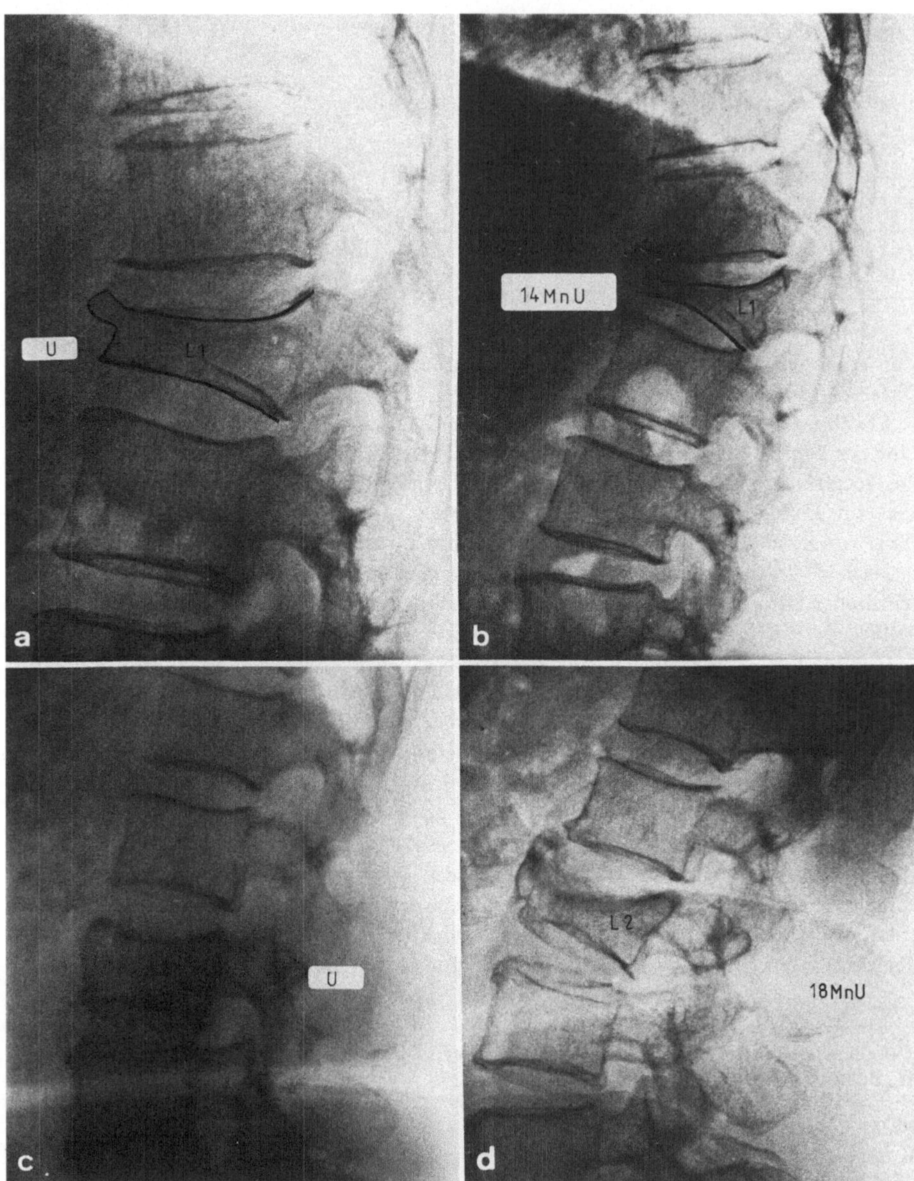

Abb. 4a-d. Beispiel zweier Kompressionsbrüche bei älteren Patienten mit fortgeschrittener Osteoporose. **a** R., A., 10.1.00, 68 Jahre, LWK-1 Fraktur durch Sturz auf den Rücken, **b** unter der frühfunktionellen Therapie ist die Kompression fortgeschritten, **c** Sch., F., 14.9.99, 75 Jahre, von einem PKW angefahren worden. Unfallbild zeigt eine mäßige Kompression, **d** starke Kompression nach frühfunktioneller Therapie

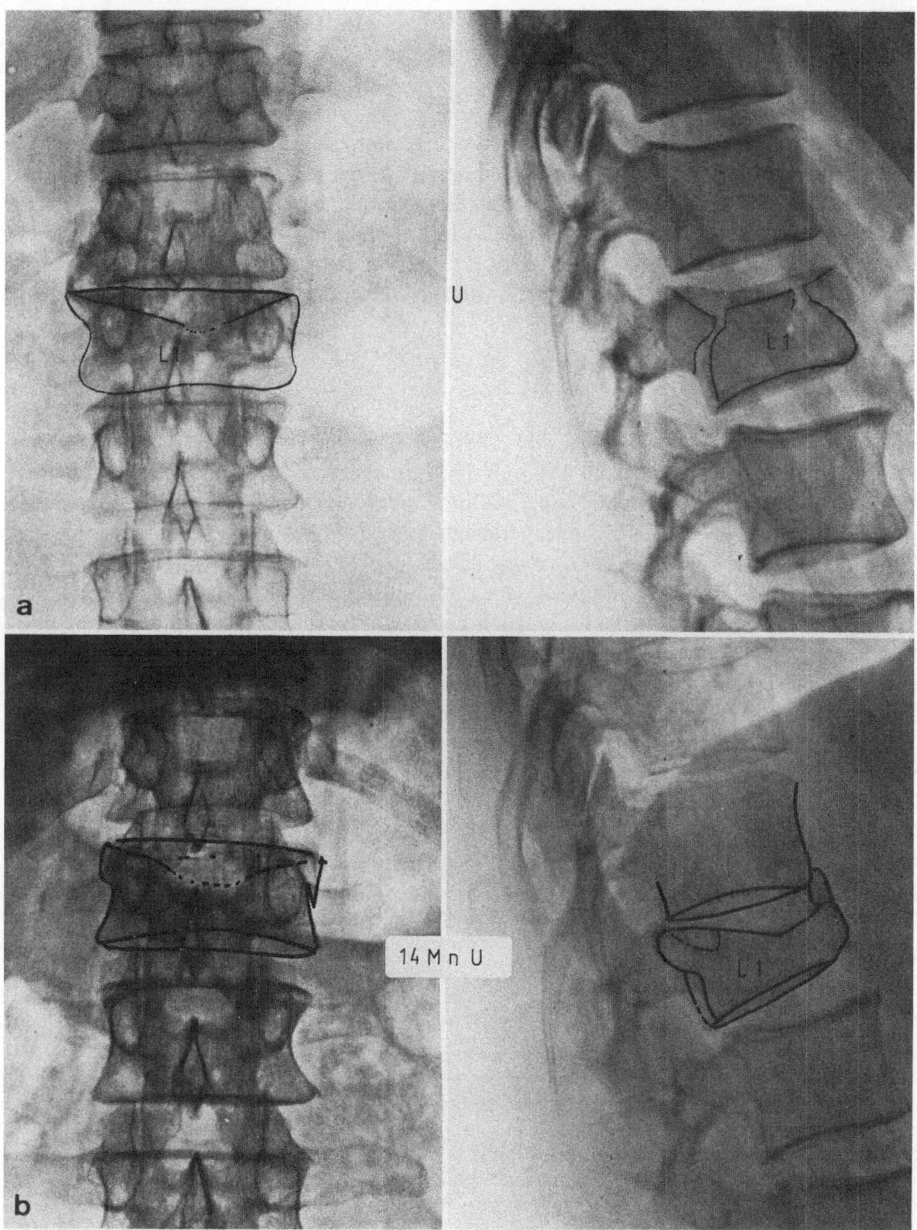

Abb. 5a,b. W., H., 29.7.20, 56 Jahre, 4m Sturz vom Baum, **a** Die Unfallaufnahmen zeigen einen Berstungsbruch mit Hinterkanten- und Deckplatteneinbruch, **b** Die Kompression hat zugenommen. Beginnende Blockwirbelbildung

brüchen nicht nach der frühfunktionellen Methode behandelt wurden, sondern länger ruhiggestellt wurden. Auch ist bei diesen Frakturtypen der von Beck beschriebene Index nur mit Einschränkungen anzuwenden.

Abschließend ist zu bemerken, daß die experimentellen Untersuchungen von Plaue anhand des eigenen Krankengutes klinisch bestätigt werden können. Kompressionsbrüche neigen trotz Frühbelastung nicht zur Nachsinterung. Eine Ausnahme bilden hier Patienten über 50 Jahre mit fortgeschrittener Osteoporose. Die Mehrzahl der im eigenen Krankengut gefundenen zusammengesinterten Wirbel ist in die Gruppe der Berstungsbrüche, Längsbrüche und Luxationsbrüche bei jüngeren Patienten einzuordnen. Hier ist die Indikation zur frühfunktionellen Behandlung nur in Ausnahmefällen gegeben.

Zusammenfassung

Anhand des eigenen Krankengutes von 588 Patienten mit Wirbelfrakturen ohne Querschnittssymptomatik im Zeitraum 1963 bis 1977, die überwiegend frühfunktionell behandelt wurden, wird überprüft, ob Wirbelfrakturen unter dieser Therapie weiter zusammensintern. Ausgangspunkt waren die experimentellen Untersuchungen von Plaue. Bei 204 Wirbelfrakturen der BWS und LWS konnten Röntgenbilder nach dem Unfall mit Röntgenaufnahmen wenigstens 6 Monate nach dem Unfall nach dem von Beck angegebenen Index vermessen und verglichen werden. Lediglich bei 17 der 204 nachuntersuchten Wirbelfrakturen (8,3%) wurde eine Zusammensinterung mit einem Indexverlust von mehr als 0,1 festgestellt. Diese zusammengesinterten Wirbel lagen mit einer Ausnahme am dorso-lumbalen Übergang. Hierunter fanden sich nur 6 Kompressionsbrüche — ausnahmslos bei Patienten über 50 Jahre mit fortgeschrittener Osteoporose. Die übrigen 11 zusammengesinterten Wirbel waren 6 Berstungsbrüche mit Hinterkantenbruch, 2 Längs- und 3 Luxationsbrüche. Bei diesen Bruchformen ist die frühfunktionelle Behandlung nicht angezeigt. Im eigenen Krankengut erfolgte hier eine Ruhigstellung bis zu 106 Tagen.

Die Anwendung des Dreipunktstützkorsettes hat keine verminderte oder vermehrte Quote der Zusammensinterung der Wirbelkörper zur Folge. Die stationäre Behandlungsdauer wurde im Laufe der letzten Jahre nach Einführung des Dreipunktstützkorsettes auf durchschnittlich ca. 2 Wochen abgekürzt.

Literatur

1. Beck E (1970) Röntgenologische Meßmethoden bei Wirbelbrüchen. Hefte zur Unfallheilkunde 108:36
2. Bürkle-de la Camp H (1940) Funktionelle Wirbelbruchbehandlung oder Böhlersche Wirbelbruchaufrichtung. Archiv f klin Chir 200:21
3. Plaue R (1972) Das Frakturverhalten von Brust- und Lendenwirbelkörpern. Z Orthop 110:159
4. Plaue R (1972) Das Frakturverhalten von Brust- und Lendenwirbelkörpern. Z Orthop 110:357
5. Plaue R (1973) Experimentelle Untersuchungen zur funktionellen Wirbelbruchbehandlung. Mschr Unfallheilk 76:395
6. Rehn J, Meinecke FW (1974) Derzeitiger Stand der Wirbelbruchbehandlung. Z Orthop 112:889

Böhler-Behandlung mit Kunststoffgips

P.M. Karpf, E. Hipp und W. Hackenbruch

Die guten Spätergebnisse nach Wirbelkörperkompressionsfrakturen mit der Behandlung nach Böhler sind im Schrifttum ausreichend dokumentiert [1]. Trotzdem ist diese Methode wegen der unbequemen Nachbehandlung im Gipsmieder mehr und mehr verlassen worden. Koneczny [15] bezeichnet dies als die Resignation der meisten Therapeuten, die sich mit der weniger erfolgreichen Therapie des Dreipunkt-Stützkorsettes zufrieden geben.

Durch die Anwendung eines fixierenden Fiberglas- (Lightcast) oder Hexcelite-Verbandes sind die Nachteile der Böhler'schen Behandlung weitgehend aufgehoben. Das Lightcast- oder Hexcelite-Mieder sind um das Vierfache leichter als das Gipsmieder. Sie sind sofort nach dem Anlegen und Aushärten voll belastungsfähig, die Stabilität ist sehr gut, die Röntgendurchlässigkeit ebenfalls besser als bei einem Gipskorsett (Hipp [3, 4]). Ein weiterer wesentlicher Vorteil ist, daß die Kunststoff-Mieder wasserabstoßend sind und Schwimmen und Duschen erlauben. Das Tricot sollte jedoch anschließend mit dem Föhn getrocknet werden, um Hautschädigungen zu vermeiden.

Wir verwenden das Fiberglas-Mieder seit über 6 Jahren routinemäßig in unserer Klinik und fixieren damit die Wirbelsäule nach der Aufrichtung des frakturierten Wirbelkörpers im ventralen Durchhang, nach vorheriger intramusculärer Gabe eines Analgeticums.

Unter dieser Maßnahme toleriert der Patient die Aufrichtung und Fixation gut, da sie durchschnittlich nicht länger als eine halbe Stunde dauert. Eine Bruchspalt-Anästhesie, wie sie von Böhler [1] beschrieben wurde, halten wir nicht für notwendig.

Während des Aushärtens muß das Mieder gut anmodelliert werden, besonders im Bereich der Fraktur, wo durch leichten dorsalen Druck die Lordose verstärkt und damit die Aufrichtung verbessert werden kann. Die Patienten werden sofort mobilisiert und beginnen am nächsten Tage mit der krankengymnastischen Übungsbehandlung (Abb. 1).

Falls die Röntgenkontrolle nach der Aufrichtung keinen zufriedenstellenden Befund ergibt, kann der ventrale Durchhang nach zwei Tagen wiederholt und ein neues Mieder angelegt werden. Die meisten Patienten können schon nach einigen Tagen, spätestens jedoch nach zwei Wochen, aus der stationären Behandlung entlassen werden. Anschließend erfolgen regelmäßige ambulante Kontrollen, wobei vor allem der Sitz des Korsetts kontrolliert werden muß. Viele der Patienten sind bereits zu diesem Zeitpunkt arbeitsfähig.

Das Korsett wird nach ca. 3 Monaten gekürzt und so mehr Bewegungsfreiheit zugelassen. Unter Umständen wird gegen Ende der Fixationsdauer ein Hexcelite-Korsett angelegt, das ebenfalls wasserabstoßend ist und von den Patienten hervorragend toleriert wird, da es noch luftdurchlässiger ist. Dieses Korsett hat jedoch eine geringgradig verminderte Stabilität gegenüber dem Lightcast und ist deshalb zu Beginn der Behandlung nicht indiziert (Hackenbruch [2]). Die Dauer der Ruhigstellung beträgt in der Regel 4–5 Monate.

In den letzten Jahren haben wir 36 Wirbelkörper-Kompressionsfrakturen nach dieser Methode behandelt. Betroffen waren der 12. Brustwirbel- sowie der 1., 2. und 3. Lendenwirbelkörper. Das Durchschnittsalter der Patienten betrug 36 Jahre, der jüngste Patient war 11, der älteste 58 Jahre. In allen Fällen kam es zu einer Aufrichtung des Wirbelkörpers, und diese Korrektur konnte bis auf einen geringgradigen Höhenverlust gehalten werden.

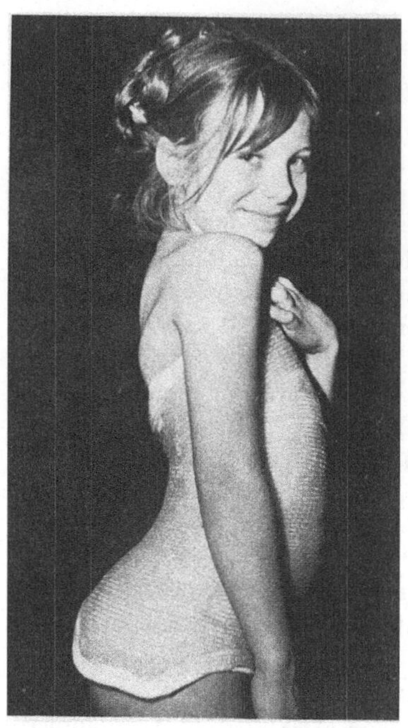

Abb. 1. 11jährige Patientin mit Kompressionsfraktur des 1. und 2. Lendenwirbelkörpers. Reposition im ventralen Durchhang und Fixierung im Lightcast-Korsett mit verstärkter Lordose. Gegendruck wurde durch die Abstützung an der Symphyse und am Sternum erzeugt

Der Therapieerfolg bzw. die definitive Wirbelkörperaufrichtung wurde bei 9 Patienten verfolgt und überprüft. Die verbliebene Wirbelkörperdeformierung bzw. erreichte Aufrichtung wurde dabei objektiv nach den drei folgenden Methoden bestimmt (Abb. 2):

1. Der Index, der das Verhältnis von der vorderen Wirbelkörperhöhe zur hinteren Wirbelkörperhöhe angibt. Er betrug am Unfalltage im Durchschnitt 0,75, nach der primären Aufrichtung 0,90 und bei der letzten Kontrolle nach 8 Monaten 0,84.
2. Der Winkel zwischen Deck- und Bodenplatte, den man durch Verlängerung einer Meßlinie über der ventralen und dorsalen Kante der Deck- und Bodenplatte erhält. Am Unfalltag betrug dieser Winkel durchschnittlich 10°, er besserte sich nach der Aufrichtung auf 4,5° und verschlechterte sich gering auf einen Endwert von 6,6°.
3. Der Kyphose- oder Gibbus-Winkel, der dem Lordose-Winkel von Ferguson entspricht. Es werden die Mittelpunkte von den Wirbelkörpern, die zwei Segmente höher und tiefer liegen, mit dem Mittelpunkt des frakturierten Wirbelkörpers verbunden. Der Gibbus-Winkel betrug am Unfalltage im Durchschnitt +2,5°, nach der Aufrichtung -6,1° und bei der letzten Kontrolle -2,7°.

Bei unseren Patienten ist es also zu einer definitiven Besserung des Indexes von 0,75 auf 0,84, des Winkels zwischen Deck- und Bodenplatte von 10° auf 6,6° und des Kyphose-Winkels von 2,5° auf -2,7° gekommen.

Durch die Aufrichtung konnte eine erhebliche Korrektur erzielt werden, die sich jedoch nicht bis zum ausgeheilten Endergebnis vollständig halten ließ.

Diese nachträgliche Zusammensinterung von aufgerichteten Wirbelkörpern ist lange bekannt und wurde als spezifische Folge der Böhler'schen Behandlung angelastet, weil die entstehenden Hohlräume nicht ausgefüllt werden und somit nicht knöchern konsolidieren.

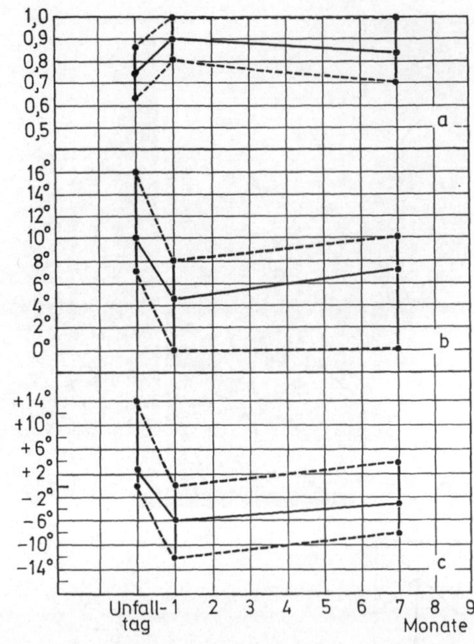

Abb. 2a-c. Verlauf von 9 analysierten Wirbelkörperkompressionsfrakturen vom Unfalltag bis zur definitiven Ausheilung. **a** Verhältnis der vorderen Wirbelkörperhöhe zur hinteren Wirbelkörperhöhe (Index), **b** Winkel zwischen Deck- und Bodenplatte, **c** Kyphosewinkel

Diese Aussage wurde bereits von Koneczny [5] in Frage gestellt und die Beobachtungen von Morscher [6] zeigen, daß auch beim Auffüllen der Hohlräume mit autologer Spongiosa ein Zusammensintern nicht zu vermeiden ist.

Nach unserer Meinung ist die Zusammensinterung im wesentlichen ein Problem der Ruhigstellung. Wir meinen, daß durch eine exakte und ausreichende Fixation der Wirbelsäule, verbunden mit der intensiven Kräftigung der Rückenmuskulatur, die Zunahme der Fehlstellung zum Teil zu verhindern ist. Betrachtet man die definitive Aufrichtung im Verhältnis zur Lokalisation der Fraktur, so zeigt sich, daß der 1. und 2. Lendenwirbelkörper am besten korrigiert werden konnten (Abb. 3 und 4).

Zusammenfassung

Die Behandlung der Wirbelkörper-Kompressionsfrakturen nach der Methode von Böhler zeigt im Vergleich zu allen anderen konservativen Behandlungsmethoden bessere Spätergebnisse.

Bei richtiger Indikation sollte heute diese Behandlungsmethode wieder mehr Bedeutung erlangen, zumal die Fixation mit modernen Kunststoffmiedern den Patienten die unbequeme Nachbehandlung im Gipsmieder erspart.

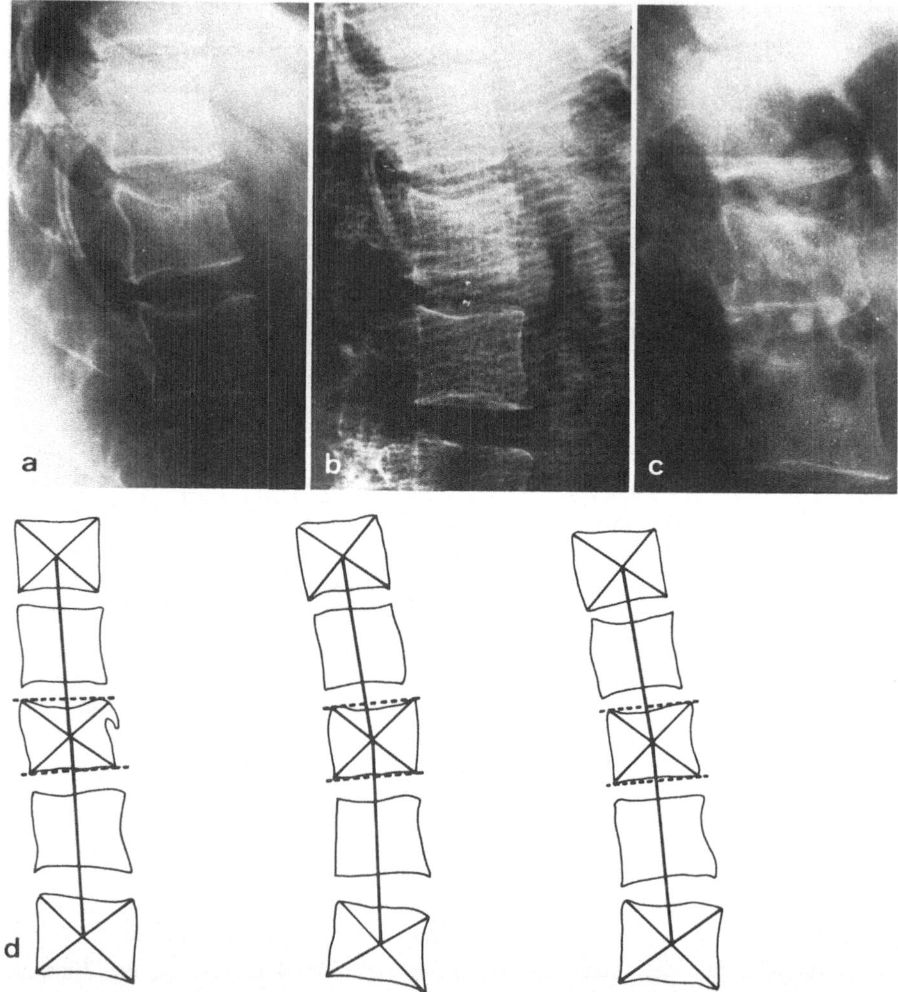

Abb. 3. a Röntgenaufnahme einer 27jährigen Patientin mit Kompressionsfraktur des 1. Lendenwirbelkörpers am Unfalltag, **b** Röntgenaufnahme nach ventralem Durchhang und Fixation im Lightcast-Mieder, **c** Röntgenaufnahme mit dem definitiven Endergebnis, **d** Röntgen-Skizze vom Unfalltag, 3 Wochen nach Aufrichtung und nach der definitiven Ausheilung mit dem dazugehörigen Korrekturwert

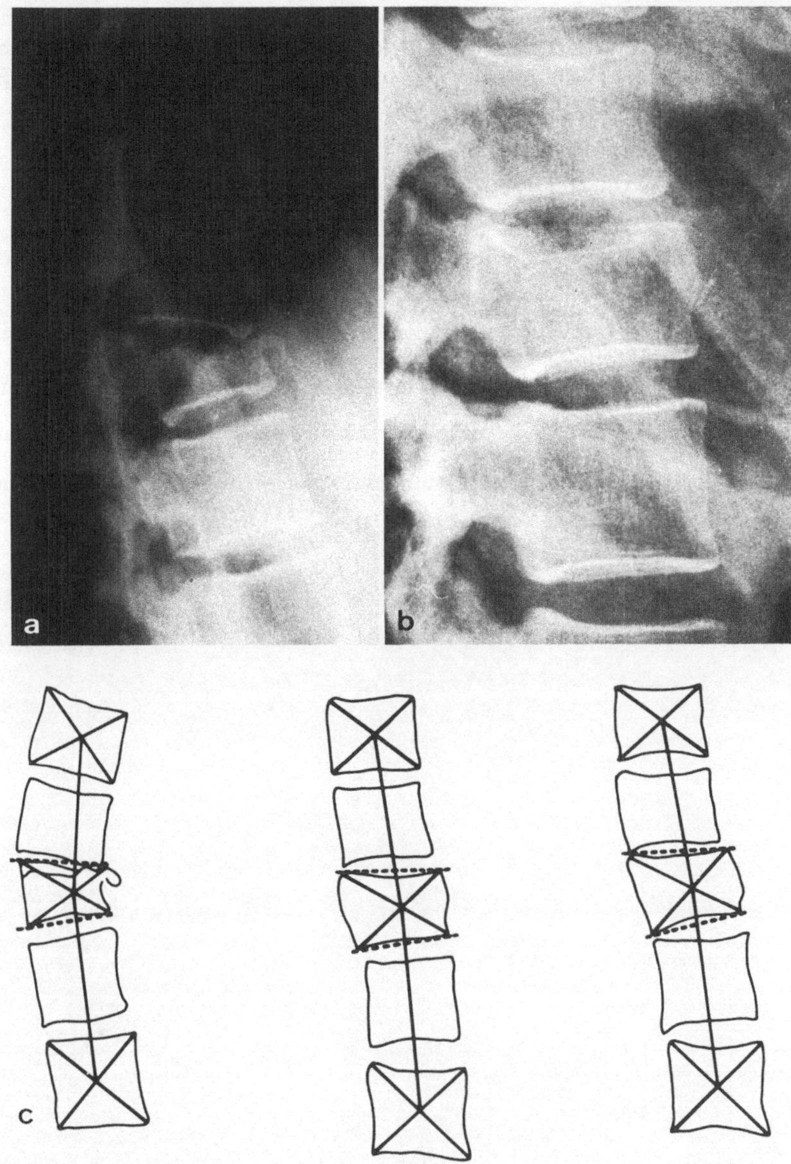

Abb. 4. a Röntgenaufnahme einer 33jährigen Patientin mit Kompressionsfraktur des 2. Lendenwirbelkörpers am Unfalltag, **b** Röntgenaufnahme mit dem definitiven Endergebnis nach 11 Monaten, **c** Röntgenskizze am Unfalltag, unmittelbar nach der Aufrichtung und nach der definitiven Ausheilung mit dem dazugehörigen Korrekturwert

Im Hinblick auf die Spätergebnisse sollte jeder Grad an Korrekturgewinn angestrebt werden. Die häufig vertretene Ansicht, daß man auf eine Reposition verzichten könne, da das Ziel sowieso nicht erreicht werden kann, wird durch unsere bisherigen Erfahrungen widerlegt.

Literatur

1. Böhler L (1972) Konservative Behandlung von Brüchen der Brust- und Lendenwirbelsäule. Z Unfallmed 65:100
2. Hackenbruch W, Hipp E, Karpf PM, v. Gumppenberg St (1979) Die Behandlung der Wirbelfrakturen nach Böhler und die Fixation im Fiberglasverband. Unfallheilkd 82:101
3. Hipp E (1971) Morphologie der Wirbelfraktur. H Unfallheilkd 108:3
4. Hipp E, v. Gumppenberg St, Hackenbruch W, Kircher E (1977) Die Wirbelfraktur als Reitunfall. Fortschr Med 24:1567
5. Koneczny O (1972) Für die Behandlung der Wirbelsäulenkompressionsfrakturen nach Böhler. Z Unfallmed 65:135
6. Morscher E (1972) Operative Aufrichtung von Wirbelfrakturen. Z Unfallmed 65:118

Zur funktionellen Behandlung von Wirbelfrakturen am thoraco-lumbalen Übergang mit dem Drei-Punkte-Korsett

E.H. Kuner, W. Kern und W. Schlickewei

Mehr als 50% aller Wirbelfrakturen sind am thoraco-lumbalen Übergang lokalisiert (Magnus [9]; Lob [8]; Nigst [12]; Rehn [13] u.a.). Von diesen Frakturen können ca. 90% als stabile Frakturen bezeichnet werden ohne neurologische Symptome (Saegesser [17]). Patienten mit diesen Verletzungen eignen sich für eine frühfunktionelle und frühambulante Behandlung mit dem Drei-Punkte-Stützkorsett nach Vogt/Bähler [18]. Diese Behandlung führen wir seit über 10 Jahren durch und möchten hier über einige Gesichtspunkte sprechen und die vorläufigen Ergebnisse der noch nicht ganz abgeschlossenen Nachuntersuchung eines Zeitraumes vom 1.1.1975 bis 30.6.1979 mitteilen.

Die Indikation zur frühfunktionellen und frühambulanten Behandlung mit dem Drei-Punkte-Stüztkorsett besteht bei stabilen Wirbelfrakturen mit und ohne Deckplatteneinbruch im thoraco-lumbalen Bereich, wenn keine neurologischen Symptome festzustellen sind. Für die Stabilität der Wirbelfraktur ist entscheidend, daß der ogn. hintere Ligamentkomplex intakt und die Wirbelkörperhinterwand stehen geblieben ist. Die Zerreißung der hinteren Bandverbindungen (Ligg. supraspinale, interspinale, interarcuatae) kann klinisch durch Palpation und röntgenologisch durch das Klaffen der entsprechenden Dornfortsätze nachgewiesen werden (Abb. 1 und 2). Nicht selten liegen dann auch Frakturen der Wirbelbögen und -fortsätze vor. Während eine Verschmälerung des Zwischenwirbelraumes auf der Unfallaufnahme das Eindringen von Bandscheibengewebe in die Frakturzone unmittelbar anzeigt, gehört die allmähliche Verschmälerung zum Vollbild einer Bandscheibendegeneration.

Das Behandlungskonzept der frühfunktionellen und frühambulanten Behandlung mit dem Drei-Punkte-Stützkorsett bei den stabilen Wirbelfrakturen geht davon aus, daß eine Notwendigkeit zur Wirbelaufrichtung nicht besteht, ja sogar überflüssig ist. Vielmehr soll nach Möglichkeit eine Zunahme der Keilwirbelbildung verhindert und eine rasche Mobilisierung erreicht werden (Abb. 3).

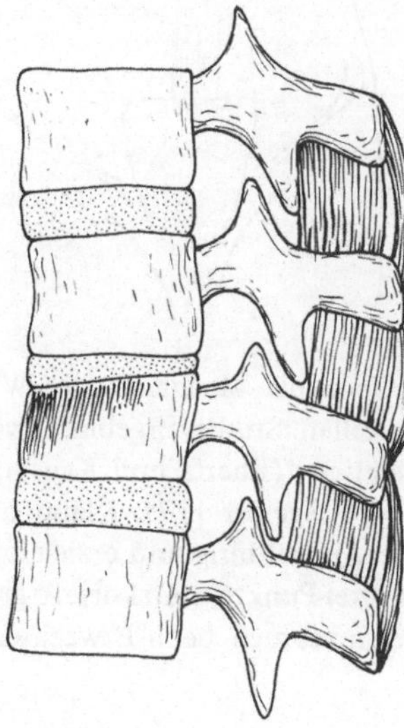

Abb. 1. Stabiler Wirbelbruch im thoraco-lumbalen Bereich

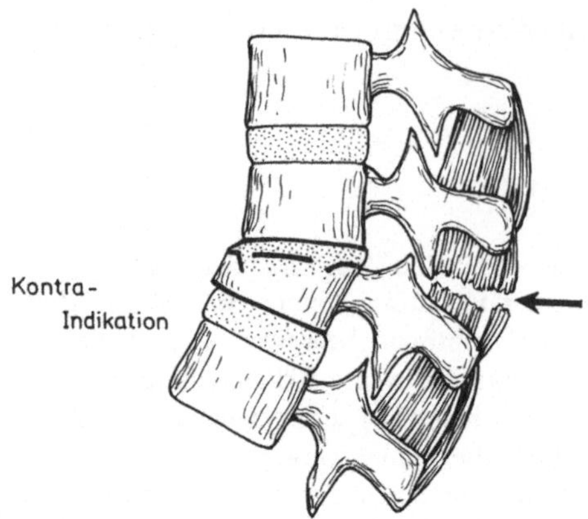

Abb. 2. Instabiler Wirbelbruch = Kontraindikation zur Behandlung mit Drei-Punkte-Stütz-korsett

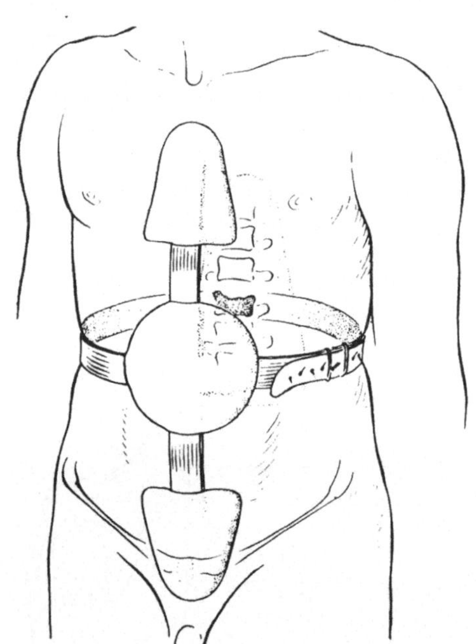

Abb. 3. Drei-Punkte-Stützkorsett nach Vogt/Bähler zur frühfunktionellen und frühambulanten Behandlung stabiler Wirbelfrakturen im thoraco-lumbalen Bereich

Über die Mechanik des Wirbelkompressionsbruches hat Plaue [16] in einer experimentellen Studie Ergebnisse vorgelegt, welche die Erfahrungen zahlreicher Autoren voll bestätigen (Eberle und Kaufmann [4]; Ruckstuhl [14, 15]; Wendt u. Mitarb. [19]; Nigst [12]; Saegesser [17]; Klapp u. Mitarb. [7]; Meinecke [10]. Sie verzichten ebenfalls auf eine Aufrichtung und erzielen mit der frühfunktionellen und frühambulanten Behandlung im Drei-Punkte-Stützkorsett gute Ergebnisse. Plaue fand nämlich, daß ein frischer Kompressionsbruch beim Erwachsenen bis zum 50. Lebensjahr noch 60 bis 70% der ursprünglichen Tragfestigkeit besitzt und daß ein auf die Hälfte seiner früheren Höhe komprimierter Wirbelkörper einem unversehrten Wirbel annähernd ebenbürtig ist. Da diese Aussage nur für die axiale und statische Druckbelastung gilt, muß es das Ziel der therapeutischen Maßnahmen sein, andere Krafteinwirkungen auszuschalten. Dieser Forderung trägt in hohem Maße das Drei-Punkte-Stützkorsett Rechnung. Es fixiert die Wirbelsäule gegen Ventralflexion und verhindert wirkungsvoll eine stärkere dynamische Beanspruchung in der Bewegungsrichtung, die möglicherweise eine Keilwirbelbildung verstärken könnte. Die erzwungene aufrechte Körperhaltung führt überdies zu einem um 30% geringeren intradiscalen Druck gegenüber einer leicht nach vorne geneigten Haltung z.B. im Sitzen. Dies haben Nachemson und Morris [11] durch intradiscale Druckmessungen am Lebenden nachgewiesen. Die Schmerzverringerung und -freiheit in der Lordosestellung führen wir auf diesen Effekt zurück.

Man kann nun feststellen, daß das Drei-Punkte-Stützkorsett den Bewegungsspielraum der Wirbelsäule zwar einschränkt — vor allem in der Ventralflexion —, eine völlige Immobilisierung mit der Folge einer stärkeren Muskelatrophie unmöglich ist. Objektive Messungen sind uns aber nicht bekannt. Vielmehr erfordert das Tragen dieser Orthese eine aktive Betätigung der Rückenmuskulatur im Sinne der Streckung, weil nur so die größtmögliche Schmerzfreiheit erzielt wird und dies die angenehmste Haltung zwischen den drei Pelotten ist. Hinzu kommt die größtenteils erhalten gebliebene Möglichkeit zur Seitwärtsneigung und Rotation, die bekanntlich nur durch dynamische Muskeltätigkeit bewirkt werden können. Beim Vorwärtsneigen, das nur mit gestrecktem Rumpf möglich ist, ist wegen des ungünstigen Hebelarmes eine stärkere Beanspruchung der Rückenmuskulatur erforderlich (Friedebold [6]). Im übrigen ist davon auszugehen, daß sich die Rückenmuskulatur beim Gesunden in aufrechter Haltung in einem optimalen Gleichgewicht zwischen statischer und dynamischer Beanspruchung befindet. Beim Tragen dieses Korsetts findet zwar eine Verschiebung der Komponenten statt, so daß eine etwas stärkere Beanspruchung der statischen Muskulatur über isometrische Muskelaktivität erfolgt. Es ist absolut unmöglich, sich in diesem Korsett passiv aushängen zu lassen.

Ich habe 10 namhafte Chirurgische/Unfallchirurgische und Orthopädische Kliniken in der Bundesrepublik und der Schweiz angeschrieben und um Auskunft über den Einsatz des Drei-Punkte-Stützkorsetts gebeten. 5 Kliniken behandeln demnach stabile Wirbelfrakturen im thoraco-lumbalen Bereich routinemäßig mit dem genannten Korsett, 4 weitere Kliniken nur solche ohne Deckplatteneinbrüche, „leichtere" Frakturen oder bei Kyphosewinkel von mehr als 10º bzw. ältere Patienten. Sie differenzieren. Nur eine Klinik behandelt mit Ø 5 wöchiger Bettruhe und entsprechender Lagerung stationär. Wir selbst behandeln alle stabilen Wirbelfrakturen im thoraco-lumbalen Bereich, die ohne neurologische Symptome sind, mit dem Drei-Punkte-Stützkorsett nach Vogt/Bähler [18] und gehen im einzelnen so vor: Zunächst stationäre Aufnahme und klinische, neurologische und röntgenologische Abklärung. Flachlagerung mit leichter Lordosierung im Wirbelbett. Nach 24 bis 48 Stunden Maßnehmen durch den Orthopädiemechaniker. Die Mobilisierung beginnen wir erst, wenn die Darmtätigkeit in Gang gekommen ist und die lokalen Schmerzen deutlich abgeklungen sind. Dies ist in der Regel nach 2 bis 5 Tagen der Fall. Unter Anleitung einer Krankengymnastin erfolgen die ersten Gehversuche im Drei-Punkte-Stützkorsett ohne weitere Hilfsmittel. Gleichzeitig wird täglich regelmäßig Muskeltraining in Bauchlage bei abgenommenem Korsett durchgeführt. Vierfüßler-Gymnastik verordnen wir in der Regel erst nach etwa 2 bis 3 Wochen. Die Entlassung nachhause erfolgt nach ca. 6 bis 8 Tagen. Insgesamt lassen wir das Korsett für ca. 12 Wochen tragen. Es wird nachts zum Schlafen abgenommen.

Vorläufige Kasuistik

(Die Nachkontrolle ist noch nicht vollständig abgeschlossen). In der Zeit vom 1.1.1975 bis zum 30.6.1979 wurden an der Abteilung für Unfallchirurgie 112 Patienten mit 138 Wirbelfrakturen mit dem Drei-Punkte-Stützkorsett nach Vogt/Bähler [18] behandelt. Dabei handelte es sich um stabile Frakturen mit und ohne Deckplatteneinbrüche und Fehlen von neurologischen Symptomen. Die Hauptlokalisation betraf den Bereich von BWK 12 bis LWK 3 mit 106 Frakturen (= 77%). Die höheren Lokalisationen im BWS-Bereich waren zusätzliche Frakturen. In 53% waren Frauen und in 47% der Fälle Männer betroffen. Das Durchschnittsalter lag bei 48,6 Jahren. In der Hauptsache handelte es sich um häusliche Unfälle (38%), gefolgt von Verkehrs- (24%) und Arbeitsunfällen (19%). Der Sport spielt in 17% der Fälle eine Rolle. Bei den Patienten ohne weitere Verletzungen (fast 2/3) wurde nach dem oben angegebenen Konzept vorgegangen. 50 Patienten konnten aus unserer Abteilung direkt nachhause entlassen werden. Der stationäre Aufenthalt betrug für solche ohne zusätzliche Verletzungen nur 7,2 Tage. 62 Patienten mußten nach der Mobilisierung, die im Durchschnitt nach 6 Tagen möglich war, wegen Bettenmangels noch in andere Krankenhäuser der Umgebung verlegt werden. Dort wurden leider unsere Empfehlungen nicht immer befolgt, so daß die Patienten in der Regel zwar mit dem Drei-

Tabelle 1. Dauer der stationären Behandlung mit und ohne zusätzliche Verletzungen (N = 50)

		Ø 11,1 Tage
31 Pat.	(ohne Nebenverletzungen)	Ø 7,2 Tage
11 Pat.	(mit 1 Nebenverletzung)	Ø 16,2 Tage
8 Pat.	(mit 2 Nebenverletzungen)	Ø 17,2 Tage

Erste Mobilisierung nach Ø 6 Tagen post trauma

Tabelle 2. Resultate der bisher erfolgten Nachuntersuchung (N = 51)

Sehr gut:	Schmerzfreiheit Kein Gibbus, Bewegungs- umfang normal, volle Arbeitsfähigkeit	*13 Fälle*
Gut:	Arbeitsfähig, leichte Einschränkung der Be- wegung, evtl. leichter Gibbus, bei starker Be- lastung Schmerzen	*33 Fälle*
Schlecht:	Deutlicher Gibbus und Bewegungseinschränkung, Arbeitsunfähigkeit, an- haltende Beschwerden	*5 Fälle*

Punkte-Stützkorsett aufstehen konnten, aber im Durchschnitt noch für weitere 35 Tage stationär behandelt wurden. In einigen Fällen war dies aber auch durch Zusatzverletzungen bedingt (Tabelle 1).

51 Patienten konnten bisher klinisch und röntgenologisch durchschnittlich 2 1/2 Jahre nach dem Unfall nachuntersucht werden. Die Ergebnisse wurden mit sehr gut, gut und schlecht bewertet. Die einzelnen Kriterien entsprechen in etwa denen, die Ehlert [5] angegeben hat. Bei 46 Verletzten fand man ein sehr gutes bis gutes Resultat und in 5 Fällen war das Behandlungsergebnis schlecht (Tabelle 2). Bei 23 Patienten, die im Erwerbsleben stehen, konnte die Dauer der Arbeitsunfähigkeit ermittelt werden. Sie lag bei fast der Hälfte unter 2 Monaten und in 80% der Fälle betrug sie weniger als 6 Monate. Die restlichen Patienten hatten Zusatzverletzungen, die die Dauer der Arbeitsunfähigkeit wesentlich beeinflußten (Tabelle 3).

Interessante Aspekte ergeben sich aus der Analyse des sagittalen Quotienten von Unfallaufnahme und Kontrollbild anläßlich der Nachuntersuchung. Dabei zeigt sich, daß von 49 Kompressionsbrüchen 19 weiter zusammengesintert sind, in 30 Fällen dagegen eine mehr oder weniger deutliche Aufrichtung im Drei-Punkte-Stützkorsett mit Gymnastik festgestellt werden konnte. Die bereits beim Unfall stark komprimierten Wirbelkörper sanken später weniger oft weiter zusammen, als die, welche zu Beginn weniger verformt waren. Dies entspricht wiederum ganz den experimentellen Ergebnissen Plaues [16] und zeigt andererseits die Wirksamkeit dieser frühfunktionellen Behandlung im Drei-Punkte-Stützkorsett (Abb. 4a, b).

Das Prinzip dieser Behandlung beruht darauf, daß über drei Pelotten, die mit einem Metallring und zwei Stäben verbunden sind, eine Lordosierung erzwungen und durch aktive Muskeltätigkeit aufrecht erhalten wird. Die Vorteile dieser Behandlung bestehen darin, daß bereits nach wenigen Tagen die Mobilisierung des Verletzten erfolgen kann. Sie wird unterstützt durch tägliche, später 2 bis 3 mal wöchentliche Krankengymnastik, die wesentlicher Bestandteil dieses Behandlungskonzeptes ist. Die Frühmobilisierung ist die beste Thrombo-Embolie-Prophylaxe und außerdem die beste Maßnahme, der Muskelatrophie, die bei Behandlung durch Bettruhe zu befürchten ist, entgegen zu wirken. Es wird außerdem frühere Schmerzfreiheit und insgesamt eine positive psychologische Wirkung erzielt. Das Anpassen und Anziehen des Korsetts ist einfach und schnell möglich. Es tritt keine Beeinträchtigung der Atmung ein, Körperhygiene ist uneingeschränkt möglich und das Tragen wird von den Patienten als nicht unangenehm empfunden. Als Kontra-

Tabelle 3. Dauer der Arbeitsunfähigkeit von Patienten, die im Erwerbsleben stehen (N = 51)

Dauer der Arbeitsunfähigkeit: (Pat. im Erwerbsleben N = 23)	
Bis zu 1 Monat	5 Pat.
Bis zu 2 Monaten	5 Pat.
Bis zu 3 Monaten	7 Pat.
Bis zu 6 Monaten	2 Pat.
Bis zu 12 Monaten	3 Pat. *
Mehr als 1 Jahr	1 Pat. *

* = mit Zusatzverletzungen

indikation sind alle instabilen Frakturen zu nennen, auch solche, bei denen der Verdacht besteht, und adipöse Patienten, bei denen der korrekte Sitz nicht gewährleistet ist. Die Kurzschlußfolgerung, aus dem Meinungsstreit: Gipsmieder = Muskelatrophie bzw. Korsettkrankheit (Magnus [9]), wie er vor 40 Jahren und bis heute geführt wird (Böhler, L. [2]; Bürkle de la Camp [3]; Arens [1]) trifft so für das Drei-Punkte-Stützkorsett nicht zu und

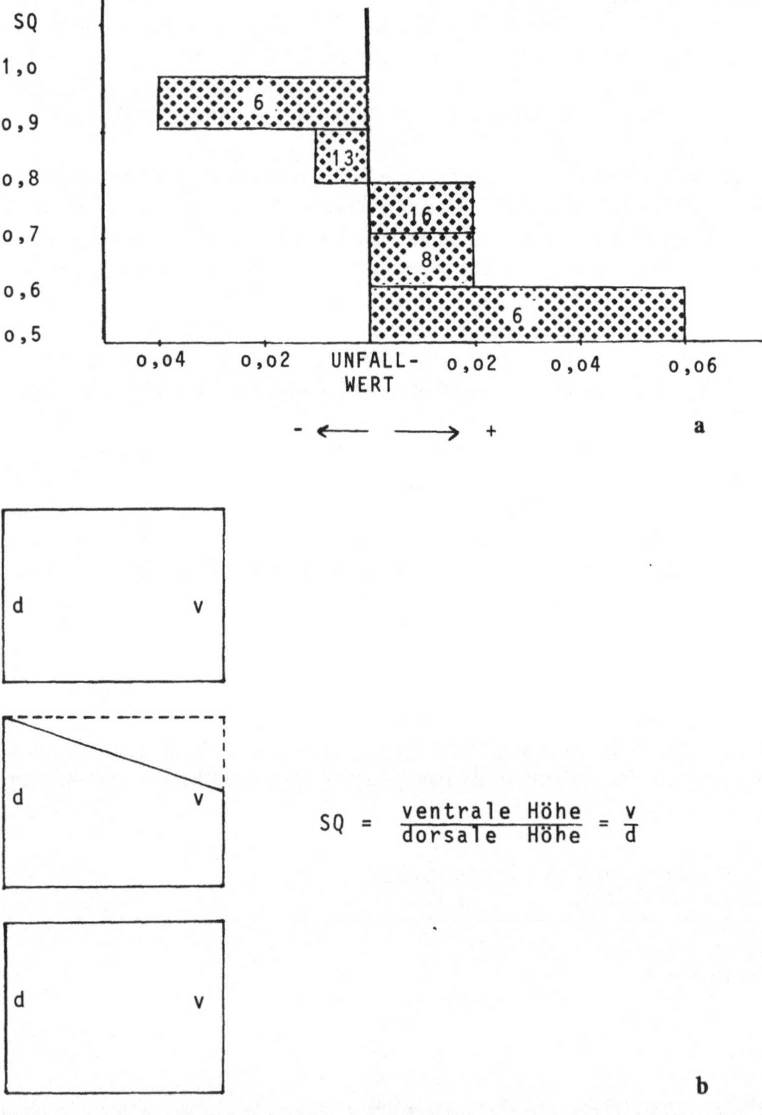

Abb. 4. a Bestimmung des sagittalen Quotienten, **b** Das Nachuntersuchungsergebnis zeigt, daß in der Mehrzahl der Fälle eine mehr oder weniger starke Aufrichtung des keilförmig deformierten Wirbels zustande kommt. Nachkontrolle Ø 2 Jahre und 6 Monate post trauma

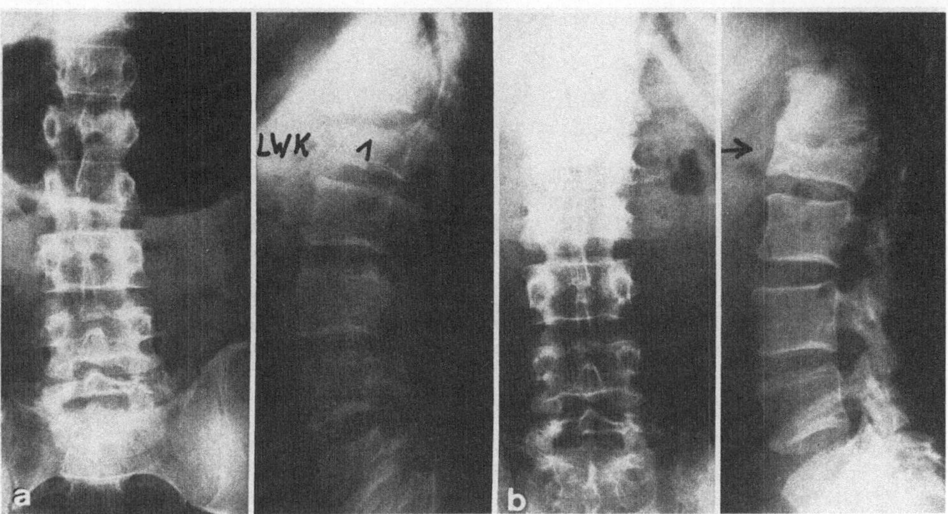

Abb. 5. a 37jähriger Mann. Absturz bei Dacharbeiten aus 4 m Höhe. Diagnose: LWK I-Kompressionsfraktur (SQ = 0,46); Hinterhauptprellung. Aufstehen im Korsett nach 6 Tagen. Ambulante Behandlung mit Korsett und Krankengymnastik 7 Wochen, **b** Nachkontrolle 4 1/2 Jahre nach Unfall. Gelegentlich geringfügige Beschwerden. Arbeitsfähig im früheren Beruf als Dachdecker. Wirbelsäulenbeweglichkeit normal. Röntgenologisch Spangenbildung zwischen BWK 12 und LWK 1. Sagittaler Quotient = 0,71

ist falsch. Vielmehr sind die Worte von Lorenz Böhler zu beherzigen, der im Zusammenhang mit der Therapie der Wirbelfrakturen sagt: „Da Funktion auf deutsch Gebrauchsfähigkeit oder Gebrauch heißt, muß man diejenige Behandlung als funktionell bezeichnen, bei welcher der verletzte Körper am raschesten gebraucht werden kann." Diese logische Feststellung trifft in der Tat am ehesten auf die Behandlung stabiler Wirbelfrakturen im thoraco-lumbalen Bereich mit dem Drei-Punkte-Korsett nach Vogt/Bähler [18] zu. Denn hier stehen die Patienten bereits am 2. bis 5. Tag nach der Verletzung auf. Dieses ist zusammen mit der täglichen Physiotherapie zur Kräftigung der Rückenmuskulatur die beste funktionelle Therapie. Durch unsere Ergebnisse werden wir in dieser Auffassung voll bestätigt (Abb. 5a,b).

Zusammenfassung

Die Behandlung stabiler Wirbelfrakturen ohne neurologische Symptome im thoraco-lumbalen Bereich kann mit gutem Erfolg frühfunktionell und frühambulant mit dem Drei-Punkte-Stützkorsett nach Vogt/Bähler [18] erfolgen. Dadurch wird der durch Bettruhe bedingte Immobilisierungsschaden verringert, der stationäre Aufenthalt in der Regel erheblich reduziert und schließlich die Kosten gesenkt. Aufgrund der günstigen psychologischen Wirkung kann auch die Arbeitsunfähigkeit so kurz als möglich gehalten werden. Ausnahmen hiervon bilden Berufe mit schwerer körperlicher Arbeit.

160

Literatur

1. Arens W (1978) persönliche Mitteilung, Dez
2. Böhler L (1940) Wandlungen in der Behandlung und Begutachtung von Wirbelbrüchen. Arch klin Chir 200:281
3. Bürkle de la Camp H (1940) Funktionelle Wirbelbruchbehandlung oder Böhlersche Wirbelbruchaufrichtung. Arch klin Chir 200:321
4. Eberle H, Kaufmann L (1971) Unsere Erfahrungen mit dem 3-Punkte-Korsett bei der Behandlung frischer thorakolumbaler Wirbelkörperkompressionsfrakturen. Hefte Unfallheilk 108:96
5. Ehlert H (1966) Zur Behandlung der Wirbelbrüche. Mschr Unfallheilk 69:109
6. Friedebold G (1958) Die Aktivität normaler Rückenmuskulatur im Elektromyogramm unter verschiedenen Haltungsbedingungen; eine Studie zur Skelettmuskelmechanik. Z f Orthop 90:1
7. Klapp F, Hertel P, Müller B, Herrmann HD (1977) Verletzungen der Brust- und Lendenwirbelsäule. Chirurg 48:498
8. Lob A (1954) Die Wirbelsäulenverletzungen und ihre Ausheilung. Thieme, Stuttgart
9. Magnus G (1930) Die Behandlung und Begutachtung des Wirbelbruches. Arch f orthop Unfallchir 29:277
10. Meinecke FW (1980) Verletzungen der Wirbelsäule und des Rückenmarkes. In: Baumgartl/Kremer/Schreiber (eds), Spezielle Chirurgie für die Praxis. Thieme, Stuttgart
11. Nachemson A, Morris JM (1964) In vivo measurements of intradiscal pressure. J Bone Jt Surg 46-A:1077
12. Nigst H (1972) Spezielle Frakturen- und Luxationslehre. Band I/2. Thieme, Stuttgart
13. Rehn J, Meinecke FW (1974) Derzeitiger Stand der Wirbelbruchbehandlung. Z Orthop 112:889
14. Ruckstuhl J (1972) Frühresultate der Behandlung von Wirbelkörperfrakturen mit dem sogenannten 3-Punkte-Korsett. Mschr Unfallheilk 75:560
15. Ruckstuhl J (1974) Ambulante Behandlung stabiler Wirbelkörperfrakturen mit dem 3-Punkte-Korsett. Schweiz med Wschr 104:1064
16. Plaue R (1973) Die Mechanik des Wirbelkompressionsbruches. Zbl Chir 98:761
17. Saegesser M (1972) Spezielle chirurgische Therapie. Huber, Bern, Stuttgart, Wien
18. Vogt B (1962) Zur Behandlung der Kompressionsfrakturen der unteren Brust- und der Lendenwirbelsäule. Praxis 20:515
19. Wendt O, Petracic B, Lang HD, Vogel K (1975) Behandlung der Brust- und Lendenwirbelbrüche mit dem 3-Punkte-Stützkorsett. Hefte Unfallheilk 126:342

Operative Therapie der thorakalen Wirbelfrakturen

L. Kinzl

Anders als bei Halswirbelsäulenverletzungen ist an der Brustwirbelsäule die Indikation zur operativen Behandlung weit seltener gegeben.

Indikationen

Eine Indikation zur operativen Intervention scheint uns gegeben:
1. bei den wenigen, an sich stabilen Kompressionsfrakturen mit exzessiver Keilwirbelkonfiguration und einem Kyphosewinkel von mehr als 30°.

    Die operative ventrale Aufrichtung und Abstützung sollte dabei umso eher angestrebt werden, je jünger die Patienten und je schlechter die zu erwartenden Kompensationsmöglichkeiten der benachbarten Wirbelsäulenabschnitte sind. (Dies wäre z.B. der Fall bei vorbestehender Kyphose oder aber im Falle einer schlechten Wirbelsäulengesamtbeweglichkeit, wie z.B. bei Morbus Scheuermann).
2. Bei allen instabilen Frakturformen, d.h. bei den nicht zu reponierenden bzw. nicht zu haltenden Luxationsfrakturen oder den komplexen Verletzungen der Bandstrukturen und Wirbelkörper, insbesondere mit Zusammenbruch der Wirbelkörperhinterwand.
3. Bei Wirbelfrakturen (Luxationsfrakturen) mit begleitender neurologischer Symptomatik.

    Besteht gleichzeitig und dies ist aufgrund der anatomischen Gegebenheiten im thorakalen Spinalkanal häufig der Fall, eine neurologische Symptomatik in Form eines primären kompletten oder eines inkompletten Funktionsverlustes, so stehen sich, was das therapeutische Vorgehen anbelangt, nach wie vor zwei Auffassungen unüberbrückbar gegenüber. Seit jeher lehnt Guttmann [2] wie auch jüngere Experten im deutschsprachigen Raum unter derartigen Bedingungen jegliches aktive Vorgehen, sei es im Sinne einer Dekompression oder Stabilisation kategorisch ab. Demgegenüber befürworten in neuester Zeit zunehmend andere Autoren wie Dickson [1], Härkönen [3] eine differenzierte frühzeitige operative Behandlung, indem sie argumentieren, daß sich in jedem Falle mit der operativen Stabilisation einer instabilen Wirbelsäule eine wesentliche Erleichterung der Rehabilitationsbemühungen auch bei diesen Patienten ergibt. Wir selbst teilen diese Meinung weitestgehend, meinen jedoch, daß ein notfallmäßig operatives Vorgehen nur in den Fällen gerechtfertigt erscheint, bei denen ein primär inkomplettes Querschnittsbild sich progredient verschlechtert und bei dem sich bei der sofort eingeleiteten Myelographie eine Raumforderung im Spinalkanal ergibt.

Operationstechnik

Das Behandlungsziel, die physiologische Form und Funktion der Wirbelsäule wiederherzustellen, läßt sich durch die Kombination von Reposition und anschließender Stabilisation der betreffenden Segmente erreichen. Ob dabei von hinten, von vorne oder kombiniert

162

zugegangen werden soll, bleibt dem Einzelfall überlassen und muß für jede Fraktursituation auch in bezug auf die neurologische Situation überdacht werden.

Grundsätzlich ist festzuhalten, daß die primäre dorsalseitige Freilegung der thorakalen Wirbelsäule beim Vorliegen einer neurologischen Komplikation anzustreben ist.

Inwieweit dann die Stabilisation der Wirbelsäule alleine von dorsal her ausreicht, ist abhängig zu machen von der Suffizienz der ventralseitigen Wirbelkörperabstützung.

Kompressionsfrakturen vom exzessiven Keilwirbeltyp sollten ausschließlich von ventral angegangen und aufgerichtet werden, da nach der Aufrichtung die entstandenen Hohlräume mit autologer Spongiosa oder besser noch mit cortico-spongiösen Keilen aufgefüllt werden müssen. Unterbleibt eine derartige Auffüllung, so ist mit Sicherheit mit Korrekturverlusten im Laufe der Zeit zu rechnen.

Ventraler Zugang

Die beiden cranialen Thorakalwirbel lassen sich mit dem von Southwick und Robinson für die Halswirbelsäule angegebenen linksseitigen antero-lateralen Zugang, dessen Hautincision zwischen Cricoid und Sternum liegt, erreichen.

Da wir selber bisher nie gezwungen waren, eine Aufrichtungsoperation an einem dieser beiden Wirbel vorzunehmen, erspare ich mir die nähere Beschreibung dieses Vorgehens und verweise auf die von Morscher [5] gegebene Darstellung.

Die Wirbelkörper thorakal III—XI erreicht man am schonendsten durch transthorakales Vorgehen.

Dabei erweist es sich oft als günstig, die Rippe, welche den vorletzten Wirbel in der Axillarlinie kreuzt, zu entfernen und die Incision genau dem Verlauf dieser Rippe entsprechend anzulegen.

Wir gehen in der Regel von links her ein, da rechterseits Verletzungsmöglichkeiten an der V. cava und dem D. thoracicus bestehen.

Bei dem in Seitenlage befindlichen Patienten beginnt die Hautincision in der vorderen Axillarlinie, zieht unterhalb der Scapula nach dorsal, um dann zwischen medialem Scapularand und der Wirbelsäule nach cranial abzubiegen.

Nach Durchtrennung der Subcutis in gleicher Verlaufsrichtung erfolgt die Durchtrennung des M. latissimus dorsi. Nach hinten wird der m. rhomboideus soweit wie nötig incidiert und der Trapezius am Rande eingekerbt.

Nach Festlegung der Zugangsrippe wird an dieser entlang dem caudalen Rippenrand das Periost gespalten und die Rippe mit dem Raspatorium herausgeschält.

Durch die Innenseite des Periostschlauches wird anschließend die Pleurahöhle eröffnet und durch das Einbringen von Thoraxspreizern der Eingangsweg aufgeweitet.

Nach Längsspaltung der über den Wirbelkörpern liegenden Pleura gelingt es mühelos, nach Unterbindung der Wirbelsegmentgefäße die Wirbelkörpervorderflächen zu entblößen und die notwendige Aufrichtung im Frakturbereich mit Hilfe eines Arthrodesenspreizers zu erreichen. Unterstützt wird dieser Aufrichtungsvorgang durch dorsalseitigen manuellen Druck (Abb. 1).

Eine frische Fraktur ist an der Frakturzone selbst aufzurichten, bereits konsolidierte Keilwirbel sollten belassen werden, die Aufrichtung erfolgt zweckmäßigerweise in der benachbarten Bandscheibe, welche bei relativ geringem Blutverlust ausgeräumt und entknorpelt wird.

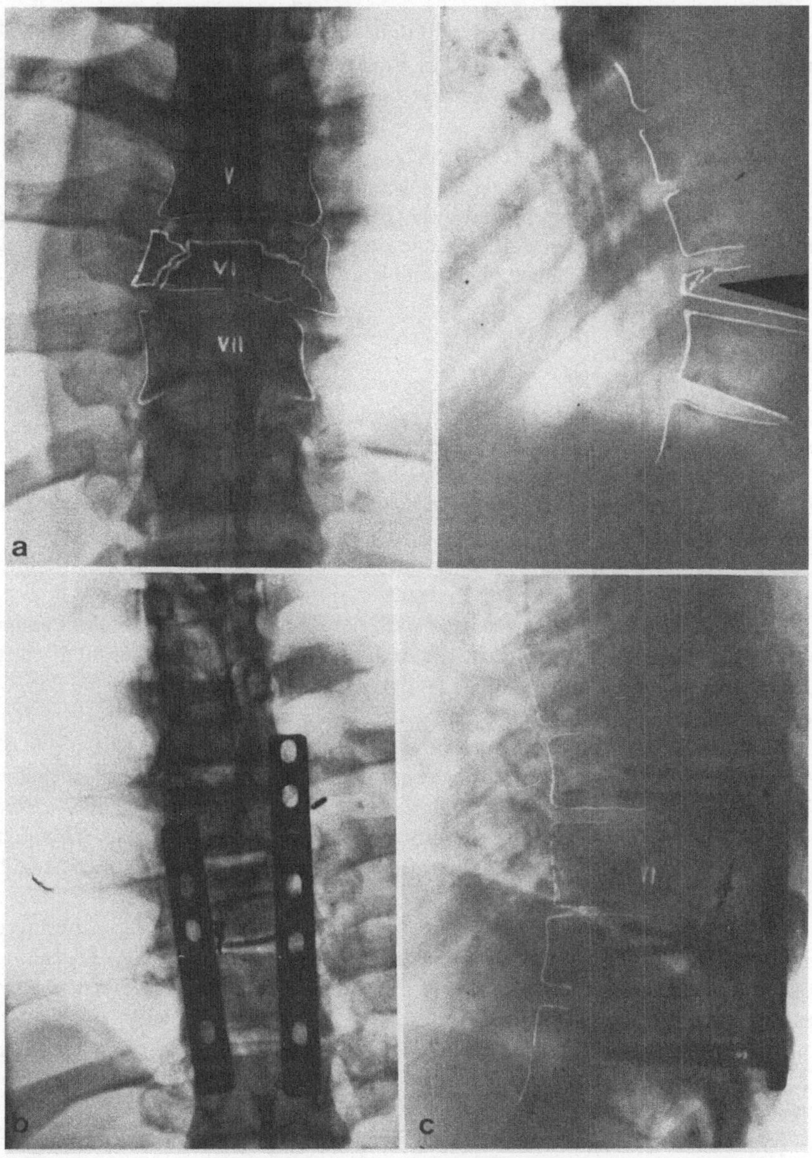

Abb. 1. a BWK VI-Kompressionsfraktur mit zunehmender Querschnittssymptomatik bei einem 22jährigen nach Motorradunfall, **b** Primär dorsalseitiges Vorgehen mit Reposition (Dekompression) und paraspinaler Plattenstabilisation über die Pedunkel, **c** Sekundär transthorakaler Zugang zum VI. BWK mit Wirbeldefektauffüllung durch cortico-spongiösen Span

Die durch das Aufrichten entstandenen Lücken und Hohlräume werden durch Einbolzung von cortico-spongiösen Spänen ausgeglichen.

Infolge der physiologischen Keilwirbelkyphose bleiben die Knochenspäne fest in ihrem Bett eingekeilt und bedürfen sehr selten einmal einer zusätzlichen Plattenstabilisation.

Nach dem zu erstrebenden, aber nicht unbedingt notwendigen Pleuraverschluß über dem aufgerichteten Wirbelkörper, erfolgt das Einlegen einer großlumigen Thoraxdrainage, das sorgfältige Aufblähen der Lunge, sowie der schichtweise Verschluß der Thoracotomiewunde.

Postoperativ erfolgt eine 3- bis 4-wöchige Liegebehandlung, während der krankengymnastische, rückenmuskelkräftigende Übungen betrieben werden sollen. Direkt anschließend lassen wir die Patienten zunehmend unter Belastung im Gehwagen mobilisieren. An anderen Kliniken hingegen beginnt die Mobilisationsphase erst nach dem Anpassen eines Korsettes, welches für 3 bis 6 Monate belassen bleibt.

Dorsaler Zugang

Der dorsale Zugangsweg zur Wirbelsäule bietet kaum Schwierigkeiten, gleichgültig ob er median gerade, paraspinal oder bogenförmig median angelegt wird.

In jedem Fall muß der Schnitt ausreichend lang sein, damit die stumpfe Ablösung des Erector trunci schonend vorgenommen werden kann, um damit einmal den Muskelschaden für die postoperative Mobilisierung so gering wie möglich zu halten und zum anderen einen exakten Überblick über die Fraktursituation zu erhalten. Dies geht nur, wenn man beidseits bis zu den Querfortsätzen hin freilegt.

Bei den reinen Luxationen genügt es nach der Reposition, vorausgesetzt Laminektomien waren nicht notwendig geworden, die Stabilisation der Wirbelsäule durch verspannende Cerclierung des betreffenden Bewegungssegmentes vorzunehmen. Dabei werden, wie Magerl [4] vorschlägt, die Transversalfortsätze des luxierten Wirbelkörpers gegen den hinteren Dornfortsatz des darunterliegenden Wirbels dreieckförmig verspannt (Abb. 2).

Zusätzlich halten wir das Einbringen autologer Spongiosa an die Wirbelbögen und Querfortsätze für unbedingt angezeigt, damit eine solide dorsale Spondylodese erreicht wird.

Finden sich Abbrüche der Gelenkfortsätze oder Zerstörungen der Wirbelhinterkante, so gelingt die ausreichende Stabilisation mit Hilfe von Harringtondistraktionsstäben (Abb. 3).

Für das technische Vorgehen ist es wichtig zu bemerken, daß das Einbringen der Distraktionshaken an den Wirbelbögen wegen der engen anatomischen Verhältnisse im thorakalen Bereich äußerst schwierig ist und daher die Verankerung der Haken an den Transversalfortsätzen vorgenommen werden sollte.

Eine ausreichende Stabilität durch die Harringtonmontage läßt sich, wie Staufer et al. [8] experimentell nachweisen konnten, erst erreichen, wenn beidseits mit Distraktionsstäben 4 oder besser noch 5 Segmente überbrückt wurden.

Ebenfalls empfiehlt sich nach Durchführung einer derartigen Montage das Einbringen von autologer Spongiosa in den Bereich der Querfortsätze bzw. Wirbelbögen. Sie bietet, nachdem eine ausgiebige Spangenbildung zwischen den einzelnen Wirbelkörpern eingetreten ist, eine echte Stress-Protection für die Implantatmaterialien.

Bezüglich der Implantatentfernung meint Harrington selbst diese belassen zu können. Wir raten wegen der vielen beschriebenen Implantatbrüche nach mehreren Jahren in jedem Fall zur Entfernung.

Sowohl bei den mit dreipunktförmiger Verspannung als auch mit Harringtonstäben stabilisierten Wirbelsäulen ist eine funktionelle Nachbehandlung ohne zusätzliche Korsettfixation möglich.

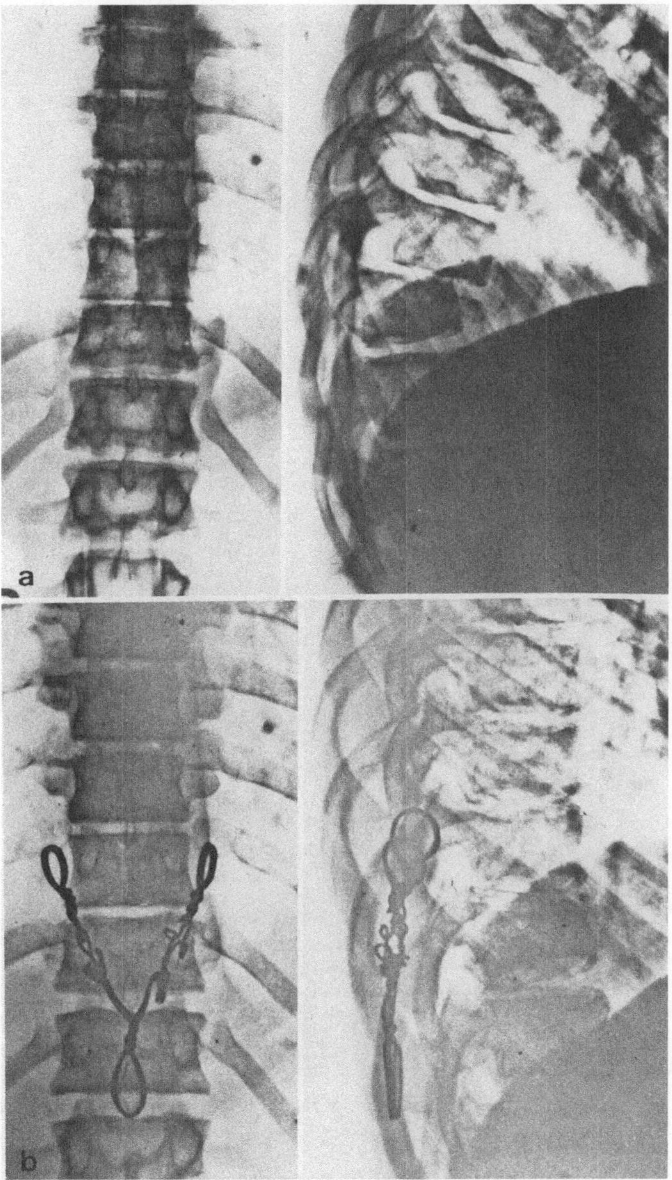

Abb. 2. a Luxationsfraktur BWK X, **b** Dorsalseitiges Vorgehen mit Reposition und anschließender dreieckförmiger Cerclagenverspannung nach Magerl

Für den mittleren und unteren BWS-Abschnitt erweist sich die paraspinale Plattenstabilisation nach Roy-Camille [6] als nicht gerade einfache, jedoch biomechanisch effektvollste Stabilisationsmethode (Abb. 1).

Die die Platten fixierenden Schrauben werden über die Wirbelbögenansätze intrakorporal verankert.

166

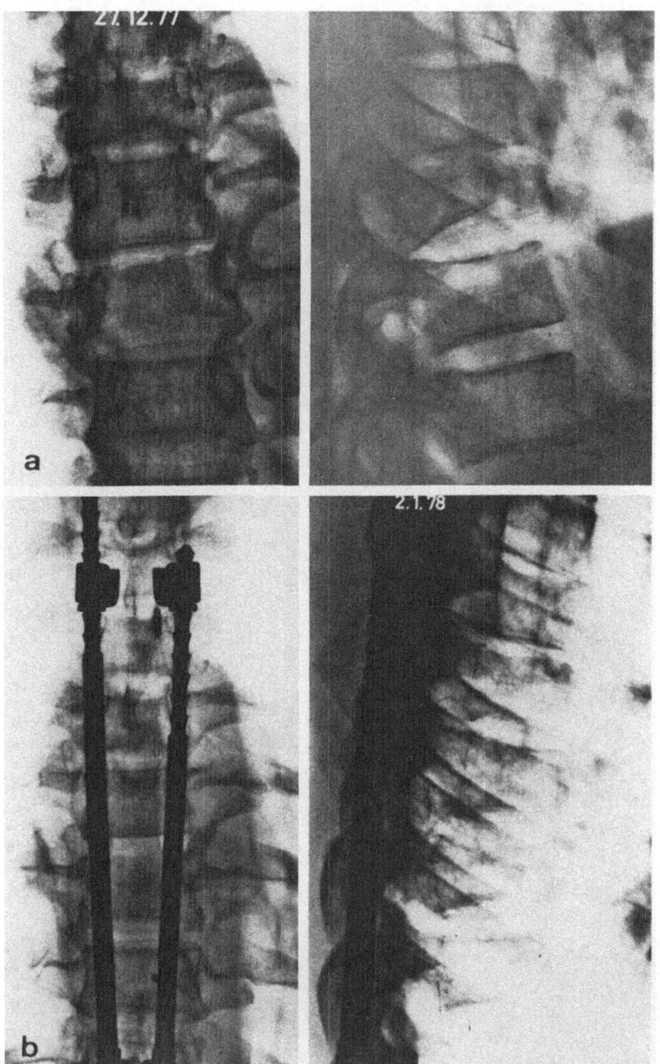

Abb. 3a,b. BWK VII-Berstungsfraktur, welche mit Harringtondistraktionsstäben stabilisiert wurde

In Ermangelung spezieller Platten mit entsprechenden Lochabständen, wie sie von Roy-Camille auf den Markt gebracht wurden, haben wir im Bereich der mittleren BWS Hunde-DC-Platten mit Kleinfragmentschrauben verwendet.

Die Schraubenlage hat sich dabei, den anatomischen Gegebenheiten entsprechend, von Wirbelkörper zu Wirbelkörper geringfügig zu ändern, wobei sich sowohl die Richtung gegen die Sagittalebene als auch die Horizontale ändert. Saillant [7] hat in einer anatomischen Studie diese Gegebenheiten dargestellt und darauf hingewiesen, daß eigentlich genügend Raum zur Verfügung steht, auch im mittleren bzw. unteren thorakalen Wirbelsäulenabschnitt Kleinfragmentschrauben über die Pedunkel in die Wirbelkörper einzubringen.

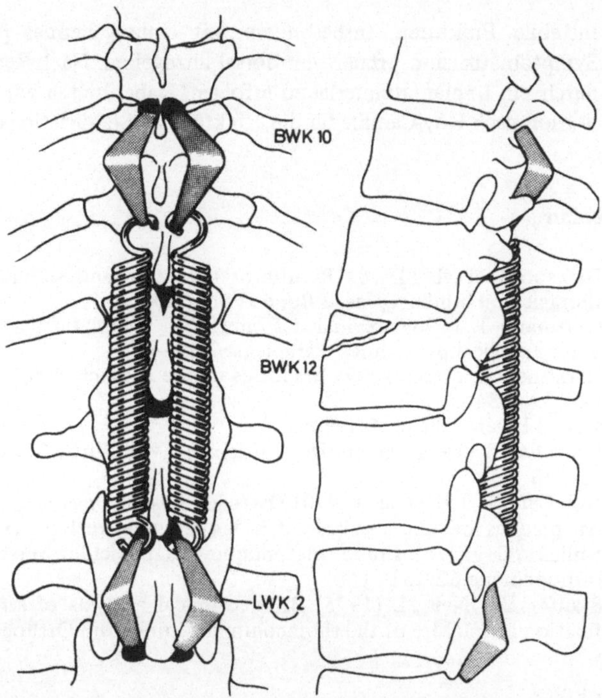

Abb. 4. Schematische Darstellung der dynamischen Wirbelsäulenalloplastik nach Weiss

Abschließend sei der Vollständigkeit halber noch die „dynamische Wirbelsäulenalloplastik" nach Weiss erwähnt, welche ihre Indikation bei Verrenkungsbrüchen mit erhaltener hinterer Wirbelkante hat. Wir selbst verfügen über keinerlei Erfahrung, was diese Operationsmethodik anbelangt und können nur referieren, daß die unter Spannung eingebrachten Federn neben einem Stabilisierungseffekt auch einen zusammengesinterten Keilwirbel wieder aufrichten können (Abb. 4).

Die Operationstechnik erscheint einfach, beiderseits der Dornfortsatzreihe werden kleine Fenster in die die Wirbelbögen verspannenden Ligamentstrukturen geschnitten und entsprechend vorgeformte Federhaken jeweils zwischen zwei Etagen oberhalb sowie unterhalb des frakturierten Wirbelkörpers eingehängt. Danach werden die unter dosierter Vorspannung stehenden Federn zu beiden Seiten der hinteren Dornfortsätze eingeklinkt. Nach zweiwöchiger Liegebehandlung, während der krankengymnastisch geübt werden soll, erfolgt dann über Sitzübungen das Stehen und Gehen im Gehwagen. Gipsschalen bzw. Korsette kommen nicht zur Anwendung.

Fassen wir zusammen:

1. Die Indikation zur operativen Behandlung frakturierter Brustwirbelkörper der Etagen I–XI ist im Vergleich zu anderen Wirbelsäulenabschnitten extrem selten gegeben.
2. Exzessive Keilwirbelbildungen mit einem Kyphosewinkel von mehr als 30° sollten, um Spätschäden zu verhindern, durch ventrale Aufrichtung unter Benutzung des transthorakalen Zugangs versorgt werden.

3. Instabile Frakturen, insbesondere mit einhergehender progredienter neurologischer Symptomatik sind primär von dorsal anzugehen. Nach Reposition hat die Stabilisation durch ein Implantatmaterial zu erfolgen. Dabei halten wir die paraspinale Plattenstabilisation nach Roy-Camille für die effektvollste Stabilisationsmethode.

Literatur

1. Dickson J et al. (1978) Results of reduction and stabilization of severely fractured thoracic and lumbar spine. J Bone Jt Surg 60-A:9
2. Guttmann L (1969) Spinal deformities in traumatic paraplegics and tetraplegics following surgical procedures. Paraplegia 7:38–49
3. Härkönen M et al. (1979) Fractures of the thoracic spine. Arch Orthop Traumat Surg 94:179–184
4. Magerl F Persönliche Mitteilung
5. Morscher E (1972) Operative Aufrichtung von Wirbelfrakturen. Z Unfallmed Berufskr 65:118
6. Roy-Camille RE et al. (1970) Ostéosynthèse du rachis dorsal lombaire et lombo-sacré par plaques métalliques vissées dans les pédicules vertébraux. Presse méd 78:1447–1448
7. Saillant G (1976) Etude anatomique des pédicules vertébraux. Révue de Chirurgie orthopédique 62:151–160
8. Staufer ES, Neil JL (1975) Biomechanical analysis of structural stability of internal fixation in fracture of the thoracolumbar spine. Clin Orthop 112:159–164

Operative Behandlung bei Frakturen Th11 - L5

B. Dolanc

Die operative Behandlung einer Wirbelfraktur wurde erstmals 1742 von Gorter [2] in seiner „Chirurgia repurgata" befürwortet. 1891 operierte Hadra in Austin den ersten gut dokumentierten Fall, eine Luxationsfraktur an der Halswirbelsäule beim Kind. Angesichts dieser ehrwürdigen Data würde man heute auch bei Verletzungen caudaler Wirbelsäulen-Segmente mit Recht klare Richtlinien bezüglich Indikationsstellung zur Operation und Operationstechnik erwarten.

Daß die Dinge ganz anders liegen und die optimale Versorgung eines Wirbelsäulenverletzten noch immer eines der am meisten kontroversen, ja konfusen Themen in der Traumatologie geblieben ist, hat vielfältige Gründe.

Neurologischer Begleitschaden

Der allerwichtigste darunter ist wohl die Tatsache, daß es bisher auf keine Weise gelungen ist, eine traumatische Paraplegie zuverlässig zur Rückbildung zu bringen. Alle chirurgischen Anstrengungen in dieser Richtung werden durch meist gleich gute, bzw. gleich schlechte Resultate der konservativen Therapie relativiert und sind durch mögliche Operationskomplikationen zusätzlich belastet.

Trotzdem sind einige absolute Operationsindikationen auch bei Frakturen der unteren Brust- und der Lendenwirbelsäule allgemein anerkannt, und zwar in jenen seltenen Fällen, wo bei einer Mitverletzung des Rückenmarks ein progredienter neurologischer Schaden erkennbar wird. Seine Zunahme muß unter allen Umständen verhindert werden. Als solche dringliche Indikationen gelten:

1. Zunahme einer inkompletten Lähmung,
2. Lähmungszeichen nach freiem Intervall,
3. Aufsteigende komplette Lähmung,
4. Rasche Ausbildung eines medullären Lähmungsniveaus nach primär guter Erholungstendenz in den ersten Stunden nach dem Trauma.

In diesen Fällen ist ein sofortiger dekomprimierender Eingriff notwendig, der anschließend durch eine primäre Stabilisation vervollständigt werden muß.

Mitunter stellen auch unstillbare radiculäre Schmerzen eine gute, obschon nicht dringende Indikation zu einer Entlastungsoperation dar.

Instabilität

Das zweite Problem, dasjenige der instabilen Wirbelsäule, scheint nur für wenige ein echt chirurgisches zu sein. Nach Bedbrook [2, 3] und vielen anderen sollen bei adäquater Lagerung auch die primär stark instabilen Frakturen schnell konsolidieren, das Rückenmark sei nur bei groben, unsachgemäßen Manipu!ationen gefährdet. Auffallend viele Nachuntersucher bestätigen auch die vor 30 Jahren von Nicoll [25] festgestellte Irrelevanz zwischen einer morphologisch einwandfrei restituierten Wirbelsäule und dem funktionellen Endresultat.

Im folgenden werden wir uns mit den Operationsindikationen bei instabilen Frakturen etwas mehr beschäftigen. Um ihre pathogenetische Klarstellung und Klassifizierung hat sich besonders Holdsworth [16] verdient gemacht. Hierzu gehören:

Luxationsfrakturen

Sie entstehen bei gleichzeitiger Hyperflexion — seltener Hyperextension — und Rotation und haben allgemein eine viel schlechtere Prognose als die Kompressionsfrakturen. Ihr prozentualer Anteil wird durch die ständige Zunahme der Verkehrsunfälle gegenüber den Arbeitsunfällen (dort mit überwiegend Kompressionsfrakturen) immer größer. Hatte Nicoll [25] 1949 unter seinen Bergleuten mit meist schweren Hyperflexionstraumen nur 19% Luxationsfrakturen, so findet man diese in den Arbeiten aus den letzten Jahren in bis zu 25% (Louis [18]). Die meisten von ihnen sind instabil, sofern man im Akutstadium über die verbliebene Stabilität überhaupt etwas aussagen kann (Bedbrook [2]).

Richtet man sich nach dem architektonischen Schema der Wirbelsäule nach Louis [18], so sind die Kriterien für eine Instabilität folgende:
a) Verletzung der hinteren Wirbelkörper- und Discuswand
b) Ruptur des hinteren Ligamentkomplexes
c) Fraktur des Wirbelbogens und der Gelenkfortsätze (diese bilden zusammen mit der hinteren Wirbelkörperwand das sog. „ségment vertébrale moyenne" nach Roy-Camille).

Auch nach Louis [18, 19] ist aber die Indikation zu einer primären operativen Stabilisation nur relativ, vom Ausmaß des Traumas abhängig, und für viele andere ist sie erst bei kombinierten Verletzungen der obenerwähnten Strukturen gegeben. Der Grund dafür ist, daß die posttraumatische Instabilität an der Lendenwirbelsäule meist eine *ossäre* ist

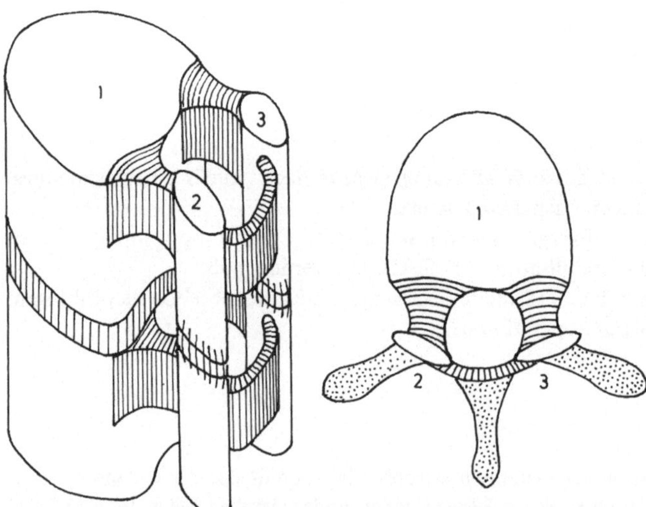

Abb. 1. Die Wirbelsäulenarchitektur nach Louis (aus: Rev chir orthop 63:423—425 (1977)). Die Abbildung zeigt die drei vertikalen Säulen und die drei horizontalen Brücken (schraffiert)

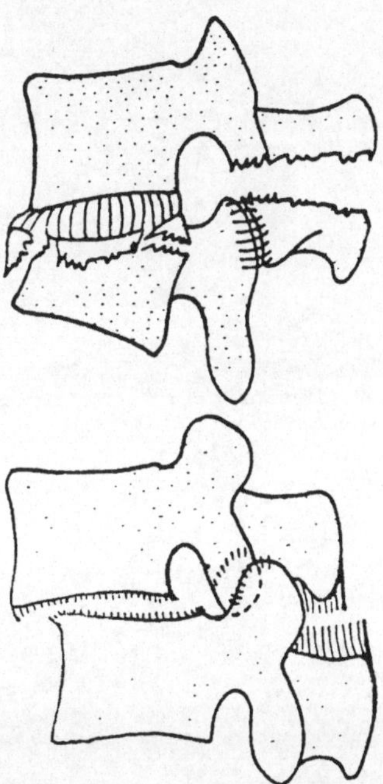

Abb. 2. Die ossäre (oben) und die disco-ligamen-
täre Instabilität (unten) der Wirbelsäule (aus:
Rev chir orthop 63:423–425 (1977))

und als solche bezüglich Konsolidation eine gute Prognose hat. (Im Gegensatz dazu haben
wir es an der Halswirbelsäule meist mit *disco-ligamentären* Instabilitäten zu tun, die
schlechte Heilungschancen haben und folglich häufiger operiert werden müssen).

Hauptsächlich um einen sekundären neurologischen Schaden zu vermeiden, schließen
wir uns den Überlegungen von Louis an. Nach Goutallier und Louis [14] kann nämlich
besonders eine gemischte *osso-ligamentäre* Instabilität evolutiv und „neuro-aggressiv"
werden. Durch eine operative Reposition und Fixation werden aber weitere Verschiebungen großer Fragmente verhindert und das unvermeidlich auftretende Spinaloedem
mit sekundärer Ischämie wird so gut wie möglich in Grenzen gehalten.

In diesem Zusammenhang soll einmal mehr auf die stabilitätsgefährdende Rolle der
Laminektomie hingewiesen werden: Nicht nur, daß diese keine wirklich vollständige
Inspektion der Dura erlaubt, bei einer Kompression von vorne ist sie völlig nutzlos. Überdies verschlechtert sie die Wirbelsäulenstatik ganz entschieden und erschwert erheblich
eine anschließende Spondylodese. Bei geschlossenen frischen Spinaltraumen gilt deswegen
eine Laminektomie als obsolet (Benassy et al. [4]). Nur wenn tomographisch Knochen-
trümmer im Markkanal festgestellt werden, oder die – stets durchzuführende – minu-
tiöse Bogeninspektion suspekte Verschiebungen aufweist, soll man sich bei neurologischen
Ausfällen zu einer Durainspektion entschließen. Diese soll dann aber durch den eigentlichen Frakturbereich ohne zusätzliche Knochenschädigung erfolgen.

Eine Laminektomie ist heute lediglich bei isolierten Wurzelkompressionen indiziert.

Besonderes Augenmerk gilt den Luxationsfrakturen im Kindesalter, da durch traumatisch induzierte Wachstumsstörungen nicht nur Wirbelsäulendeformitäten, sondern auch
eine sekundäre Instabilität entstehen können (Ruckstuhl et al. [34]). Dementsprechend
entschließt man sich hier häufiger zu einer Frühstabilisation.

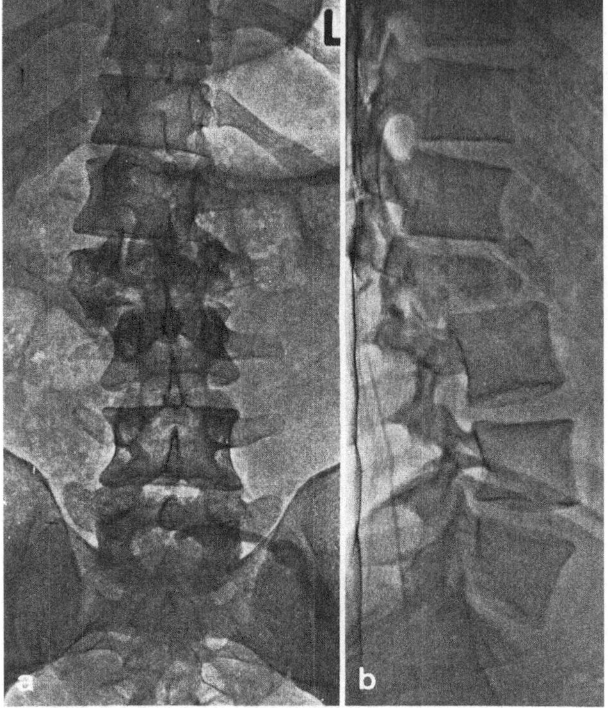

Abb. 3a,b. Die Luxationsfrakturen mit nach lateral ausgepreßtem Keil hinterlassen in der Regel schlechte statische Verhältnisse. Die resultierende Lumbalgie ist meist direkt auf die Frakturhöhe lokalisiert

Schlechte statische Verhältnisse mit Residualschmerzen hinterlassen in der Regel auch Luxationsfrakturen mit nach lateral ausgepreßtem Keil. In Nicoll's Statistik [25] sind sie mit 14% vertreten. Ihre Begleitverletzungen sind Querfortsatz- und Wirbelbogengelenkfrakturen. Die resultierende Lumbalgie ist — im Gegensatz zu Kompressionsfrakturen — meist nicht auf den lumbo-sacralen Übergang, sondern auf die Frakturhöhe selber lokalisiert. Dieser Frakturtyp läßt sich konservativ schlecht reponieren und bildet deswegen — obwohl häufig stabil — eine weitere operationsbedürftige Frakturform.

Berstungsfrakturen

In ca. 11% (Bedbrook [2]) aller thoraco-lumbalen Frakturen handelt es sich um größere Fragmentverschiebungen mit Interposition von zerrissenem Bandscheibenmaterial. Nicht selten lassen sich solche Berstungsfrakturen auf konservativem Wege nicht genügend reponieren. Das Rückenmark befindet sich in permanenter Gefahr, zwischen die mobilen Fragmente oder die callösen Massen sekundär eingeklemmt zu werden. Auch bei neurologisch guten Verläufen ist hier stets mit einer dauernden Leistungsverminderung der Wirbelsäule zu rechnen. Dieser Frakturtyp benötigt relativ häufig eine chirurgische Sanierung.

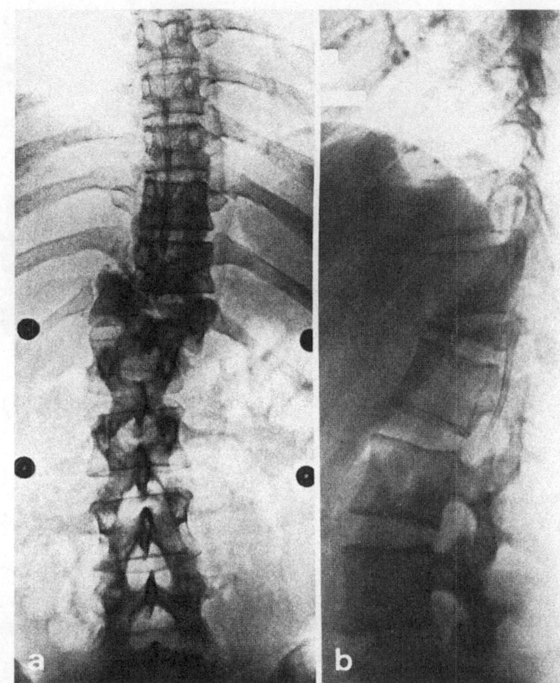

Abb. 4a,b. Große Fragmentverschiebung bei einer Berstungsfraktur BWK 12 mit minimalen neurologischen Ausfällen. Die 24-jährige Patientin des Paraplegiker-Zentrums Basel erholte sich neurologisch vollständig, hingegen blieb die Statik ihrer Wirbelsäule 1 Jahr nach dem Unfall stark gestört

Bogenfrakturen L4 und L5

Als grundsätzlich instabil sind alle Bogenfrakturen auf Höhe L4 und L5 zu betrachten, auch die undislocierten, da sie wegen starker Scherkräfte in diesem Bereich sekundär abgleiten und zu traumatischen Spondylolisthesen führen können. Als solche müssen sie oft sekundär spondylodesiert werden.

Vollständige Wirbelverschiebungen

Nicht reponierbare vollständige Wirbelkörperverrenkungen schädigen auch beim Paraplegiker die Wirbelsäulenstatik so stark, daß sie ebenfalls primär oder sekundär operiert werden sollen.

Als weitere *relative* Operationsindikation gelten:

Kompressionsfrakturen bei vorgeschädigter Wirbelsäule

Gelegentlich werden auch Stauchungsbrüche mit Kyphosewinkeln über 25° operativ aufgerichtet, insbesondere, wenn es sich um eine gleichzeitige, durch Morbus Scheuermann oder Spondylolisthesis vorgeschädigte Wirbelsäule handelt. In solchen Fällen bleibt sonst die Wirbelsäulenstatik wegen des großen vorderen Substanzdefektes zusammen mit dem Vorschaden auf die Dauer insuffizient.

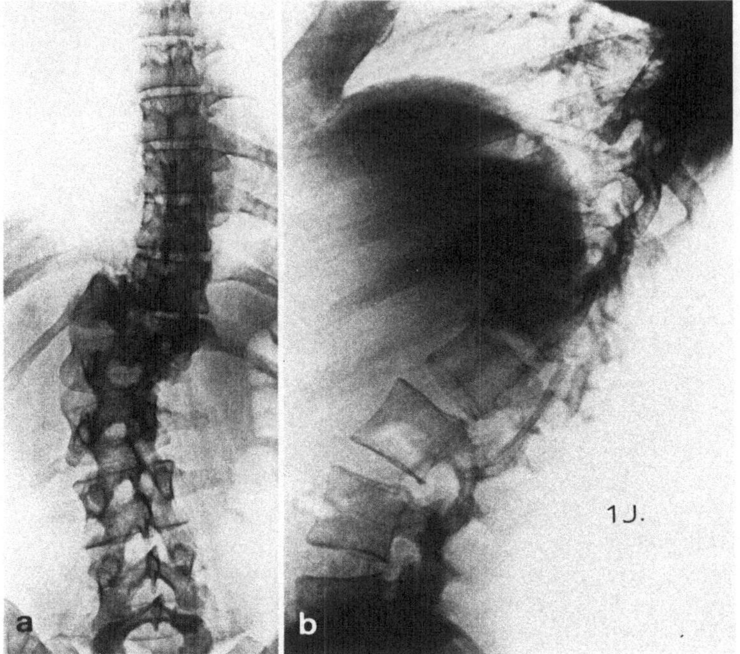

Abb. 5a,b. Legende s. Abb. 4

Durchschußverletzungen

Revisionsbedürftig sind weiterhin alle Durchschußverletzungen mit Frakturen der Wirbelsäule.

Pseudarthrosen

Seltene Ursache zu einer Spätstabilisation bilden die Pseudarthrosen mit Residualbeschwerden und Leistungsverminderung der Lendenwirbelsäule.

Von allen Wirbelsäulenverletzungen sind die Frakturen am thoraco-lumbalen Übergang die häufigsten; sie sind mit ca. 60% vertreten. 2/3 von ihnen entfallen auf die Segmente L1, Th12 und L2. Das Rückenmark, bzw. die Cauda equina sind dabei in ca. 10% mitverletzt. Die zitierten Operationsindikationen sind in diesem Bereich nach wie vor selten, nach Bedbrook [2] in maximal 10% aller Traumen. Beatson's [1] Ausspruch über die Operation, die nur durchgeführt wird, „to ease the surgeons mind rather than the patients spine", soll deswegen ernst genommen und rechtzeitig überlegt werden.

Zeitpunkt der Operation

Wie für die Operationsindikation selbst herrscht auch über deren günstigsten Zeitpunkt Unstimmigkeit. Neben vielen Vertretern einer sofortigen Intervention gibt es solche, die ca. 10–14 Tage auf eine Resorption des lokalen Haematoms, zusammen mit erhoffter

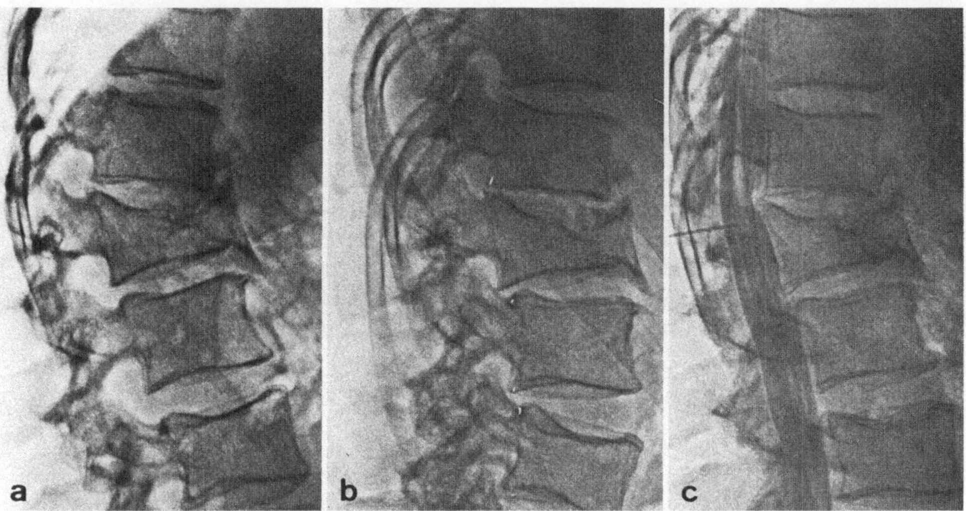

Abb. 6a-c. Die Funktionsaufnahmen nach einer schweren Luxationsfraktur LWK 1 zeigen 10 Jahre nach dem Unfall ein instabiles Bewegungssegment mit diskreten neurolgischen Störungen, die sich im Myelogramm bestätigen lassen

Besserung des Allgemeinzustandes warten wollen. Weitere möchten erst nach einem erfolglosen konservativen Therapieversuch nach 6–8 Wochen operativ stabilisieren. Auch solche, die ausschließlich in Ausnahmesituationen, nach vollständig mißlungener Mobilisation bei schmerzhaft-instabiler Wirbelsäule operieren würden, sind nicht selten.

Es gibt keinen Zweifel darüber, daß bei *progredienter* neurologischer Läsion notfallmäßig dekomprimiert und anschließend stabilisiert werden muß, wie wir anfangs dargelegt haben. Hat nicht bereits das Initialtrauma einen irreparablen Schaden angerichtet, was bei kompletten Lähmungen leider am häufigsten der Fall ist, so sind hier die ersten Stunden danach als schicksalhaft zu bezeichnen. Im Zeitalter des Helikoptertransportes und bei wachsender Laienaufklärung über das korrekte Vorgehen am Unfallort müßte deswegen jedes große chirurgische Zentrum auf eine Sofortversorgung von Wirbelsäulenverletzten gezielt vorbereitet sein. Niemals dürfte es passieren, daß die Abklärungszeit im Spital diejenige des Transportes überschreitet, was leider noch allzu oft festzustellen ist. Ein Team aus einem Paraplegie-Fachmann, Neurochirurgen und Orthopäden muß imstande sein, in raschest möglicher Zeit die Indikation zur Operation stellen zu können, die dazu notwendigen Vorbereitungen zu treffen und ohne Verzögerung zu operieren. Wie beim Herzinfarkt-Patienten, der mit Cardiomobil eingewiesen wird, besteht auch bei einem Wirbelsäulenverletzten mit progredienter Paraplegie eine absolute Behandlungspriorität.

Die Gründe, die aber auch in neurologisch weniger zwingenden Situationen für eine Sofortoperation sprechen, sind nach Dickson et al. [7] folgende:

– Die meisten Verletzten sind jung und waren vor dem Unfall gesund. Ihre physische Kondition wird nie besser sein als sie unmittelbar vor dem Trauma war.
– Die Mehrzahl ist nicht so schwer polytraumatisiert, daß eine Sofortoperation an der Wirbelsäule nicht möglich wäre.

- Zum Zeitpunkt einer evtl. späteren Operation nach 10–14 Tagen haben physiologische Veränderungen eingesetzt, die als Basis für ein erhöhtes Komplikations-Risiko anzusehen sind.
- Bei Spinal- bzw. Wurzelkompressionen soll diese – aus schon besprochenen Gründen – so schnell wie möglich eliminiert werden.
- Bei sofortiger Operation wird sich der Patient vom Trauma und von der Operation zusammen nur einmal zu erholen haben, statt zweimal, wenn der Eingriff später erfolgt.

Auch wir glauben, daß bei den genannten Indikationen der Zeitpunkt für die Operation so früh wie möglich gewählt werden soll. Die Voraussetzung dazu ist, daß die vitalen Funktionen, der Kreislauf und die Respiration, durch ein komplexes Trauma wie etwa Abdominalverletzungen oder Haematothorax bei Rippenserienfrakturen nicht gefährdet sind.

Technik

Bei der Operation hängen der Zugang, die Reposition und die Art der Stabilisation in erster Linie von der Höhe des verletzten Segmentes, von eventuellen neurologischen Begleitverletzungen und von der verbliebenen Stabilität ab. Des weiteren entscheiden darüber die Form und Schwere der Deformität, eine eventuelle Ausdehnung über mehrere Segmente und die Knochenkonsistenz.

Verschiedene Methoden wurden für die Reposition und Stabilisation angewandt. Auf die Schilderung der konservativen Verfahren wird hier verzichtet. Die Drahtcerclage erwies sich thorakal und besonders lumbal bald als zu schwach, auch wenn sie in neuerer Zeit mit Knochenzement verstärkt wurde.

Ziemlich lang ist die Reihe derjenigen, die es mit ein- oder doppelseitiger überbrückender Plattenfixation über die Dornfortsätze versucht haben: Wilson, Crawford-Adams, Meurig-Williams, Sherman, Decoulx-Creyssel, etc.

Sie scheiterten an Nekrosen der deperiostierten Dornfortsätze, wodurch recht häufig eine Schraubenlockerung oder ein Schraubendurchriß entstanden.

Die Klammer nach Zadek und Knott, Dwyer's Kabel und die Feder von Weiss [40] brachen allzu oft.

Eine zeitlang schien es, als ob die 1963 von Roy-Camille [30, 32, 33] eingeführte, technisch ziemlich subtile transpedikuläre und intrakorporelle Plattenosteosynthese bessere Resultate zeitigen würde. Obwohl die Platte verformbar ist und sich dementsprechend gut anpassen läßt, mehren sich in der letzten Zeit aber auch hier Berichte über ihre insuffiziente Verankerung (Piera et al. [27]). Der Autor selbst [32] stellt bei 36 Spätuntersuchungen nur noch in 1/3 der Fälle die Realisierung der angestrebten perfekten anatomischen Verhältnisse an der Wirbelsäule fest. Schraubenverbiegungen und Brüche veranlaßten andere Anhänger zu einer Verstärkung mit Knochenspan (Fischer et al. [11]) oder sogar zum kombinierten Verfahren mit Platten und Harringtonstäben zugleich (Vlahovitch [39]). Nicht zu vergessen ist in diesem Zusammenhang auch der Umstand, daß man mit einer Plattenosteosynthese nie reponieren, sondern stets nur fixieren kann.

So bleibt u.E. für eine hintere Spondylodese die Methode der Wahl die Anwendung des Instrumentariums nach Harrington. Besonders die Distraktionsstäbe eignen sich – bei erhaltenem posteriorem Ligamentkomplex – durch ihre lange Hebelarmwirkung auch für die Reposition (Yosipovitch et al. [42]). In der Traumatologie der Wirbelsäule wurden sie erstmals 1958 angewandt [7]. Nach einer Untersuchung verschiedener Fixationssysteme fanden Stauffer und Neil [37] im Kadaverexperiment die beste Stabilität bei Kompressionsstäben. Sie zeigten sich technisch aber um etwas komplizierter als die leichter anzubringenden Distraktionsstäbe, die übrigens effizienter, nämlich nach dem 3-Punkte-Prinzip wirken.

Kritiker der Harrington-Methode (Onimus [26]; Michel [22]) sehen die Abstützung bei ihr zu weit hinten, außerhalb der eigentlichen Druckachse, weswegen sekundäre Kyphosierungen nicht selten seien. Die Metallkonstruktion sei auch an sich verwundbar und könne den starken Biegebeanspruchungen nicht standhalten. Überdies sei an der Lendenwirbelsäule die Reposition stets mit einem Verlust an Lordose verbunden, was in einer gestörten Statik und dazu in Rigidität zu vieler Segmente resultiere. Die Harrington-Methode sei deswegen unlogisch, die Evolution würde in Richtung vordere interkorporelle Aufrichtung und Spondylodese führen.

Auch wir erachten die letztere Methode für zuverlässiger, jedoch zugleich für allzu aufwendig, um sie routinemäßig zu praktizieren. Sie hat ihre eigenen Indikationen, auf die wir noch zu sprechen kommen werden.

In Notfallsituationen muß das Fixationsmittel aber vor allem einfach und trotzdem genug sicher sein. Auf verschiedenen Frakturhöhen kommen verschiedene Stabilisatoren in Frage: Zur Reposition und Stabilisation der distalen thorakalen Frakturen und am L1 haben sich uns 2 *Distraktionsstäbe* nach Harrington bestens bewährt. Sie werden 2–3 Segmente cranial vom frakturierten Wirbel unter die Proc. art. inferiores, 2 Segmente caudal in die Laminae verankert. 2 intakte Wirbel oberhalb und 2 unterhalb der Frakturhöhe gewähren genügend lange Hebelarme für die Reposition und Stabilisation. Bei motorisch vollständig Gelähmten wird dann die Spondylodese über diese ganze Strecke durchgeführt, bei inkompletter Lähmung überbrückt sie nur die Frakturstelle. Bereits in der ersten Woche nach der Operation kann der Patient am Stehbrett leicht angehoben werden, nach 14 Tagen bekommt er ein abnehmbares Ortholenkorsett. Damit wird er nach ca. 4–6 Wochen aufgestellt, die Gehübungen können beginnen. Komplett Gelähmte tragen das Korsett 4 Monate, inkomplett Gelähmte 6 Monate lang. Bei Paraparetikern wird das Metall nach 9–12 Monaten entfernt. Dickson et al. [7] berichten bei dieser Technik bei einem Krankengut von 95 Patienten, von 1962–1976 operiert, über 26 Komplikationen. Den meisten davon (sieben) lag eine zu kleine Zahl der verspannten Segmente zugrunde. Je 6 mal brachen oder luxierten die Stäbe. Zweimal gab es tiefe Infekte.

Bei unseren Operierten versuchen wir nach dem Anlegen der Stäbe und nach der Spondylodese mittels einer Drahtcerclage um die beiden nächstliegenden Dornfortsätze eine zusätzliche Kompression zu erzielen. Die Überbrückung des Defektes mit einem autologen Span erachten wir für unerläßlich, da die stabilisierende Kraft der Distraktionsstäbe allein — wie Nachemson [24] im Experiment festgestellt hat — schon in den ersten postoperativen Stunden eindeutig nachläßt.

Diese Methode ist in jenen Fällen nicht anwendbar, wo der hintere Ligamentkomplex verletzt ist. Eine Distraktion würde dort zu einer echten Dislokation führen. Hier kommt dafür das Kompressionsinstrumentarium in Frage. Da die Kompressionsstäbe naturgemäß eine Lordosierung der Wirbelsäule bewirken, sind sie besonders an der mittleren LWS indiziert. Auch ist es an der Lendenwirbelsäule noch besonders wichtig, die Spondylodese so kurz wie möglich zu wählen. Die Verankerungshäkchen sollen paramedian an die Laminae und nicht an die Querfortsätze angelegt werden. Auch diese Fixation muß durch einen autologen Knochenspan verstärkt werden.

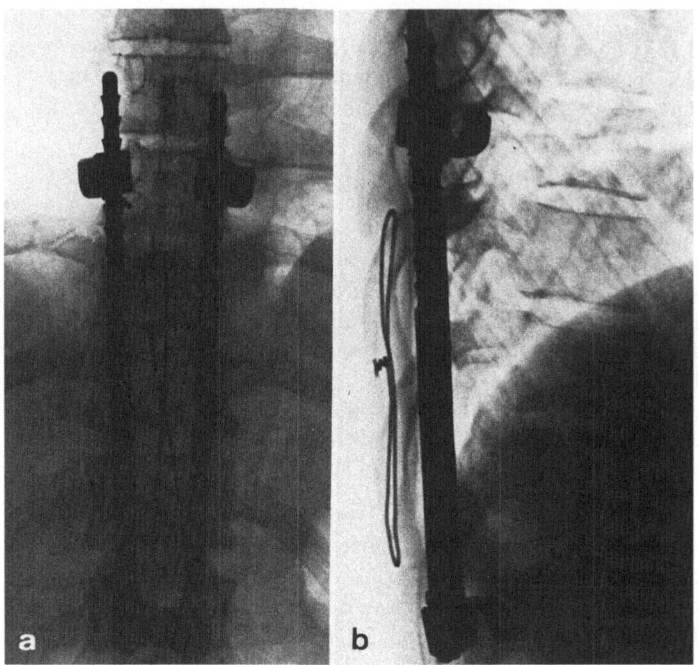

Abb. 7a,b. Die Spondylodesen mit Distraktionsstäben nach Harrington sollen am thoraco-lumbalen Übergang nach Möglichkeit wenige Segmente umfassen. Der mit einem Draht zusätzlich fixierte autologe Span überbrückt nur die Frakturhöhe selbst

Ist aber die Kompression des Rückenmarks eindeutig von vorne, durch die Wirbel-körperhinterwand bedingt und läßt sich die Fraktur nicht reponieren, gilt besonders bei neurologischen Begleitverletzungen als Methode der Wahl eine *antero-laterale De-kompression*. Gerade am thoracolumbalen Übergang wird auch auf massive Bandscheiben-verletzungen mit Verschiebung der Discusmassen in den Spinalkanal hingewiesen. Diese lassen sich dann nur von vorne entfernen. Der von den Eingriffen bei Spondylolitis her bekannte operative Zugang wurde zur Dekompression bei Trauma erstmals 1964 ange-wandt. Seit 1971 ist er vermehrt in Gebrauch. Louis [20] berichtet über 28, Riska [29] über 22 auf diese Art dekomprimierte Wirbelsäulen. Stets wurde von vorne, interkorporell, eine Abstützung mit Rippenstücken, Becken- oder Fibulaspan angeschlossen. In der Regel war sekundär auch eine zusätzliche hintere Plattenosteosynthese notwendig. Die Gips-fixation für 4 Monate erscheint recht lang.

Bei uns kommt dieser Zugang häufiger an den unteren 3 Lendenwirbelkörpern und am lumbo-sacralen Übergang zur Anwendung. Außer auf der letztgenannten Höhe halten wir uns dabei strikt retroperitoneal. Am thoraco-lumbalen Übergang erreichen wir den verletzten Wirbelkörper über das Bett der 12. Rippe und präparieren weiter retropleural unter Mobilisation der Diaphragma-Ansätze. Eine zusätzliche dorsale Spondylodese war bisher nicht notwendig. Wir stützen aber möglichst vorne, unter dem Lig. long. anterius mit iliacalem Span und Rippe ab. An den Lendensegmenten helfen wir uns meist mit homologen halben Scheiben aus dem Femur.

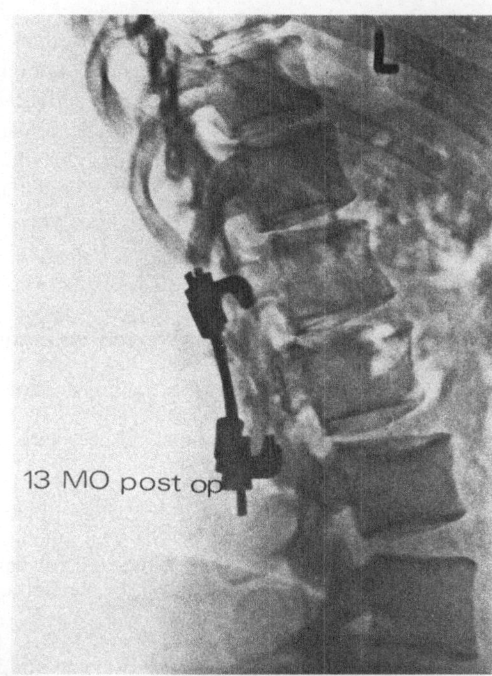

Abb. 8. Beispiel einer unisegmentären hinteren Spondylodese mit Kompressionsinstrumentarium nach Harrington und autologem Knochenspan

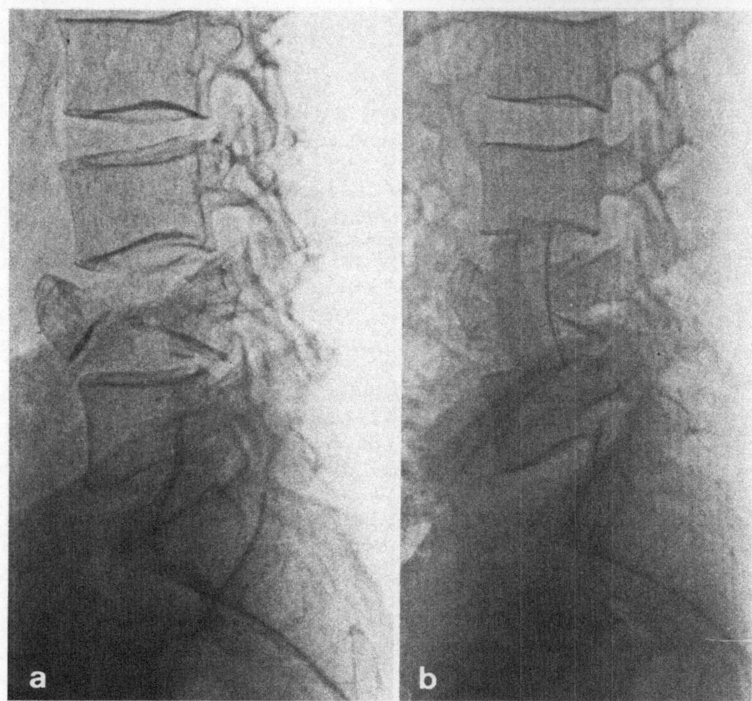

Abb. 9a,b. Schwere Trümmerfraktur am LWK 4. Aufrichtung und Spondylodese L3-L5 mittels eines vollen Beckenkammtransplantates und Spongiosaknochen

180

In Akutfällen ist u.E. diese Indikation selten gegeben, sie kommt praktisch nur in Zusammenhang mit einer notfallmäßigen Dekompression in Frage. Eine reine Kyphoseaufrichtung bei posttraumatischer Lumbalgie führen wir wegen ihrer Aufwendigkeit erst bei Versagen der konservativen Therapie als Sekundäreingriff durch.

Auch bei einer traumatischen Spondylolisthesis L5/S1 sind die Reposition und die — in diesem Fall transperitoneale — Verblockung für uns ein Wahleingriff.

Literatur

1. Beatson TR (1963) Fractures and dislocations of the cervical spine. J Bone Jt Surg 45-B:21—35
2. Bedbrook GM (1975) Treatment of thoracolumbar dislocation and fracture with paraplegia. Clin Orthop 112:27—43
3. Bedbrook GM (1979) Spinal injuries with tetraplegia and paraplegia. J Bone Jt Surg 61-B:267—284
4. Benassy J, Senly G, Bectarte M (1974) Nouveautés, bonnes ou mauvaises, dans le traitement des paras et tetraplégies traumatiques. Ann Med Phys 17/4:490—503
5. Burke DC, Murray DD (1976) The management of thoracic and thoracolumbar injuries of the spine with neurological involvement. J Bone Jt Surg 58-B:72—78
6. Burke DC, Murray DD (1979) Die Behandlung Rückenmarkverletzter. Springer, Berlin Heidelberg New York
7. Dickson JH, Harrington PR, Wendell DE (1978) Results of reduction and stabilisation of the severely fractured thoracic and lumbar spine. J Bone Jt Surg 60-A:799—805
8. Dolanc B, Morscher E (1978) Verletzungen der Wirbelsäule. Schweiz Z Milit Med 55/2:93—100
9. Duquennoy E, Prévost HM, Bar P, Moeys B (1977) Fractures du rachis dorso-lombaire révues tardivement (100 cas). Rev Chir orthop 63:445—448
10. Erdmann H (1977) Begutachtung der Wirbelbrüche aus chirurgischer Sicht. Unfallchirurgie 3:70—72
11. Fischer LP, Gonon GP, Carret JP, De Mourgues G (1977) L'ostéosynthèse des fractures de la colonne dorsolombaire. Insuffisance des plaques vissées postérieur isolées. Intérêt des greffes osseuses systématiques associées. Lyon Chir 73/2:91—93
12. Fischer LP, Gonon GP, Carret JP, Dimnet J (1977) Bioméchanique des ostéosynthèses vertébrales postérieur au niveau dorso-lombaire. Rev Chir orthop 63:463—466
13. Flesch JR, Leider LL, Erickson DL et al. (1977) Harrington instrumentation and spine fusion for unstable and fracture dislocations of the thoracic and lumbar spine. J Bone Jt Surg 59/2:143—153
14. Goutallier D, Louis R (1977) Indications thérapeutiques dans les fractures instables du rachis. Rev Chir orthop 63:475—481
15. Hardy AG, Rossier AB (1975) Spinal cord injuries. Thieme, Stuttgart
16. Holdsworth F (1970) Fractures, dislocations and fracture-dislocations of the spine. J Bone Jt Surg 52/A:1535—1551
17. Kempf I, Jaeger JH, Briot B, Lemaguet A (1977) L'ostéosynthèse en compression des fractures et fractures-luxations du rachis par le matériel de Harrington inversé. Rev Chir orthop 63:458—462
18. Louis R (1977) Les théories de l'instabilité. Rev Chir orthop 63:423—426
19. Louis R, Maresca C, Bel P (1977) La réduction orthopédique. Rev Chir orthop 63:449—451
20. Louis R (1977) Abord postérieur utilisant d'autres matériels. Rev Chir orthop 63:462—463
21. Louis R, Maresca C, Bel P (1974) Abord antérieur du rachis dorso-lombaire. Rev Chir orthop 63:469—471

22. Michel Ch, Onimus M (1977) L'utilisation du matériel de Harrington en détraction dans le traitement des fractures du rachis. Rev Chir orthop 63:456—458
23. Morscher E (1971) Beurteilung und Behandlung von Wirbelfrakturen. Therap Umschau 28:12, 807—818
24. Nachemson E, Elfström G (1973) Results with intravital wireless telemetry of forces in the Harrington distraction rod. Israel U Med Sciences 9:779—786
25. Nicoll EA (1949) Fractures of the dorso-lumbar spine. J Bone Jt Surg 31/B:376—394
26. Onimus M (1975) Les résultats éloignés des ostéosynthèses par matériel de Harrington. Ann Med Phys 18/3:424—427
27. Piera JB, Pannier S, Grossiord A (1974) Experience of a rehabilitation unit concerning the evolution of 50 cases of paraplegia due to fractures of the dorsal or lumbar spine fixed by rear plates screwed into the pedicles according to the Roy-Camille technique. Ann Med Phys 17/4:436—444
28. Plaue R (1972) Das Frakturverhalten von Brust- und Lendenwirbelkörpern. Z Orthop 110:159—166
29. Riska EB (1977) Antero-lateral decompression as a treatment of paraplegia following vertebral fracture in the thoraco-lumbar spine. Int Orthop 1:22—32
30. Roy-Camille R, Demeulenaere C, Barcat E, Saillant G (1973) Ostéosynthèse du rachis dorsal et lombaire par voie postérieure. Nouv Presse méd 19:1309—1312;
31. Roy-Camille R, Lelièvre JF (1975) Pseudarthrose des corps vertébraux du rachis dorso-lombaire. Rev Chir orthop 61:249—257
32. Roy-Camille R, Judet H, Chassain V, Saillant G (1974) Résultat méchanique des ostéosynthèses du rachis dorso-lombaire par plaques métalliques vissées dans le pé dicules vertébraux. Ann Med Phys 17:430—435
33. Roy-Camille R, Berteaux D, Saillant J (1977) Synthèse du rachis dorso-lombaire traumatique par plaques vissées dans les pédicules vertébraux. Rev Chir orthop 63: 452—456
34. Ruckstuhl J, Morscher E, Jani L (1976) Behandlung und Prognose von Wirbelfrakturen im Kindes- und Jugendalter. Chir 47:458—467
35. Ruckstuhl J, Morscher E, Dolanc B, Müller W, Zäche G, Lévy A (1978) Operative Eingriffe an der Wirbelsäule bei Querschnittsgelähmten. Unfallheilkunde 81:281—294
36. Senegas J (1977) Abord combiné en un temps des lésions dorso-lombaires. Rev Chir orthop 63:471
37. Stauffer E Sh, Neil JL (1975) Biomechanical analysis of structural stability of internal fixation in fractures of the thoracolumbar spine. Clin Orthop 112:159—164
38. Swiderski O, Daab J (1975) Treatment of late sequelae of fractures of lumbar vertebrae. Acta Chir Orthop Traum Cech 42:497—506
39. Vlahovitch B, Fuentes JM (1977) Fractures récentes du rachis dorso-lombaire. Réduction par la technique du double haubanage. Nouv Presse méd 6:3107—3109
40. Weiss M (1975) Dynamic spine alloplasty (spring-loading corrective devices) after fracture and spinal cord injury. Clin Orthop 112:150—158
41. Willot JP (1974) Importance of the shape and statics of the spine on the management and results of rehabilitation in paraplegia due to fracture of the dorso-lumbar spine. Ann Med Phys 17:480—489
42. Yosipovitch Z, Robin GC, Makin M (1977) Open reduction of unstable thoracolumbar spinal injuries and fixation with Harrington rods. J Bone Jt Surg 59/A:1003—1015
43. Zifko B, Matuschka H (1977) Behandlung und Behandlungsergebnisse bei Brüchen des 12. Brustwirbels und 1. bis 5. Lendenwirbels. Unfallchirurgie 3:39—46

Die Behandlung der Verrenkungsbrüche der Brust- und Lendenwirbelsäule mit der Weiss-Feder und ihre Modifikationen

U. Bötel

Aufgrund der besonderen Form, Beweglichkeit und Funktion der Wirbelsäule ist jede operative Behandlung problematisch, da kein Operationsverfahren der tatsächlichen Dynamik der Wirbelsäule gerecht werden kann. Jede schwerwiegende Verletzung der Wirbelsäule führt jedoch ebenfalls zu empfindlichen Störungen der Mechanik und Dynamik, weshalb wir bei erheblichen Fehlstellungen und groben Achsenknickungen eine operative Behandlung für angezeigt halten.

Da bei Operationsverfahren unter Verwendung starrer Implantate oder bei Operationsverfahren mit Knochenspänen eine frühzeitige Belastung nicht möglich ist, ohne auf zusätzliche äußere Fixation zu verzichten, ist das dynamische Fixationsprinzip der Verrenkungsbrüche nach Weiss durchaus ein Verfahren, das alternativ angewandt werden kann [1, 3, 5, 6].

Verwendet werden Spiralfedern, die mit speziell geformten Haken in die Wirbelbögen beiderseits der Dornfortsatzreihe eingehängt werden über einen hinteren Zugang nach subperiostalem Abschieben der Rückenmuskulatur [2, 4]. Vor Einhängen der Feder wird der Verrenkungsbruch offen schonend und gezielt reponiert, was wesentlich einfacher gelingt als bei der geschlossenen Reposition im Böhler'schen Durchhang.

Geeignet für dieses Operationsverfahren sind Kompressions-Verrenkungsbrüche mit intakter Wirbelhinterkante. Die Hauptindikation sehen wir für dieses Operationsverfahren im dorso-lumbalen Übergang [1]. Der kräftige Zug der Feder hält das Repositionsergebnis aufrecht und verhindert weitgehend eine ventrale Sinterung (Abb. 1).

Der Vorteil der Methode liegt in dem einfachen Zugang und der sicheren Fixation in der Mehrzahl der Verrenkungsbrüche. Patienten mit instabiler Wirbelsäule können unmittelbar nach dem Eingriff schmerzfrei bewegt werden, axiale Belastung kann sofort auf dem Stehbrett erfolgen [1, 3, 5, 6].

Bereits 14 Tage nach dem Eingriff ist Sitzbelastung möglich, bei unvollständigen Querschnittlähmungen können auch zu diesem Zeitpunkt bereits Gehübungen im Parallelbarren aufgenommen werden. Gerade bei unvollständigen Querschnittlähmungen sehen wir in der Stabilisierung der Wirbelsäule mit der Vermeidung neuer Irritationen des Markkanals einen wesentlichen Faktor bei der Rückbildung von Lähmungserscheinungen [1]. Reposition und Fixation führen zu einer wirksamen Dekompression. Eine Beeinflussung der intramedullären Schädigungen ist jedoch auch durch dieses Verfahren nicht zu erwarten.

Die Weiss-Federfixation alleine ist ungeeignet bei Wirbelbrüchen mit Beteiligung der Hinterkante oder bei ausgedehnten Wirbelbogenzerstörungen im Verletzungsbereich, da in diesen Fällen eine Überdosierung und gegensinnige Verlagerung notwendig folgt.

Wir haben deshalb in solchen Fällen eine Überbrückung des verletzten Segmentes nach dem Distraktionsprinzip durchzuführen. Bewährt hat sich uns dabei der kurze Gewindedistraktionsstab nach Knodt. Nach Überbrückung des verletzten Segmentes durch den Platzhalter kann in üblicher Weise die Verspannung mit den Federn erfolgen (Abb. 2).

Bei vollständigen Luxationen mit vollständiger Zerreißung aller vorderen und hinteren Bandverbindungen und vollständiger Instabilität ist auch dieses Verfahren ungeeignet.

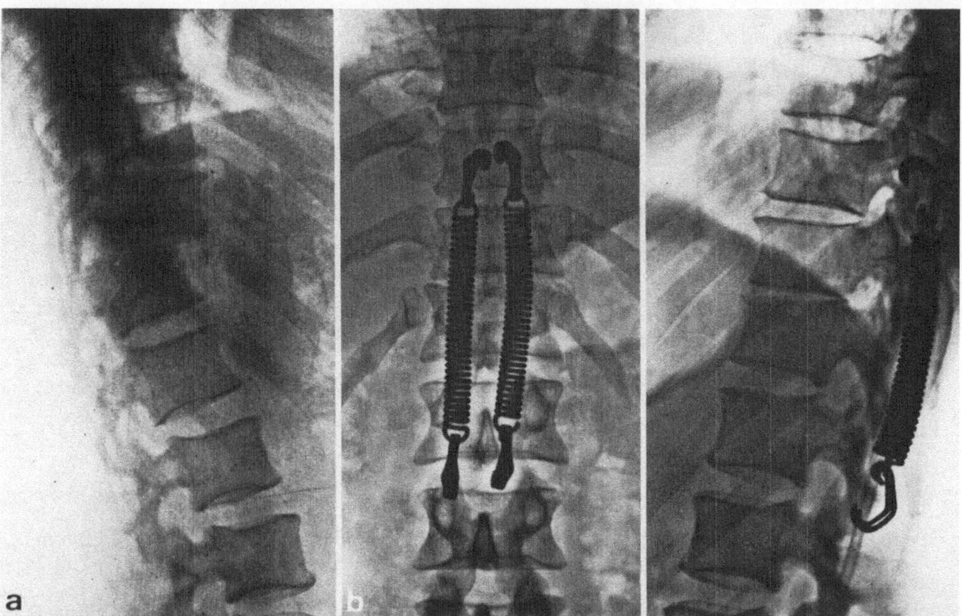

Abb. 1a,b. Luxationsfraktur BWK 12. Komplette Paraplegie unterhalb D 12. **a** Unfallbild, **b** Kontrolle nach offener Reposition und Fixation durch Weiss-Federn

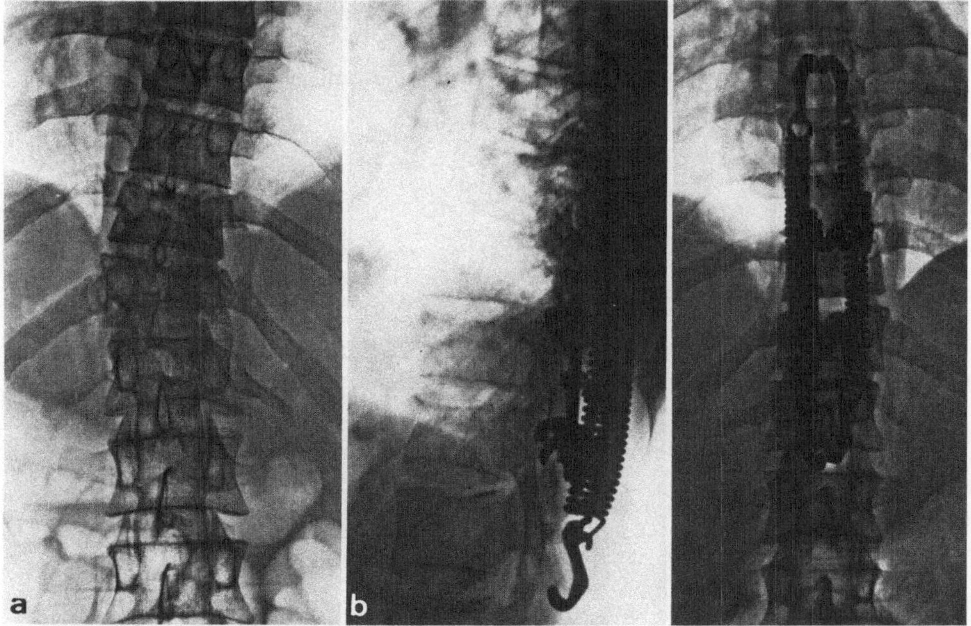

Abb. 2a,b. Kompressionsteilverrenkungsbrüche BWK 10/11 mit Zertrümmerung des Bogens BWK 10. Funktionell komplette Paraplegie unterhalb D 10. **a** Unfallbild mit posttraumatischer Skoliose, **b** Kontrolle nach Operation mit Laminektomie BWK 10 und Ausgleich der Skoliose durch Distraktion mit Knodt-Stäben und Fixation mit einseitig vermehrt gespannter Weiss-Feder

184

In diesen Fällen erfolgt eine primäre hintere Spondylodese mit Einbringen von 2 kurzen Platten, die über die Bogenwurzeln im Wirbelkörper verankert werden. Die in üblicher Weise über den Platten verspannte Feder verhindert dabei durch Sicherung der an die Plattenenden angrenzenden Bewegungssegmente ein Brechen der Platten oder Schrauben.

Mit Hilfe von Weiss-Federn alleine sowie in den beschriebenen Kombinationen haben wir seit März 1977 42 Verrenkungsbrüche der Brust- und Lendenwirbelsäule operativ versorgt. Überwiegend handelt es sich dabei um Brüche des 12. BWK und des 1. LWK. In allen Fällen lagen neurologische Läsionen vor, wobei es sich 16 mal um unvollständige und 26 mal um vollständige Lähmungen handelte. Bei den unvollständigen Lähmungen trat 3 mal eine vollständige Lähmungsrückbildung ein. Das Ziel der Frühmobilisation ließ sich in allen Fällen verwirklichen.

Literatur

1. Bötel U (1979) Stabilisierung und Frühmobilisation bei Verrenkungsbrüchen der Rumpf-
   wirbelsäule mit der Weiss-Feder. Unfallheilkunde 82:108−113
2. Meinecke FW (1980) Verletzungen der Wirbelsäule und des Rückenmarks. In: Baumgartl F, Kremer K, Schreiber HW (Hrsg) Spezielle Chirurgie für die Praxis, Bd III, Teil 2.
   Thieme, Stuttgart
3. Meyer jr PR, Weiss M. Spring spinal internal fixation. Zimmer Surgical Technique B
   2256
4. Rathke FW, Schlegel KF (1974) Wirbelsäule und Becken. In: Hackenbroch M, Witt
   AN (Hrsg) Orthopädisch-chirurgischer Operationsatlas, Bd III. Thieme, Stuttgart
5. Weiss M, Bentkowski Z (1974) Biomechanical study in dynamic spondylodeses of the
   spine. Clin Orthop 103:199
6. Weiss M (1975) Dynamic spine alloplasty (Spring-loading corrective devices) after
   fracture and spinal cord injury. Clin Orthop 112:150

Brüche der Dorn- und Querfortsätze

A. Pannike

Dorn- und Querfortsatzbrüche entstehen relativ häufig als Begleitverletzung eines Wirbelkörperbruches, aber auch in Verbindung mit Bandscheibenverletzungen oder Verletzungen der Längsbandsysteme.

Zusätzlich sollte man jedoch auch daran denken, daß die Kombination von Dornfortsatzbruch und Wirbelbogenbruch ebenfalls nicht selten ist und die horizontal durch einen Querfortsatz verlaufende Frakturlinie in der Regel der Ausläufer eines Bogenbruches ist.

Der Dorn- oder Querfortsatzbruch wird zur unwesentlichen Begleitverletzung, wenn gleichzeitig ein Wirbelkörper-, Bogen- oder Gelenkfortsatzbruch besteht. Da sich in diesem Fall die Beurteilung und Behandlung stets nach der nunmehr führenden Verletzung zu richten hat, beschränke ich mich in meinem Überblick auf die isolierten Dorn- und Querfortsatzbrüche.

Isolierte Wirbeldornfortsatzbrüche

Entstehung

Isolierte Dornfortsatzbrüche entstehen durch direkte oder indirekte Gewalteinwirkung.

L. Böhler [2] hat darauf hingewiesen, daß der durch direkte Gewalt verursachte Dornfortsatzbruch bereits Hippokrates bekannt gewesen sei, da dieser die klinischen Zeichen genau beschrieben habe.

Als mechanische Ursachen des Dornfortsatzbruches finden sich:
1. direkte Gewalt,
2. massive Überbeugung,
3. massive Überstreckung oder
4. Muskelzug.

Überbeugungsverletzungen sind nicht selten mit keilförmigen Wirbelkompressionsbrüchen der Brust- und Lendenwirbelsäule verbunden, während Dornfortsatzabrisse durch Überstrecken häufiger an der Halswirbelsäule zu beobachten sind (Abb. 1).

Gershon-Cohen [12] berichtete über 38 Dornfortsatzabrisse durch plötzliche Überbeugung der Halswirbelsäule im Sinne des „Whiplash" und konnte diesen Unfallmechanismus durch Leichenversuche bestätigen.

Weitere Unfallmechanismen und Verletzungsformen wurden von Zimmer [50], Gelehrter [11] u.a. beschrieben. Nach Auffassung dieser Autoren entsteht die Verletzung oder Mitverletzung der Ligg. flava und/oder des vorderen Längsbandes dann, wenn der Dornfortsatzabriß durch starke Erhöhung des Längszuges in den dorsalen Strukturen (massive Hyperflexion) oder durch rückwärtige Abknickung mit dachziegelartigem Übereinanderschieben der Dornfortsätze und starke ventrale Zugbelastung (massive Hyperextension) verursacht wird (Abb. 2).

Im Gegensatz zu zahlreichen anderen Autoren führt De Palma [9] die Brüche der Halswirbeldornfortsätze ausschließlich auf massive Überbeugung oder direkte Gewalt zurück.

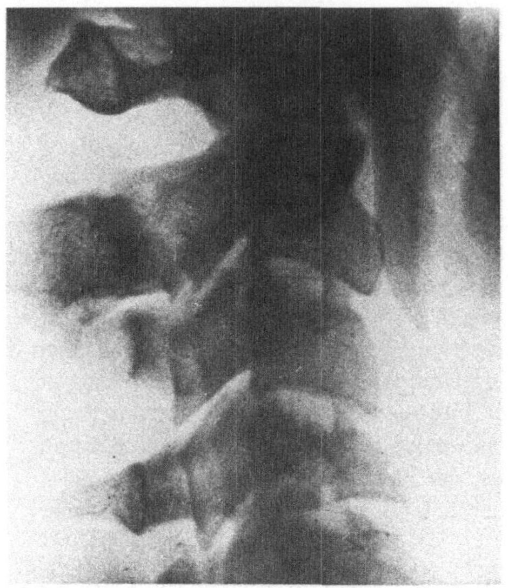

Abb. 1.
Dornfortsatzbruch der Halswirbelsäule

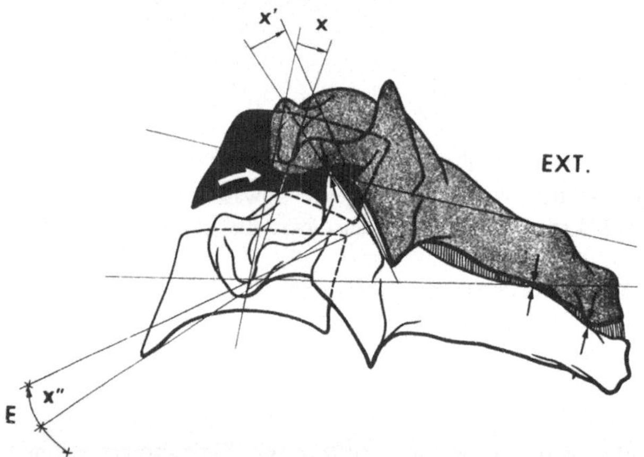

Abb. 2. Aufprall der Wirbeldornfortsätze bei voller Extension (n. Kapandji)

Darüberhinaus weist er darauf hin, daß bei der Flexionsverletzung im Gegensatz zur Extensionsverletzung keine Beteiligung der Gelenkfortsätze, der Bogenplatte und der Bogenwurzel bestehe und die Dornfortsatzfraktur nicht durch die Dornfortsatzbasis, sondern nahe der Spitze verlaufe.

Am Hals-Brustwirbelsäulenübergang sind der Dornfortsatz C_7 und der distal angrenzende Dornfortsatz Th_1 bevorzugt betroffen. Bei der Extensionsverletzung prallt der sehr lange („vertebra prominens") Dornfortsatz C_7 auf den Dornfortsatz Th_1, den er frakturiert oder durch den er selbst abgequetscht wird (Abb. 3a/b).

Die erste Beschreibung eines durch Muskelzug verursachten Dornfortsatzabrisses wird Terrier [47] zugeschrieben. Im allgemeinen besteht Übereinstimmung darüber, daß diese Frakturen durch unkontrollierte Kontraktionen des Kapuzenmuskels, des Rautenmuskels

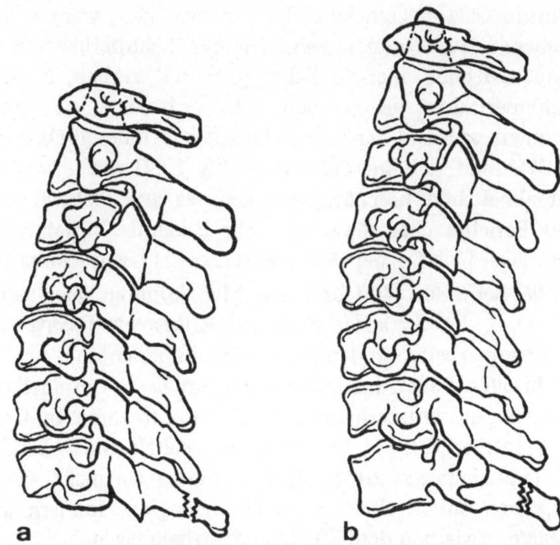

Abb. 3. a Dornfortsatzbrüche des siebten Halswirbels (C7) und **b** des 1. Brustwirbels (Th1) (n. De Palma)

und des hinteren oberen Sägemuskels entstehen. Einige Autoren vertreten allerdings die Ansicht, daß der wenig elastische Kapuzenmuskel (Magnus [28], Volkmann [48], Zollinger [51]) oder der Rautenmuskel (Debuch [8]) allein zum Abriß des Dornfortsatzes führt. Der Rautenmuskel dislociert die Dornfortsatzspitze nach unten hinten.

Als Sportverletzung findet sich die Muskelzugfraktur des Dornfortsatzes bei:

Werfern, Geräteturnern, Fechtern, Ringern, Ruderern, Gewichthebern, Weitspringern, Stabhochspringern und Kunstspringern (Rompe und Krahl [40]).

Diese Verletzung wurde in Großbritannien auch bei Cricketspielern beobachtet.

Vom echten Dornfortsatzbruch, der auch als Schleuderbruch (Reisner [39], Lönnerblad [26], Zimmer [50], Volkmann [48]) oder Gewaltbruch (Brocher [7]) bezeichnet wird, ist der seit 1952 als Berufserkrankung (Merkblatt Nr. 45) anerkannte Ermüdungsbruch des Dornfortsatzes abzutrennen. Die erste Beschreibung dieses typischerweise bei Erdarbeitern anzutreffenden Krankheitsbildes findet sich bei dem Franzosen Bourgougnon [6]. In der französischen Umgangssprache wird die Verletzung „Mouton" oder "Maladie des Terrassiers" genannt. Die Bezeichnung Mouton ist ein bildhafter Hinweis auf die bei Abrißbrüchen der Dornfortsätze typische Körperhaltung. Die Verletzten gehen mit leicht vorgeneigtem Kopf und angezogenen Schultern, so als trügen sie einen Hammel auf den Schultern.

Im angelsächsischen Bereich wird die Verletzung als „Clay-shovellers' fracture" bezeichnet.

Die im deutschen Sprachraum für diesen Dauerbruch gebräuchliche Benennung „Schipperkrankheit" geht auf Quincke [36] zurück, der dieses Krankheitsbild erstmals während der Bauarbeiten am Nord-Ostseekanal beobachtete.

Wie Gerstel [13] u.a. zeigen konnten, handelt es sich pathologisch-anatomisch bei diesen Dauerbrüchen um eine echte Materialermüdung. Während die Vorgeschichte bei den echten

Dornfortsatzbrüchen keinerlei Hinweise gibt, werden bei der „Schipperkrankheit" vorbestehende Beschwerden zwischen den Schulterblättern berichtet, die als Muskelzerrung, Rheumatismus oder ähnliches gedeutet wurden. Nach vorheriger „Fissur" entsteht die Schipperfraktur gelegentlich ohne Vorzeichen als Gewaltbruch mit plötzlichem akutem Schmerz während der Schaufelarbeit oder einer ähnlichen Tätigkeit.

Während sich im Schrifttum bis 1930 nur etwa 30 Veröffentlichungen mit diesem Krankheitsbild beschäftigten, kam es anschließend zu einer entscheidenden Zunahme der Berichte über diese nunmehr bekannte Verletzung durch den Bau der Autobahnen (Bofinger [4, 5], Koepchen und Bauer [21], Ruppanner [41], Zollinger [51]).

W. Schröder [45] und Sitt [46] konnten über weitere Häufungen dieser Verletzung während der Schanzarbeiten am Kriegsende (Winter 44/45) und während der Schutträumungsarbeiten in den Jahren 46—48 berichten.

In allen Fällen handelt es sich durchweg um untrainierte, teilweise junge Männer, die überwiegend unterernährt und geschwächt waren. Im Gegensatz hierzu waren die Patienten von Matthes [30, 31] durchweg gut genährte, muskelkräftige junge Männer.

Typischerweise treten diese Verletzungen nicht wie die Sportverletzungen des Streckapparates unmittelbar bei Trainingsbeginn, sondern als Zeichen der zunehmenden Ermüdung zwischen dem 20. und 45. Arbeitstag auf.

Von den Gewaltbrüchen und den typischen Schipperfrakturen abzugrenzen sind die schleichenden Dornfortsatzbrüche bei degenerativen Erkrankungen der Halswirbelsäule, die mit einem Hartspann der Muskulatur und einer Lordose der HWS verbunden sind. Maxen [32], Zukschwerdt [52] u.a. haben darauf hingewiesen, daß die Muskelverspannung den gleichen Mechnismus auslösen kann wie er bei der Schaufelarbeit entsteht.

An dieser Stelle sind auch die als Milkman'sches Syndrom bezeichneten Dornfortsatzfrakturen C6/C7 bei Osteoporose einzuordnen (Zimmer [50]).

Häufigkeit und Lokalisation

Im Krankengut von Lob [25] verteilten sich 151 Wirbelfortsatzbrüche auf:

	HWS	BWS	LWS
1. isolierte Querfortsatzbrüche	8	1	92
2. isolierte Dornfortsatzbrüche	27	2	1
3. isolierte Bogenbrüche	12	—	1
4. isolierte Zahnfortsatzbrüche	6	—	—
5. isolierte Gelenkfortsatzbrüche	—	1	—

Prozentual aufgeschlüsselt ergab sich hierbei folgendes Bild:

1. isolierte Querfortsatzbrüche	66,7%
2. isolierte Dornfortsatzbrüche	19,9%
3. isolierte Bogenbrüche	8,7%
4. isolierte Zahnfortsatzbrüche	4,0%
5. isolierte Gelenkfortsatzbrüche	0,7%

Unter 4.608 Wirbelverletzungen fand Rehn [37] 148 Dornfortsatzbrüche. In der Verteilung auf die einzelnen Wirbelsäulenabschnitte ergab sich folgendes Bild:

	HWS	BWS	LWS
1. Wirbelkörperbrüche	212	1.187	1.017
2. Dornfortsatzbrüche	77	30	41
3. Querfortsatzbrüche	11	8	1.934

Insgesamt ergibt sich bei Durchsicht des Schrifttums für die isolierte Wirbeldornfortsatzbrüche die nachstehende Häufigkeitsverteilung:

1. Th_1
2. C_7
3. Th_2
4. C_6
5. Th_3

In beiden Serien finden sich die isolierten Dornfortsatzbrüche bevorzugt an der Halswirbelsäule, es folgen die Lenden- und Brustwirbelsäule, während die isolierten Querfortsatzbrüche nahezu ausschließlich an der Lendenwirbelsäule lokalisiert sind.

Der gleichzeitige Abriß von 2 oder 3 Dornfortsätzen wurde gelegentlich beobachtet, während weitergehende Reihenbrüche der Dornfortsätze bisher nicht bekannt geworden sind (Abb. 4).

Diagnostik und Klinik

Bei den echten Dornfortsatzbrüchen berichtet der Verletzte, daß aus voller Beschwerdefreiheit heraus ein plötzlicher, von einem Knacken begleiteter Schmerz zwischen den Schulterblättern aufgetreten sei. Intensität und Dauer dieses Schmerzes verhindern meist eine Fortsetzung der gerade geübten sportlichen oder manuellen Tätigkeit.

Anders werden, wie schon erwähnt, bei den typischen Schipperfrakturen vorausgehende, bereits länger andauernde ziehende Schmerzen zwischen den Schulterblättern beschrieben. Erst nach diesem unterschiedlich langen Vorstadium kommt es zu dem oben beschriebenen akuten Ereignis. Es kann angenommen werden, daß zunächst eine unvollständige Fraktur entsteht, die sich erst bei fortgesetzter Belastung zur vollständigen Fraktur entwickelt.

Bei der körperlichen Untersuchung des leicht vorn übergebeugten Verletzten findet sich in Höhe der Abrißstelle eine leichte Einsenkung der Haut mit gleichzeitiger umschriebener Druck- und Klopfschmerzhaftigkeit. Während die Beugung der Wirbelsäule deutlich schmerzhaft ist, wird bei Aufrichtung deutliche Schmerzentlastung angegeben. Matthes [30, 31] berichtet, daß auch dieses klinische Zeichen bereits von Hippokrates beschrieben wurde, der es an Leichtathleten beobachtet hatte.

Unterhalb der beschriebenen Hauteinziehung ist die durch die großen Rautenmuskeln nach hinten unten verzogene Dornfortsatzspitze als kleine druckschmerzhafte Vorwölbung tastbar. Bei Bewegung oder Belastung der Schultergelenke wird eine deutliche Schmerzentwicklung zwischen den Schulterblättern geklagt.

Die röntgenologische Darstellung des Dornfortsatzabrisses im seitlichen Strahlengang kann insbesondere in dem bevorzugt betroffenen Hals-Brustübergang ($C_6/C_7/Th_1$) und

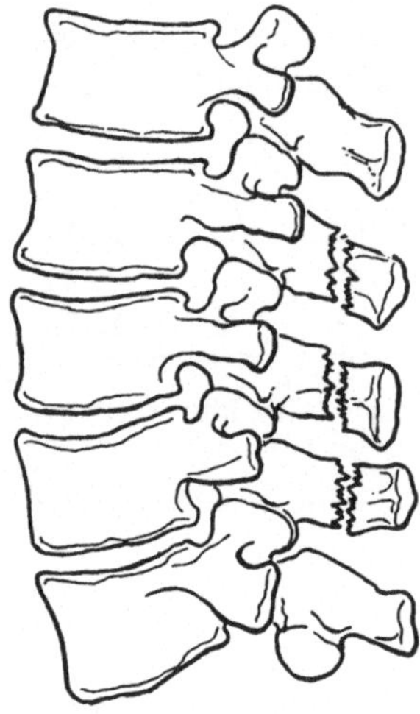

Abb. 4. Reihenbrüche der Lendenwirbeldornfortsätze (n. De Palma)

bei muskulösen Patienten problematisch sein. Hier ist grundsätzlich eine Aufnahme unter Zug an beiden Armen anzufertigen, da andernfalls auch ernstere Verletzungen als ein isolierter Dornfortsatzabriß übersehen werden könnten.

Bei den Brüchen der Brustwirbeldornfortsätze haben sich Halbschrägaufnahmen (re. Schulter vor, li. zurück) zur überlagerungsfreien Darstellung der dorsalen Strukturen bewährt (Matthes [30, 31]).

Für den Erfahrenen ist die Dornfortsatzfraktur vor allem auf der in ventrodorsaler Richtung angefertigten Aufnahme durch den veränderten Abstand zwischen den Dornfortsätzen unschwer erkennbar. Die typische Doppelringkontur des Dornfortsatzes — Reissner [38, 39], Grashe [15] sprechen vom „gespaltenen Querschnittsbild" des Dornfortsatzes — entsteht durch die getrennte Darstellung der Fortsatzbasis und des durch Muskelzug nach hinten und abwärts verzogenen Dornfortsatzfragmentes.

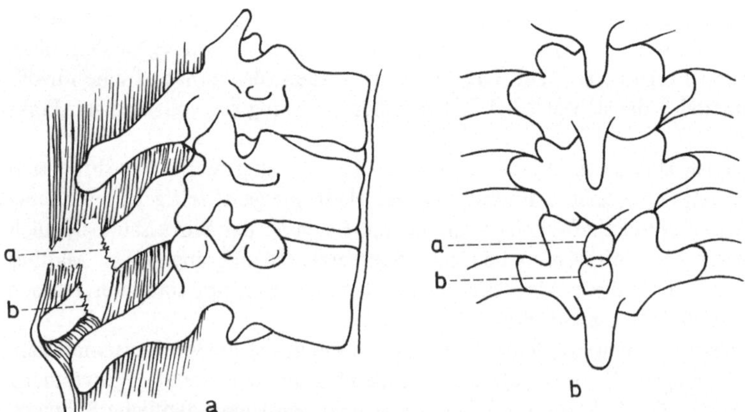

Abb. 5a,b. Doppelringkontur bei Wirbeldornfortsatzbruch. **a** Abrißstelle am Dornfortsatz, **b** Dislociertes Abrißfragment im seitlichen und ventrodorsalen Strahlengang (Reisner, Grashey)

Die Abrißstelle an der Dornfortsatzbasis stellt sich als ovaler Corticalisdefekt dar. Das nach distal verzogene und durch Bänderzug horizontal eingestellte Fortsatzfragment wird orthograd getroffen und ebenfalls mit ringförmiger Kontur abgebildet (Abb. 5a/b).

Ein weiterer Hinweis auf einen Dornfortsatzabriß ist die verminderte Distanz zwischen dem abgesprengten und dem distal benachbarten Dornfortsatz sowie der vergrößerte Abstand zum nächsthöheren Dornfortsatz.

Differentialdiagnostisch sind die Dornfortsatzbrüche zu unterscheiden von persistierenden Spitzenapophysen und aseptischen Apophysennekrosen (Schmitt und Wisser [44]) sowie von anlagemäßigen Varianten, wie Halsrippen und langen Querfortsätzen. Bei Verdacht auf einen Ermüdungsbruch ist daher auch bei leerer Vorgeschichte grundsätzlich die gesamte HWS darzustellen. Das gleiche gilt für Halswirbelsäulen mit degenerativen Veränderungen.

Bei einem echten Dornfortsatzbruch sind die Bruchflächen gezackt und unregelmäßig, bei gleichzeitiger Zerreißung der interspinösen Bänder rücken die Dornfortsatzspitzen auseinander. Bei unklaren Befunden können röntgenologische Verlaufskontrollen weiterhelfen, die im Falle einer Fraktur längstens nach 2—3 Monaten Verkalkungen, überschießenden Callus oder beginnende Spangenbildung erkennen lassen.

Behandlung und gutachterliche Beurteilung

Bereits Malgaigne [29] forderte, bei der Behandlung der Dornfortsatzbrüche solle davon ausgegangen werden, daß es sich grundsätzlich um eine harmlose Verletzung handele. In diesem Sinne ist die Regelbehandlung der Dornfortsatzbrüche konservativ und beschränkt sich zumeist auf eine mehrwöchige Schonung und funktionelles Muskeltraining. Bei Sportverletzungen empfehlen wir Entlastung für ein bis 3 Wochen und Sportbefreiung für 8 Wochen.

Für die ersten Wochen sind wiederholt Bandagen und feste Verbände angegeben worden. Entsprechend den Empfehlungen L. Böhlers [3] verzichten wir auf diese Hilfsmittel, da eine Retention des Abrißfragmentes nicht möglich ist und zusätzlich das funktionelle Muskeltraining behindert wird. Gelegentlich unterstützen wir die Rückbildung des Fraktur- und Weichteilhämatoms durch intermittierende Eisanwendung.

Mit Malgaigne [29] und L. Böhler [2] haben zahlreiche Autoren vor der „Überbehandlung" der Dornfortsatzbrüche gewarnt. Bezeichnenderweise finden sich die besten Spätergebnisse bei den Patienten, die nichts von ihrer Verletzung gewußt haben.

Auch in einer Zeit, in welcher die Juristen die totale Aufklärung fordern, erscheint es sinnvoll, gegenüber dem Verletzten bei den Dornfortsatzverletzungen nicht von einem Wirbelbruch zu sprechen, um eine unnötige Besorgnis mit entsprechendem Schonverhalten, aber auch ein unbegründetes Rentenbegehren zu vermeiden. Dies umsomehr, als die Verletzungen der Dornfortsätze statisch absolut belanglos sind und eine neurologische Beteiligung bereits aus anatomischen Gründen ausscheidet.

Wie L. Böhler [2] sehen auch wir für die seit Paul von Aegina (7. Jahrhdt. n. Chr.) vor allem im angelsächsischen Raum immer wieder einmal empfohlene oder geforderte Exstirpation des Ausrißfragmentes keine ausreichende Indikation (Malgaigne: „Cette opération serait tout à fait irrationelle"). Wenn unmittelbar nach einem Dornfortsatzabriß durch direktes oder indirektes Trauma neurologische Symptome im Bereich des Schultergürtels und der Arme auftreten, muß an eine gleichzeitige Verletzung der be-

192

nachbarten Bandscheibe gedacht werden. Zur Anerkennung eines derartigen Unfallzusammenhangs fordert Maxen [31]

1. eine erhebliche Gewalteinwirkung,
2. das Auftreten neurologischer Zeichen unmittelbar nach dem Unfallereignis und
3. Beschwerdefreiheit vor dem Unfall.

Die subjektiven Angaben zum letzten Punkt sind meist wenig hilfreich. Eine Anerkennung des Unfallzusammenhangs kann nur dann erfolgen, wenn das Unfallröntgenbild keine Verschmälerung der Zwischenwirbelräume erkennen läßt, bei späteren Kontrollen jedoch eine isolierte Verschmälerung des Zwischenwirbelraums mit Randwulstbildung zur Darstellung kommt.

Als durchschnittliche Behandlungsdauer, die zumeist mit der Dauer der Verletzungsbeschwerden gleichzusetzen ist, wird im Schrifttum in der Regel ein Zeitraum zwischen 3 und 74 Tagen angegeben.

Es kann davon ausgegangen werden, daß ein Dornfortsatzabriß spätestens nach 1/2 bis 1 Jahr (fibrös oder knöchern) beschwerdefrei abgeheilt ist. Eine MdE von 10–20% wird daher allenfalls für den genannten Zeitraum in Betracht zu ziehen sein und auch hier nur unter dem Gesichtspunkt der Gesamtvergütung gesehen werden können. Keinesfalls verbleibt ein Dauerschaden in rentenberechtigendem Ausmaß. Grundsätzlich kann bei längerdauernden Beschwerden davon ausgegangen werden, daß die „begleitende" Weichteilverletzung und nicht der Dornfortsatzbruch im Vordergrund steht. Im Falle der gleichzeitigen Bandscheibenverletzung würde dies bedeuten, daß der Bandscheibenvorfall mit einem Dornfortsatzbruch verbunden ist und nicht umgekehrt (Maxen [31]). Insgesamt darf heute davon ausgegangen werden, daß eine Verletzung oder Mitverletzung der Bandscheibe oder der Bandsysteme nach äußerer Gewalteinwirkung, vor allem in Verbindung mit einem Rotationstrauma, häufiger ist als früher im allgemeinen angenommen wurde (Junghanns [18]). Dies bestätigt Saternus [43], der unter 427 untersuchten Fällen 39 Dornfortsatzbrüche, aber 92 Unterblutungen und Zerreißungen im Interspinalbereich der Halswirbelsegmente fand.

Isolierte Wirbelquerfortsatzbrüche

Entstehung

Im Jahre 1847 schrieb Malgaigne in seinem „Traité des fractures et luxations" [29]: Der isolierte Bruch der Processus transversi ist nur durch einen Schuß möglich, wie bei dem Juliverwundeten, der im Hotel-Dieu starb und bei dem neben anderen Verletzungen der Proc. transversus des Epistropheus durch eine Kugel frakturiert war". In unserer Zeit kommen als Ursachen für die nahezu ausschließlich an der Lendenwirbelsäule auftretenden Querfortsatzbrüche sowohl direkte als auch indirekte Gewalteinwirkungen in Betracht.

Es sind dies, wie Rehn [37] festgestellt hat:
1. direkte Gewalt: Verschüttung, Sturz, Quetschung, Überfahrung und
2. indirekte Gewalt: Muskelzug

Anders formuliert und auch auf die Sportverletzungen anwendbar, kann man die Ursache bezeichnen als

1. direkte Gewalteinwirkung durch Prellung oder Quetschung,
2. indirekte Gewalteinwirkung durch gewaltsamen Muskelausriß oder
3. eine Kombination von beiden Mechanismen.

Einige Autoren halten den Lendenwirbelquerfortsatzbruch für den Prototyp einer Muskelzugfraktur durch indirekte Gewalteinwirkung. Nach Ludwig [27] wird die Last des Rumpfes durch die Lendenwirbelsäule ausbalanciert und auf das Becken verteilt. Durch plötzliche, ruckartige Kontraktionen der Mm. iliopsoas, erector trunci und quadratus lumborum, aber auch durch die straffen iliolumbalen Bänder kann es zu Frakturen der Querfortsätze kommen. Vielfach wird angenommen, daß dieser Muskelzug durch eine plötzliche Drehbewegung ausgelöst wird. Die insbesondere bei Reihenbrüchen zu beobachtende typische Dislokation des abgerissenen Querfortsatzfragmentes nach lateral und distal wird durch den M. psoas major und den M. quadratus lumborum verursacht. Im Vergleich zur Querfortsatzfraktur durch direkte Gewalt zeigt sich bei der Muskelzugfraktur eine stärkere Dislokation nach seitlich und abwärts.

Als Sportverletzung ist die Muskelzugfraktur der Lendenwirbelquerfortsätze nicht selten zu beobachten, bei Gewichthebern, Geräteturnern, Fechtern und Ringern (Rompe und Krahl [40]).

Als eine durch direkte Gewalteinwirkung entstandene Fraktur findet sich der Querfortsatzbruch der Lendenwirbelsäule bevorzugt bei Zweiradunfällen (Keller [19]). Obwohl, wie bereits erwähnt, einige Autoren den Lendenwirbelquerfortsatzbruch als Prototyp einer Muskelzugfraktur ansehen, bleibt zu beachten, daß in den Serien von Lob [24] und Rehn [37] die seltenen Querfortsatzbrüche der Halswirbelsäule meist Folge einer Überstreckungsverletzung waren und die weit überwiegenden Lendenwirbelquerfortsatzbrüche nicht durch plötzlichen Muskelzug, sondern durch direkte Gewalteinwirkung verursacht waren.

Diagnostik und Klinik

Röntgenologisch sind die Querfortsatzbrüche im ventro-dorsalen Strahlengang, aber auch im Schichtbild darstellbar. Bei der Abdomenübersichtsaufnahme werden die vorwiegend an der LWS lokalisierten Frakturen häufig durch Darmgasüberlagerung oder den Psoasrandschatten verdeckt. Form und Verlauf der Frakturen, die in jedem Drittel des Querfortsatzes angesiedelt sein können, sind vielgestaltig. Differentialdiagnostisch sind dorsolumbale Übergangswirbel und Lendenrippen, aber auch schattengebende Nierenkonkremente (Meriel u. Baillat [33]) abzugrenzen. In der Regel verlaufen die Bruchlinien senkrecht zur Längsachse des Querfortsatzes, d.h. in vertikaler Richtung. Bei horizontalem Verlauf der Fraktur ist dies als dringender Hinweis auf eine gleichzeitig bestehende Bogenfraktur anzusehen.

Isolierte Querfortsatzbrüche finden sich fast nur an der Lendenwirbelsäule. Vorzugsweise betroffen ist der auffallend lange und dünn ausgebildete 3. Lendenwirbel, der die übrigen Querfortsätze nach hinten und zur Seite überragt. Der Bruch beider Querfortsätze eines Lendenwirbels kam selten zur Beobachtung (Gortan [14] und Salarich-Torrents [42]). Wie Linke [22] u.a. zeigen konnten, ist der Bruch eines Querfortsatzes seltener als der Mehrfach- und Reihenbruch (Abb. 6).

Bei Durchsicht des Schrifttums ergibt sich für die isolierten Wirbelquerfortsatzbrüche der Lendenwirbelsäule die nachstehende Häufigkeitsverteilung:

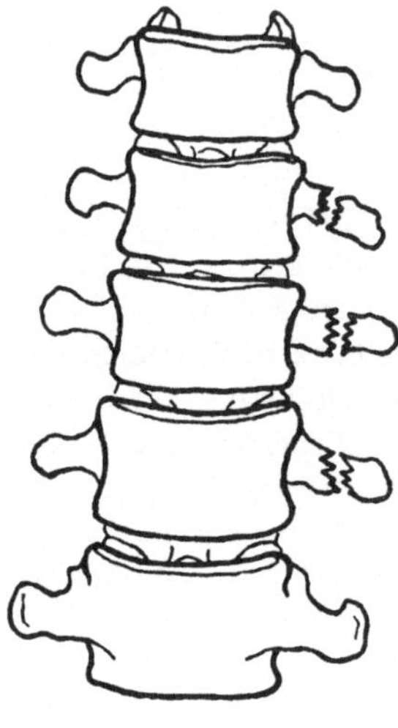

Abb. 6. Reihenbruch der Lendenwirbelquerfortsätze (n. De Palma)

1. L_3
2. L_2
3. L_4
4. L_5
5. L_1

Die Häufigkeitsverteilung der Reihenbrüche stellt sich wie folgt dar:

1. L_3/L_4
2. L_1/L_2
3. L_2/L_3
4. L_4/L_5
5. L_2/L_4
6. L_1/L_3
7. $L_3/L_4/L_5$

8. $L_2/L_3/L_4/L_5$
9. $L_1/L_2/L_3/L_4$
10. $L_1/L_2/L_3/L_4/L_5$

Ebenso wie der Querfortsatzbruch der Lendenwirbelsäule, wie bereits erwähnt, als Begleitverletzung einer Bogenfraktur auftreten kann, findet er sich nicht selten als Begleitverletzung eines Wirbelkörperbruches sowie einer Becken- oder Rippenfraktur.

Bei den Beckenbrüchen können die Querfortsätze der unteren Lendenwirbel entweder durch die hochsteigende Beckenschaufel abgeschert oder durch Seitwärtskippung der Wirbelsäule am hinteren Darmbeinkamm abgeknickt werden.

Im Krankengut von Quaintance [35] fanden sich „begleitende" Wirbelkörper-, Becken- oder Rippenbrüche in 9 von 33 Fällen. Aus diesem Grunde ist es insbesondere bei der schweren Mehrfachverletzung dringend erforderlich, sich nicht im Zusammenhang mit der Diagnostik der vorrangigen Verletzungen mit Übersichtsaufnahmen zu begnügen, sondern in jedem Fall spätestens in der Stabilisierungsphase eine korrekte röntgenologische Darstellung der dorsalen Wirbelsäulenelemente anzustreben. Es ist zu hoffen, daß der Ganzkörpertomograph auch hier eine Erleichterung bringen wird.

Klinisch bietet sich bei Abriß eines Lendenwirbelquerfortsatzes primär meist ein akutes Bild. Im Vordergrund steht das retroperitoneale Hämatom, die reflektorische Spannung der Rücken- und Bauchmuskulatur sowie das abdominelle Trauma mit Meteorismus, reflektorischer Darmatonie und Subileus- oder Ileussymptomatik. Die Gesamtsituation kann sich bis zum Vollbild des traumatischen Schocks steigern, wenn das abdominelle Trauma unterschätzt oder übersehen wird.

Bei den direkten Verletzungen finden sich häufig neben den Schürfwunden und Prellmarken an der Haut auch ausgedehnte intracutane und subcutane Hämatome. Die Lokalisation der Hautquetschung ist ein Hinweis auf die Höhe der begleitenden Knochenverletzung.

Bei der indirekt entstandenen Verletzung sind diese Hämatome häufig nur gering ausgeprägt und Allgemeinsymptome können gänzlich fehlen. Darüberhinaus bildet sich die abdominelle Symptomatik bei den indirekten Verletzungen meist bereits nach wenigen Tagen zurück, während die Beschwerden nach direkten Verletzungen wesentlich länger anhalten.

Bei ausgedehnteren Hämatomen und Weichteilschäden läßt sich häufig das von Ehrlich [10], Hoffmann [17] und Ott [34] beschriebene Schmerzphänomen auslösen. Hierbei zeigt sich bei Beugung und Drehung des Rumpfes zur unverletzten Seite eine gegenüber der Drehung zur verletzten Seite wesentlich stärker ausgeprägte schmerzhafte Bewegungseinschränkung, da sich hier vorwiegend die Muskulatur der verletzten Seite anspannt.

Hilfreich ist auch das von Payer 1907 beschriebene Zeichen, auf das Linow [23] und Hennes [16] hingewiesen haben.

Bei Rückenlage des Verletzten ist das Anheben des gestreckten Beines auf der verletzten Seite durch den Zug, den der M. ilio-psoas auf die frakturierten Querfortsätze ausübt, schmerzhaft, während dieselbe Bewegung auf der unverletzten Seite unbehindert und schmerzfrei möglich ist.

Bei Querfortsatzbrüchen des 1. Lendenwirbels ist die Atmung fast immer schmerzhaft. In typischer Weise ist dies bei tiefer Expiration wesentlich deutlicher ausgeprägt als bei tiefer Inspiration.

Bei schweren Lendentraumen (Überfahrungen usf.) kann man oft eine „Verletzungslinie" vom Becken über die Querfortsätze bis zu den Rippen verfolgen (Watson-Jones [49]). Nicht nur bei denjenigen Lendenprellungen, die durch ihre „Landmarken" sicher als direkte Verletzungen erkennbar sind, sondern bei allen Mehrfach- und Reihenbrüchen der Lendenwirbelquerfortsätze führen wir unmittelbar bei Klinikaufnahme eine Urinkontrolle durch.

Bei der einfachen Lendenprellung ohne Nierenbeteiligung verschwindet eine anfängliche Erythrocyturie spätestens am 3. Tag. Bei begründetem Verdacht auf eine begleitende Nierenverletzung wird die Aufnahmeuntersuchung durch eine Angiographie ergänzt. Wie Linke [32] sind wir der Ansicht, daß bei den nicht angiographierten Lendenprellungen auch bei Normalisierung des Urinbefundes nach 3 Tagen eine „zweizeitige" Nierenruptur grundsätzlich durch ein intravenöses Pyelogramm ausgeschlossen werden sollte (Abb. 7).

Behandlung und gutachtliche Beurteilung

Die Behandlung der isolierten Fraktur eines Lendenwirbelquerfortsatzes ist konservativ-funktionell. Bettruhe mit Flachlagerung ist, wenn überhaupt, nur für 1–3 Tage erforderlich. Eine ergänzende intermittierende Eisanwendung kann die Rückbildung der Beschwerden beschleunigen. Wie bei der Behandlung der Dornfortsatzbrüche verzichten wir auch

196

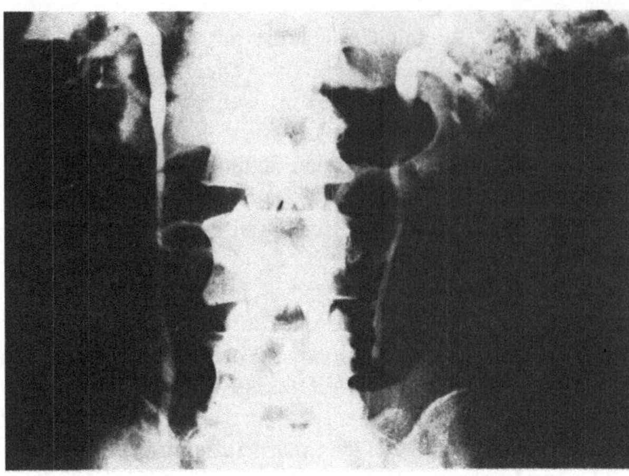

Abb. 7. Nierendiagnostik bei Wirbelquerfortsatzfraktur links

hier auf Hilfsmittel zur äußeren Ruhigstellung. Erfahrungsgemäß heilen viele Querfortsatzbrüche wie die Dornfortsatzabrisse pseudarthrotisch aus. Die hierauf zurückgeführten
Beschwerden, auch Nervenbeschwerden, haben allerdings meist andere Ursachen. Da auch
der dislocierte und pseudarthrotische Querfortsatz funktionell und statisch ohne Belang
ist und als Ursache für Dauerbeschwerden der Wirbelsäule meist ausgeschlossen werden
kann, besteht für uns keine ausreichend begründete Anzeige für die immer wieder einmal
empfohlene operative Entfernung des Abrißfragments.

Im Gegensatz zur isolierten Fraktur eines einzelnen Lendenwirbelquerfortsatzes können
die Mehrfach- und Reihenbrüche der Lendenwirbelquerfortsätze nicht entsprechend ihrer
statischen und funktionellen Belanglosigkeit eingestuft werden, sondern müssen ebenso
wie die schweren Flankenprellungen, als abdominelles und retroperitoneales Trauma
gewertet werden. Es ist daher in jedem Falle sinnvoller, hier von einer Lendenprellung
mit begleitender Querfortsatzfraktur oder begleitenden Querfortsatzfrakturen zu sprechen.

Die Behandlung besteht in Bettruhe bis zum sicheren Ausschluß ernsterer Begleitverletzungen — das diagnostische Vorgehen wurde beschrieben — und bis zur Rückbildung
der abdominellen Symptomatik. Bei Flachlagerung der Wirbelsäule (Bär [1]) hat sich in
den ersten Tagen eine Knierolle zur Entlastung des M. ilio-psoas bewährt. Sofern keine
schwerwiegenden abdominellen oder retroperitonealen Verletzungen vorliegen, kann mit
einer weitgehend folgenlosen Ausheilung der Verletzung gerechnet werden.

Wie bei den Dornfortsatzverletzungen scheint es auch bei den Querfortsatzbrüchen aus
den gleichen Überlegungen heraus empfehlenswert, dem Verletzten gegenüber nicht von
einem Wirbelbruch zu sprechen, um eine Überbewertung der Verletzung zu vermeiden.
Erfahrungsgemäß werden bei der gutachtlichen Beurteilung die Folgen nach Querfortsatzbrüchen häufig zu hoch eingeschätzt. Wie bei den Dornfortsatzabrissen sollte auch hier
die Einschätzung einer MdE von 20% für ein Jahr im Sinne der Gesamtvergütung nur selten
und nur bei im Vordergrund stehender Weichteilverletzung erreicht werden. Als Dauer
der Arbeitsunfähigkeit nach Querfortsatzbrüchen erweist sich in der Regel ein Zeitraum
von 4—5 Wochen als ausreichend.

Es war meine Absicht, in diesem Überblick auch den allgemein als belanglos einge-
stuften Fortsatzbrüchen der Wirbelsäule die ihnen gebührende klinische Aufmerksamkeit
zuteilwerden zu lassen. Dennoch möchte ich schließen mit einem bereits bei L. Böhler
erwähnten Zitat von Hippokrates: „Nichts destoweniger ist es in jeder Kunst und nicht

zum wenigsten in der ärztlichen Kunst schimpflich, viele Umstände, viel Aufsehen und viel Rederei zu machen und hinterher nichts damit auszurichten".

Literatur

1. Bär H (1941) Nochmals zur Frage der Behandlung der Querfortsatzbrüche der Lendenwirbelsäule und ihrem Verlauf. Mschr Unfallheilk 48:497—498
2. Böhler L (1935) Dornfortsatzbrüche durch Muskelzug an der Cervicodorsalgrenze und ihre Behandlung. Chirurg 7:759—763
3. Böhler L (1951) Die Technik der Knochenbruchbehandlung. 12./13. Aufl., Maudrich, Wien München Bern
4. Bofinger H (1933) Münch med Wschr 80:146
5. Bofinger H (1934) Münch med Wschr 81:491
6. Bourgougnon (1909) Thèse de Paris 1875 zit. bei Maydl: Dtsch Z Chir 17:306—361 (1882) u. bei Henschen K, Brun's Beitr klin Chir 62:385—400 (1909)
7. Brocher JEW (1962) Die Wirbelsäulenleiden und ihre Differentialdiagnose. 3. Aufl. Thieme, Stuttgart 1962
8. Debuch L (1936, 1937) Die Schipperkrankheit und ihre Behandlung. Arch orthop Unfall-Chir 37:2 (1937), Dtsch Med Wschr 62:1837
9. De Palma AF (1970) The management of fractures and dislocations. 2nd edit. Saunders, Philadelphia London Toronto
10. Ehrlich (1908) Zur Kasuistik der isolierten Frakturen der Processus transversi der Lendenwirbelsäule. Dtsch Z Chir 92:
11. Gelehrter G (1957) Risse des vorderen Längsbandes im Bereich der Halswirbelsäule. Arch Orthop Unfall-Chir 48:698—704
12. Gershon-Cohen J, Budin GE, Glauser F (1954) Whiplash fractures of cervicodorsal spinous processes. Resemblance to shoveler's fracture. J Amer med Ass 135:560—561
13. Gerstel G (1941) Zur Patho- und Histogenese der Dornfortsatzbrüche (sogenannte Schipperkrankheit). Mschr Unfallheilk 48:385—397
14. Gortan M (1931) Über einen seltenen Bruch der Lendenwirbelsäule. Verh dtsch Röntgen-Ges 23:50
15. Grashe R (1935) Fraktur des 2. Brustwirbeldornfortsatzes. Röntgenpraxis 7:116
16. Hennes H (1935) Wirbelquerfortsatzfrakturen ohne Beschwerden. Röntgenpraxis 7:108—109
17. Hoffmann A (1909) Die isolierten Frakturen der Lendenwirbelquerfortsätze. Bruns' Beitr klin Chir 62:385—400
18. Junghanns H (1951) Die Verletzungen der Zwischenwirbelscheiben und ihre Folgen. Mschr Unfallheilk 54:97
19. Keller HL (1960) Persistierende Querfortsatzapophysen am 1. Brustwirbelkörper. Fortschr Röntgenstr 93:386—387
20. Kirchmayer L (1922) Eine typische, durch Muskelzug entstandene Abrißfraktur der unteren Hals- und oberen Brustwirbeldornen. Arch orthop Unfall-Chir 21:64—70
21. Koepchen S, Bauer K (1937) Die Schipperkrankheit in medizinischen und arbeitstechnischen Untersuchungen nebst Vorschlägen zur Verhütung. Barth, Leipzig
22. Linke E (1966) Die Behandlung der Querfortsatzfrakturen der Lendenwirbelsäule. Mschr Unfallheilk 69:80—84
23. Linow F Über die isolierten Querfortsatzbrüche der Wirbelsäule mit besonderer Berücksichtigung ihrer Entschädigung in der Reichsunfallversicherung
24. Lob A (1954) Die Wirbelsäulenverletzungen und ihre Ausheilung. Thieme, Stuttgart
25. Lob A (1973) Handbuch der Unfallbegutachtung. Bd III, Enke
26. Lönnerblad L (1933) Über Dornfortsatzfraktur durch Muskelzug, insbesondere über den sog. Schleuderbruch. Acta chir scand 73:285
27. Ludwig H (1935) Über die isolierten Frakturen der Dorn- und Querfortsätze der Wirbelsäule. Diss Leipzig

28. Magnus G (1933) Über Dornfortsatzbrüche. Mschr Unfallheilk 40:199–203
29. Malgaigne IF (1847) Traité des fractures et luxations. Paris
30. Matthes H (1935) Dornfortsatzabrisse, eine typische Verletzung bei schweren Erdarbeiten. Chirurg 7:665–671
31. Matthes H (1935) Über Dornfortsatzabrisse. Zbl Chir 62:2992–2993
32. Maxen H (1951) Dornfortsatzbrüche der unteren Halswirbelsäule mit cervicalen Bandscheibenvorfällen in Klinik und Unfallbegutachtung. Mschr Unfallheilk 54:108–117
33. Meriel M, Baillat F (1928) Ein Fall von Fraktur der Querfortsätze, die für Nierenbeckensteine gehalten werden. Zbl Chir 55:1460
34. Ott Th (1928) Unsere Erfahrung über die Entstehung und den Verlauf der isolierten Querfortsatzfrakturen der Lendenwirbelsäule. Bruns' Beitr klin Chir 14:605–620
35. Quaintance P (1929) Fractures of the transverse process for the lumbar vertebrae. Arch Surg 19:968–995
36. Quincke H zit. bei Hopf, Junge u. Pfeiffer u. Lob
37. Rehn J (1968) Die knöchernen Verletzungen der Wirbelsäule (Bedeutung des Erstbefundes für die spätere Begutachtung). Die Wirbelsäule in Forschung und Praxis 40:131–138
38. Reisner A (1931) Dornfortsatzabriß. Arch orthop Unfall-Chir 30:344–350
39. Reisner A (1932) Wirbeldornfortsatzbrüche durch Muskelzug. Röntgenpraxis 4:287–293
40. Rompe G, Krahl H (1972) Sportschäden und Sportverletzungen. I Wirbelsäule und Becken. Z Orthop 110:100–107
41. Ruppanner E (1936) Helvet med acta 3:816
42. Salarich-Torrents J (1952) Fractura bilateral de las apophyses transversas des las cruco vertebras lumbares. Z org ges Chir 122:177
43. Saternus KS (1979) Die Verletzungen von Halswirbelsäule und Halsweichteilen. Die Wirbelsäule in Forschung und Praxis, Bd 84. Hippokrates, Stuttgart
44. Schmitt H, Wisser H (1951) Die Schipperkrankheit bei Jugendlichen. Langenbecks Arch klin Chir 268:333–340
45. Schröder W (1942) Schipperkrankheit und Dornfortsatzfehlbildungen. Röntgenpraxis 14:187–190
46. Sitt W (1948) Beitrag über die „Schipperfraktur". Med Klin 66:485
47. Terrier zitiert bei L. Kirchmayer (1922), L. Böhler (1951)
48. Volkmann J (1936) Über Wirbeldornfortsatzbrüche. Zbl Chir 63:124–126
49. Watson-Jones R (1976) Fractures and joint injuries, Vol II, 5th ed. Livingstone, Edinburgh London New York
50. Zimmer EA (1935) Über Dornfortsatzbrüche. Bruns' Beitr klin Chir 161:273–285
51. Zollinger F (1937) Isolierte Dornfortsatzbrüche mit besonderer Berücksichtigung der Muskelzugfrakturen. Schweiz med Wschr 67:485
52. Zukschwerdt L (1962) Das Schleudertrauma der Halswirbelsäule. Schweiz med Wschr 92:534–539

Diskussionsbemerkungen und Empfehlungen aller Teilnehmer
(Leitung: M. Allgöwer)

Zusammengefaßt und redigiert von A. Rüter und C. Burri

Diagnostik

Die Anamnese gibt nur selten ausreichend Aufschluß über den Hauptvektor der Gewalteinwirkung, speziell im Hinblick auf die Frage möglicher Rotationskräfte.

Von überragendem Interesse ist die Frage, ob der Verletzte nach dem Unfall noch umhergegangen ist oder zumindest die Extremitäten bewegt hat. Diese Angaben erlauben Rückschlüsse auf die Stabilität und sofort eingetretene neurologische Schäden.

Die Beurteilung der Röntgenbilder fordert besondere Beachtung der dorsalen Strukturen: Wirbelbögen, Gelenkfortsätze, Wirbelkörperhinterwand, Bogenabstände; da sich an den Verletzungen dieser Substrate die Frage der Stabilität entscheidet.

Begleitende Luxationen geben sich auf Schrägaufnahmen durch eine ohrmuschelförmige Verziehung des Zwischenwirbelloches sicher zu erkennen.

Klinisch findet sich bei Zerreißungen des dorsalen Bandapparates meistens ein hier gelegenes auffälliges Hämatom. Palpatorisch läßt sich gelegentlich eine Lücke zwischen den Dornfortsätzen tasten.

Wie die experimentellen Untersuchungen von Plaue und zahllose klinische Erfahrungen gezeigt haben, geht die Kompression eines Wirbelkörpers nur mit einem vergleichsweise geringen Verlust der Belastbarkeit einher, sofern es sich nicht um einen osteoporotisch veränderten Wirbelkörper handelte. Diese Befunde beziehen sich allerdings nur auf eine axiale Belastung. Inwieweit traumatisch veränderte Wirbelkörper Scher- und Biegekräfte auffangen können, ist im einzelnen nicht bekannt.

Von besonderem Interesse sind die Verhältnisse an der Wirbelkörperhinterwand. Diese können röntgenologisch am sichersten auf seitlichen Schichtaufnahmen in Längspendelung beurteilt werden. Finden sich hier Verletzungen, liegt mit größter Wahrscheinlichkeit eine instabile Bruchform vor. Dieser Befund erfordert nicht nur Konsequenzen für den gesamten Therapieplan, sondern akut für jede Umlagerung und Bewegung des Patienten.

Deckplatteneinbrüche weisen speziell beim älteren Patienten auf begleitende Bandscheibenschäden hin.

Therapie

Der Behandlungsplan orientiert sich primär an der Frage, ob eine stabile oder instabile Fraktur vorhanden ist. Hierbei bedeutet Instabilität jedoch nicht obligatorisch eine Indikation zur Operation. Auch solche Brüche können unter entsprechend langer äußerer

Ruhigstellung stabil ausheilen. Dies gilt in besonderem Maße für die Brust- und Lendenwirbelsäule, da es sich in dieser Region — im Gegensatz zur Halswirbelsäule — fast ausschließlich um sogenannte „ossäre Instabilitäten" handelt, die durch Konsolidation der Fraktur fest werden.

Sammelstatistiken der letzten Jahre haben gezeigt, daß bis zu 25% aller Brüche der Brust- und Lendenwirbelsäule Luxationsfrakturen sind, von denen die meisten bis zur knöchernen Konsolidation als instabil angesehen werden müssen.

Die Wahl des Vorgehens richtet sich weiterhin nach möglichen Spätschäden. Hierbei darf nicht nur die Fehlstellung im betroffenen Segment berücksichtigt werden. Vielmehr ist daran zu denken, daß vermehrte Kyphosierungen nach Frakturen der Brustwirbelsäule durch entsprechende Hyperlordosierungen im Hals- und Lendenwirbelsäulenbereich kompensatorisch ausgeglichen werden müssen und in diesen Höhen Beschwerden verursachen können.

Wie die erwähnten Untersuchungen von Plaue gezeigt haben, ist die axiale Tragfähigkeit komprimierter Wirbelkörper nur in einem funktionell unbedeutenden Ausmaß verringert — sofern nicht Osteoporosen vorbestehen.

Da somit kaum die Gefahr einer sekundären Einsinterung besteht, ist eine Ruhigstellung zur Vermeidung dieses Spätschadens unnötig.

Im Teilnehmerkreis wird diskutiert, inwieweit Aufrichteversuche im ventralen, besser im dorsalen Durchhang notwendig und erfolgversprechend sind. Diese Repositionen machen eine anschließende Ruhigstellung im Gips- oder Kunststoffverband für mehrere Wochen notwendig. Hierbei gilt als Richtzahl: Gibbusbildung in Graden gleich Ruhigstellung in Wochen.

In der Diskussion bleibt unbestritten, daß es Fehlstellungen der Wirbelsäule nach Kompressionsfrakturen gibt, die mit großer Wahrscheinlichkeit spätere Beschwerden, häufiger in der kompensatorisch beanspruchten Hals- und Lendenwirbelsäule hervorrufen. Es läßt sich jedoch keine Einigung erzielen, welcher Mindestwinkel hier als Grenzwert und damit als Indikation zu einer konservativen oder operativen Aufrichtung angesehen werden muß.

Böhler sieht bei Patienten unter 50 Jahren und Gibbusbildungen von 10–20° die Möglichkeit zur konservativen, bei größeren Fehlstellungen die Notwendigkeit zur operativen Wirbelaufrichtung gegeben.

Andere Teilnehmer sehen erst Fehlwinkel von über 40° als Indikation zur — dann allerdings immer operativen — Aufrichtung an.

Konservativ-funktionelle Behandlung

Bei gegebener Indikation zu diesem Vorgehen Lagerung des Patienten im Hartbett bis zum Abklingen der Schmerzen. Danach Muskeltraining und Remobilisation. Über den Wert des 3-Punkte-Stützkorsettes besteht keine einheitliche Anschauung. Eine Abstützung axialer Belastungen ist zumindest bezüglich der Wirbelkörperstabilität nicht notwendig. Inwieweit das Korsett gefährliche Rotations- und Scherkräfte abfangen kann, ist im einzelnen nicht bekannt.

Ohne Zweifel dient es jedoch der Entlastung der Rückenmuskulatur und zwingt den Patienten zum aufrechten Gang und damit zur axialen Belastung.

Wichtigster Bestandteil jeder konservativen Behandlung ist ein konsequentes aktives Muskeltraining. Dies soll auch nach Abschluß der eigentlichen ärztlichen Behandlung vom Patient noch selbständig längere Zeit weitergeführt werden.

Technik der konservativen Aufrichtung

Nach Aufrichtung im Durchhang wird ein Gips- oder Kunststoffmieder anmodelliert, letzteres ist leichter und erlaubt eine Behandlung im Bewegungsbad.

Beide Verfahren erfordern eine Ruhigstellung über 14 bis 16 Wochen, wobei in den ersten 4–6 Wochen Bettruhe eingehalten werden muß.

Falls Berstungsfrakturen konservativ eingerichtet werden sollen, muß vor Anwendung des Durchhangs zunächst ein Längszug ausgeübt werden.

Indikationen zur operativen Stabilisierung von Verletzungen der Brust-Lendenwirbelsäule

Nach Ansicht aller Diskussionsteilnehmer ist eine operative Stabilisierung bei folgenden Verletzungen angezeigt:

1. Luxationsfrakturen mit Einengung des Zwischenwirbelloches und neurologischen Störungen.
2. Luxationsfrakturen mit Berstung eines Wirbelkörpers.
3. Luxationsfrakturen mit Abscherung der Gelenkfortsätze oder begleitenden Bogenbrüchen, sofern man nicht Ruhigstellungszeiten von 4–6 Monaten in Kauf nehmen will.
4. Patienten mit Indikation zur konservativen Aufrichtung, denen Ruhigstellungszeiten von 4 Monaten nicht zugemutet werden können.
5. Nicht ausreichend zu reponierende Berstungsfrakturen, da häufig überschießende Callusbildung und Instabilität anhaltende Beschwerden auslösen und das Rückenmark gefährden können.
6. Erheblich dislocierte Frakturen im Wachstumsalter, da Wachstumsstörungen häufig nicht nur zur Deformität, sondern auch zur Instabilität führen.
7. Geringere Gibbusbildungen bei vorgeschädigten Wirbelsäulen, da in dieser Situation kompensatorische Hyperlordosierungen nicht beschwerdefrei möglich sind.

Operationstechniken

Die dorsale Ruhigstellung ohne Fusionierung mit dem Harrington-Instrumentarium ist technisch wenig aufwendig. Eine ausreichend sichere Verankerung erfordert jedoch — zumindest im thoraco-lumbalen Übergang, daß die Stäbe beidseits über je 3 weitere Wirbel geführt werden. Dies bedeutet, daß durch dieses Vorgehen insgesamt 6 Segmente ruhiggestellt werden.

Über die Verwendung der von dorsal einzubringenden Weiss-Federn liegen nur die Erfahrungen einer Klinik vor. Hier hat sich dieses Vorgehen bei intakten Wirbelhinterkanten und Bögen mehrfach bewährt. Bei Verletzungen der Hinterkante ist zusätzlich eine Abstützung durch ventral der Feder einzubringende Stäbe oder Platten zu schaffen (Siehe Beitrag Bötel).

Zur ventralen Spondylodese haben sich folgende Zugänge bewährt:

Brustwirbelsäule: Links laterale Thoracotomie.
Th12–L4:   Pararectaler-retroperitonealer Zugang.
L5:   Transperitonealer Zugang nach Pfannenstiel oder untere mediane Laparotomie.

Die Wahl der Vorgehens: Dorsale oder ventrale Stabilisierung — richtet sich nach Art der Verletzung, nicht zuletzt aber auch dem Allgemeinzustand des Patienten.

Bei Luxationsfrakturen ist die alleinige Reposition und Fixierung des Repositionsergebnisses ausreichend, da mit knöchernem Durchbau die Stabilität wieder hergestellt ist. Diese Fälle sind zur operativen Ruhigstellung von dorsal geeignet.
eignet.

Bei Schäden der Bandscheibe wird eine interkorporelle Spondylodese mit cortico-spongiösem Span notwendig, da nur so die Gefahr einer disco-ligamentären Instabilität behoben werden kann.

Der eingebrachte Span kann durch eine Plattenosteosynthese gesichert werden, die weitere äußere Ruhigstellungen unnötig macht. Hierbei ist streng darauf zu achten, daß die Platte nur den versteiften Zwischenwirbelraum überbrückt und nicht benachbarte Segmente unnötig ruhigstellt. Sind diese Voraussetzungen erfüllt, kann in der Regel auf eine spätere Metallentfernung verzichtet werden.

Wird nach Auffüllen des Zwischenwirbelraumes durch corticospongiöses Material auf eine zusätzliche Stabilisierung mittels Platte verzichtet, muß der Patient postoperativ 4–6 Wochen Bettruhe einhalten.

IV. Sacrumfrakturen – Querschnittsläsionen – Pathologische Frakturen

Sacrumfrakturen

O. Wörsdörfer und F. Magerl

Die häufigsten Sacrumfrakturen sind Vertikalfrakturen durch die Foramina sacralia und stellen als solche die hintere Komponente von Malgaigne's Beckenbrüchen dar. Querbrüche des Sacrums im oberen Teil sind selten, häufiger sind die Frakturen im freien Teil des Sacrums gelegen.

Sacrumfrakturen bei Beckenringfrakturen

Malgaigne [13] beschrieb 1847 eine Kombinationsverletzung des vorderen und hinteren Beckenringes, wobei die hintere Läsion in der Ileosacralfuge oder im Os ileum liegt. Er erwähnt jedoch, daß Richerand einen Fall mit Fraktur durch das Sacrum beobachtet hätte.

Die hintere Läsion durch die Foramina sacralia ist von Voillemier [19] 1860 bereits genau beschrieben worden. Huittinen [10, 11] berichtet 1972, daß 51% der hinteren Frakturen durch die Sacrallöcher verlaufen. Zerreißungen der Ileosacralfuge fand er in 16% der Fälle und zwar hauptsächlich bei Jugendlichen, oder wenn die vordere Läsion in der Symphyse lag.

Die hintere Verletzung kann auf der gleichen Seite des vorderen Ringbruches liegen oder, im Sinne der gekreuzten Fraktur, auf der kontralateralen Seite.

Die Frakturlinien können folgende charakteristische Verlaufslinien haben (Abb. 1):
– durch die Foramina sacralia
– distal durch die Foramina sacralia nach proximal durch die Massa lateralis
– schräg distal lateral nach proximal medial durch den Wirbelkörper
– median (Abb. 2)
– Stauchungs-Trümmerbrüche der Massa lateralis

Eine unseres Wissens bislang nicht beschriebene Frakturform konnten wir bei einem Patienten beobachten. Auf der linken Seite bestand eine vordere und hintere Ringfraktur mit Längsfraktur durch die Sacrallöcher. In Höhe des 2. Sacralwirbels bestand eine dislocierte Querfraktur, deren Frakturverlauf sich auf der rechten Seite nach proximal durch die Massa lateralis, durch den obersten sacralen Gelenksfortsatz sowie durch die Pars interarticularis und den Bogen des 5. Lendenwirbels zog. Der obere Teil des Sacrums war durch eine zusätzliche linksseitige Rotationsbewegung aus dem Beckenring herausgebrochen (Abb. 3).

In einem weiteren Fall konnte ebenfalls in der direkten Fortsetzung einer Sacrumlängsfraktur eine Fraktur durch den unteren Gelenksfortsatz und den Bogen des 5. Lendenwirbels gesehen werden. Eine Mitbeteiligung des lumbosacralen Bewegungssegmentes ist

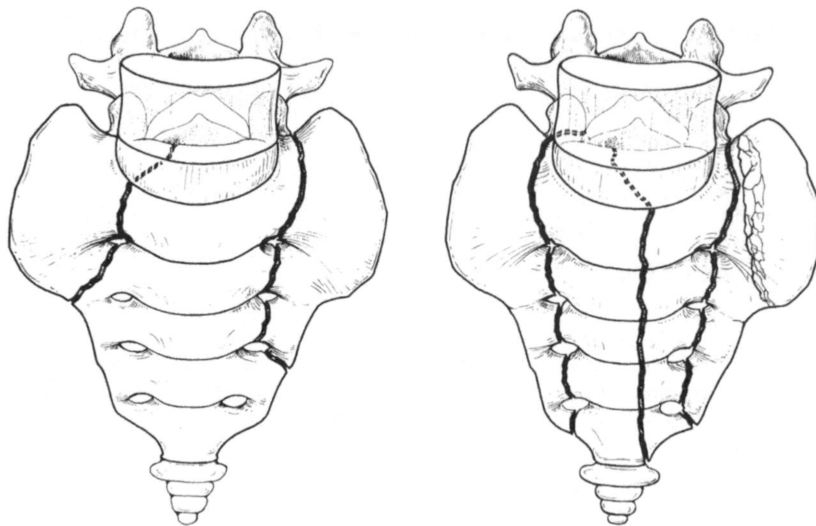

Abb. 1. Sacrumlängsfrakturen bei Beckenringfrakturen: Mögliche Verlaufsformen der Frakturlinien

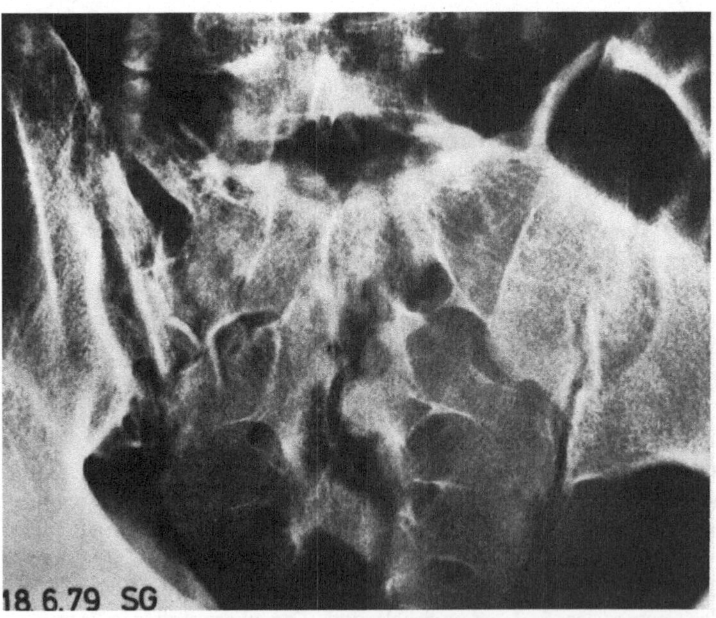

Abb. 2. Mediane Sacrumlängsfraktur bei bilateralem vorderem Beckenringbruch. Stauchungsfraktur der Massa lateralis rechts. Keine neurologischen Ausfälle

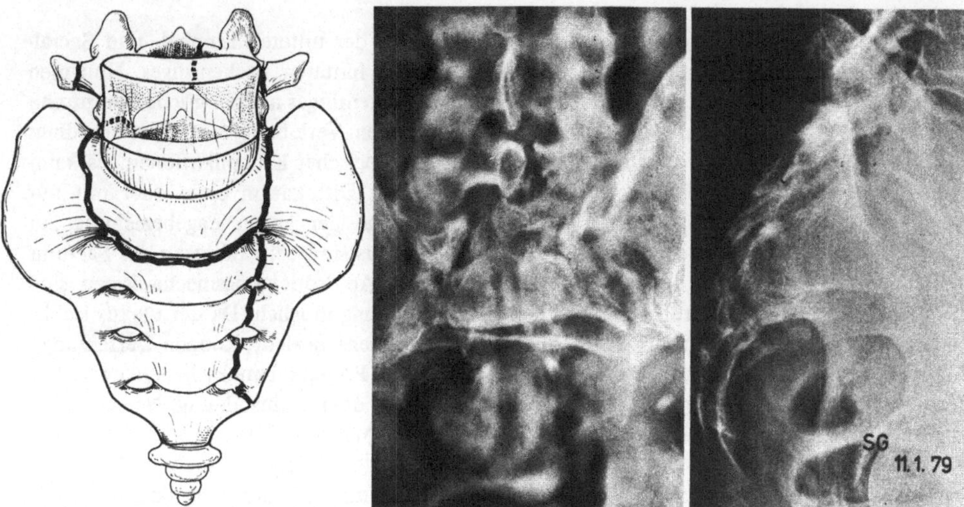

Abb. 3. Kombinierte Sacrumfraktur. Längsfraktur links, dislocierte Querfraktur auf Höhe des 2. Sacralwirbels. Brüche der dorsalen Anteile des 5. Lendenwirbels. Cauda equina-Syndrom

demnach möglich. Durch die Fraktur der oberen Deckplatte des 1. Sacralwirbels wird auch die lumbosacrale Bandscheibe verletzt. Die klinisch bekannte hohe Incidenz von lumbosacralen Discopathien und Lumbalgien nach Beckenfrakturen könnte dadurch eine Erklärung finden (Raef [16]).

Die Häufigkeit der belgeitenden hinteren Verletzungen bei Brüchen des vorderen Beckenringes ist groß. Medelman [14] berichtet von 44%, Bonnin [1] von 45%. Huittinen [10, 11] findet 21% hintere Läsionen bei einseitiger vorderer Ringfraktur und 61% bei doppelseitiger vorderer Ringfraktur. Vordere Beckenringbrüche sollten demnach immer ein Hinweis auf eine zusätzliche hintere Ringverletzung mit entsprechendem Stabilitätsverlust sein.

Ein weiterer Hinweis auf eine hintere Ringverletzung ist die Fraktur des Querfortsatzes des 5. Lendenwirbels.

Der radiologische Nachweis einer Sacrumlängsfraktur ist nicht immer einfach. Die gebogene Form des Sacrums und die schräg caudalwärts laufenden Sacrallöcher bedingen viele Überprojektionen. Darmgasüberlagerungen können eine Beurteilung unmöglich machen. Barsony-Aufnahmen sowie Schichtaufnahmen lassen die typischen Stufenbildungen im Bereich der Sacrallöcher besser erkennen.

Neurologische Komplikationen

Neben den bekannten Komplikationen, wie Verletzungen der Gefäße und Beckeneingeweide sowie des Urogenitaltraktes, sollten die neurologischen Verletzungen besonders erwähnt werden, da sie in einem beträchtlichen Prozentsatz auftreten und ebenso häufig wie die Verletzungen des hinteren Beckenringes selbst übersehen oder erst später diagnostiziert werden. Da Patienten mit Beckenfrakturen häufig polytraumtisiert sind, ist in solchen Fällen eine exakte neurologische Untersuchung nicht immer möglich. Verletzungen des Urogenitaltraktes können die Diagnose einer neurogenen Blasenstörung behindern.

Umgekehrt sind neurologische Ausfälle im Bereich der unteren Lumbal- und Sacralsegmente immer ein Hinweis auf eine Verletzung des hinteren Beckenringes. Huittinen [10, 11] findet bei vertikalen Brüchen des hinteren Beckenringes neurologische Symptome in 46% der Fälle. Das Ausmaß der hinteren knöchernen Verletzung korreliert allerdings nicht mit der Häufigkeit und dem Schweregrad neurologischer Komplikationen. Es kann z.B. eine ausgeprägte Zertrümmerung mit erheblicher Dislokation ohne oder mit nur geringen neurologischen Ausfällen vorkommen. Infolge der engen Lagebeziehung zur Cauda equina, den Spinalnerven und dem Plexus sacralis sind bei Frakturen des Sacrums Verletzungen dieser Gebilde ohne weiteres möglich. An Verletzungsmechanismen sind Schädigungen durch Zerrung, Druck oder durch Trennung möglich. Da der Plexus ischiadicus seinen obersten Anteil aus dem 4. Lumbalsegment bezieht, können Zerreißungsverletzungen bis in Höhe dieses Segmentes reichen. Primäre Druckschäden entstehen durch dislocierte Fragmente, sekundäre durch Narben- oder Callusbildung. Nervendurchtrennungen sind durch abscherende Fragmente möglich (Magerl [12]).

Einseitige sensible und motorische Ausfälle, die sich zuweilen über mehrere Segmente erstrecken, findet man bei der Vertikalfraktur des Sacrums. Am häufigsten sind die beiden ersten Sacralsegmente betroffen. Bei den im Bereiche des 2. Sacralwirbels oder tiefer liegenden Querfrakturen stehen infolge des beidseitigen Ausfalles der distalen Segmente Störungen der Blasen-, Mastdarm- und Genitalfunktion im Vordergrund.

Therapie

Die Stabilität des Beckenringes wird erheblich vermindert, wenn der hintere belastungstragende Ring gesprengt ist. Der einseitige hintere Ringbruch wird stabiler als der doppelseitige, die Fraktur durch das Sacrum stabiler als die Dislokation durch die Ileosacralfuge und der schräge Bruch stabiler als der vertikale angesehen (Gunterberg [8]). Das Ziel der Behandlung ist die Reposition der Dislokation und die Wiedergewinnung der Stabilität. In vertikaler Dislokation geheilte Beckenfrakturen führen zum Beckenschiefstand und zur lumbalen Skoliose. Mit der sofortigen Reposition der Fraktur und der für die Malgaigneschen Frakturen üblichen Extensionsbehandlung kann wahrscheinlich in etlichen Fällen auf konservativem Wege der Fragmentdruck auf die Nervenstämme beseitigt werden.

Zur Reposition und Stabilisierung scheint sich der Fixateur externe zu eignen (Riska [17]). Biomechanische Untersuchungen haben jedoch gezeigt, daß bei bilateralen vorderen und hinteren Ringbrüchen mit dem Fixateur externe keine Belastungsstabilität erreicht werden kann (Gunterberg [8]).

Die Frakturheilung des Sacrums ist abhängig von der Lokalisation der Fraktur. Ein Bruch durch die dicke, spongiöse Massa lateralis heilt besser als durch die schmalen Knochenbrücken der Foramina intervertebralia.

Operativ dekompressive Maßnahmen sind unseres Erachtens sinnvoll, wenn Kompressionen einzelner Wurzeln vorliegen. Diese sollten möglichst frühzeitig durchgeführt werden, es sind jedoch auch Dekompressionen und Wurzelneurolysen bei später auftretenden Beschwerden lohnend (Magerl [12], Abb. 4).

Eigenes Krankengut

An der Orthopädischen Klinik St. Gallen wurden von 1967 bis 1979 21 Sacrumlängsfrakturen im Rahmen von Beckenringbrüchen behandelt. In 10 Fällen lagen bilaterale

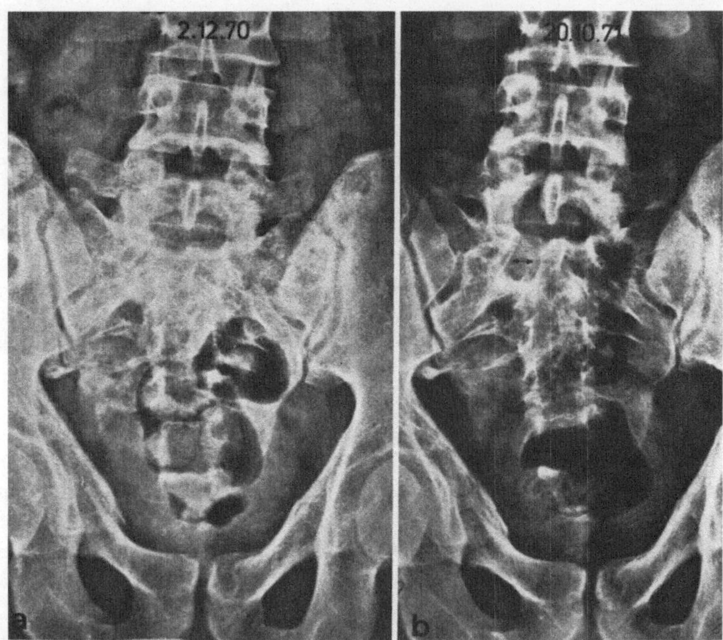

Abb. 4. a Kompressionssyndrom der 1. Sacralwurzel rechts nach Sacrumlängsfraktur. Foramen intervertebrale durch Knochenfragmente verlegt, **b** Nach Dekompression und Wurzelneurolyse Rückbildung der Beschwerden

Tabelle 1. Sacrumfrakturen bei Sprengungen und Brüchen des vorderen Beckenringes (n = 21)

Bilateraler Ringbruch	Unilateraler Ringbruch	Symphysenruptur
10	8	3

Tabelle 2. Neurologische Komplikationen bei Sacrumlängsfrakturen mit vorderen Beckenringbrüchen (n = 11)

Bilateraler Ringbruch	Unilateraler Ringbruch	Symphysenruptur
8	2	1

vordere Ringbrüche (Schmetterlingsfrakturen) vor, in 8 Fällen unilaterale, in 3 Fällen ging die Läsion durch die Symphyse. Zweimal bestand eine gekreuzte Ringfraktur (Tabelle 1).

Auffallend ist die hohe Zahl von neurologischen Komplikationen. Von 21 hatten 11 Patienten neurologische Ausfälle, die meisten in der Gruppe mit bilateralen Ringbrüchen

Tabelle 3. Behandlung von neurologischen Komplikationen bei Längsfrakturen des Sacrums (n = 11)

		Dekompressive Laminektomie
Wurzelkompression	4	4
Läsion Cauda equina	2	2
Läsion Plexus ischiadicus	4	0
Läsion Plexus sacralis	1	0

(8 Patienten) (Tabelle 2). In 5 Fällen handelte es sich um unilaterale Läsionen der Wurzeln des Plexus ischiadicus oder des Plexus selbst. Von diesen 5 Patienten zeigte sich in zwei Fällen eine leichte Besserung der neurologischen Ausfälle.

Bei weiteren 4 Patienten lagen Kompressionszeichen der Wurzeln S1–S2 vor. Bei 1 Patienten kam es erst etwa 6 Monate nach Fraktur zu neurologischen Ausfällen mit erheblichen Beschwerden. Bei diesen 4 Patienten brachte eine dekompressive sacrale Laminektomie in allen Fällen eine Besserung der neurologischen Symptome. Bei 2 weiteren Patienten lag eine Läsion der Cauda equina distal von S2 vor. Auch bei diesen beiden Patienten führte die Dekompression zu einer deutlichen Besserung der neurologischen Ausfälle (Tabelle 3).

Der Querfortsatz des 5. Lendenwirbels war in 16 von 21 Fällen gebrochen. Bei allen 3 Patienten mit Symphysenruptur was kein Querfortsatzbruch sichtbar. Die genauere Analyse der Querfortsatzbrüche kann Hinweise über mögliche Verletzungsmechanismen geben. So waren bei den unilateralen Brüchen jeweils nur der Querfortsatz des 5. Lendenwirbels gebrochen, und zwar auf der gleichen Seite wie die Sacrumfraktur. Hier könnte der Abbruch durch eine Dislokation des Beckenfragmentes nach oben geschehen sein.

Bei den bilateralen Beckenringbrüchen dagegen lassen sich 2 Gruppen von Querfortsatzabbrüchen unterscheiden.

1. Querfortsatzbrüche des untersten Lendenwirbels auf der Seite der Sacrumfraktur wie bei den unilateralen Ringbrüchen.
2. Serienquerfortsatzbrüche von L2–L5. Diese liegen kontralateral zur Sacrumfraktur.

Dabei kann es sich nicht mehr um direkte Abscherfrakturen handeln. Wahrscheinlich ist eine gekoppelte Bewegung in Form einer Schraubenbewegung verantwortlich. Durch den einseitigen übermäßigen Muskelzug des Musculus quadratus lumborum bei Rotationsbewegung kommt es an seinen Ansatzpunkten zu den Serienabbrüchen der Querfortsätze.

Die isolierte Sacrumfraktur

Frakturen in der Pars perinealis

Bei isolierten Kreuzbeinfrakturen handelt es sich meistens um Querbrüche durch den freien Teil des Sacrums unterhalb des 2.–3. Sacralwirbels. Sie entstehen gewöhnlich durch ein direktes Trauma, wie durch einen Sturz auf das Gesäß. Am häufigsten betroffen ist das 4. Sacralsegment. Die Bruchebene verläuft von ventral-cranial nach dorsal-caudal, wobei die ventrale Bruchkante meißelförmig über das craniale Fragment stehen kann.

Die eher seltene Mitbeteiligung der unteren sacralen Wurzeln hat entsprechende perianale Ausfälle zur Folge. Sexualstörungen und Sphincterstörungen sind möglich. Im eigenen Beobachtungsgut konnten keine neurologischen Komplikationen gefunden werden. Ausgedehnte Hämatome können durch Rupturen der Arteria sacralis media auftreten. Rupturen des Rectums sind ebenfalls bekannt (Ghilhardi [7]).

Die Diagnosestellung kann schwierig sein. Die schräge Bruchebene läßt den Spalt in der frontalen Projektion nur schwer oder gar nicht erkennen und in der seitlichen Projektion fehlt zuweilen die Dislokation. Aufschlußgebend sind Anamnese und klinische Befunde sowie der typische Defäkationsschmerz (Sicard [18]). Langandauernde posttraumatische Beschwerden sind häufig.

Frakturen in der Pars pelvina des Sacrums

Querfrakturen durch die Pars pelvina des Sacrums werden in der Literatur oft zusammen mit den durch die Pars perinealis verlaufenden beschrieben, obwohl sie unseres Erachtens schon wegen des Entstehungsmechanismus, besonders aber wegen des Verlaufes der Bruchlinie eine spezielle Gruppe bilden. Es liegen wohl einzelne Beschreibungen vor (Purser [15], Fardon [4, 5], Heckman [9], Fountain [6] und Bucknill [2]), welche erkennen lassen, daß dieser seltene Frakturtyp bestimmte Charakteristika aufweist, die eine Abgrenzung gegen die einfache Querfraktur im freien Sacrumanteil zweckmäßig erscheinen lassen.

Im eigenen Krankengut konnten wir 8 Patienten mit dislocierten Querfrakturen im oberen Anteil des Sacrums finden.

Die Massae laterales und deren straffe Verbindung mit dem Beckenring machen eine einfache, das Sacrum in seiner ganzen Breite durchgehende Querfraktur unwahrscheinlich. Bei der zur Diskussion stehenden Frakturform findet man den 1. oder den 1. und 2. Sacralwirbel nach ventral-caudal aus dem Kreuzbein ausgebrochen, wobei die vertikalen Frakturanteile vorne durch die Foramina intervertebralia und hinten ebenfalls durch die Foramina intervertebralia oder durch die dünne Hinterwand des Sacralkanales nach oben verlaufen. Fast regelmäßig konnten wir beidseitige Frakturen der Querfortsätze des 5. Lendenwirbels, manchmal auch Serienabbrüche der unteren Lendenwirbel, und Frakturen im Bereich der lumbosacralen Gelenksfortsätze, traumatische Spondylolysen und Bogenfrakturen finden (Abb. 5).

Der in Frage kommende Verletzungsmechanismus besteht in einer axialen Stauchung und gleichzeitiger Flexion der Lendenwirbelsäule bei fixiertem Becken. Dabei bricht der mittlere Anteil des Sacrums nach vorne unten en bloc heraus.

In einem unserer Fälle war der 1. Sacralwirbelkörper zusammen mit den oberen Gelenksfortsätzen ausgebrochen, während die gesamte Hinterfläche des Sacrums, insbesondere die Hinterwand des Sacralkanales, intakt blieb. Durch die Kippung des ausgebrochenen Anteiles war der Sacralkanal vollständig verlegt. Der Befund wurde operativ bestätigt (Magerl [12]).

Neurologische Komplikationen

Neurologische Komplikationen bei dieser Frakturform sind die Regel. Durch die Kippung der Fragmente kommt es zu Abknickungen im Spinalkanal und deshalb in den meisten Fällen zur Läsion der Cauda equina. Die in der Literatur beschriebenen Fälle zeigten mit

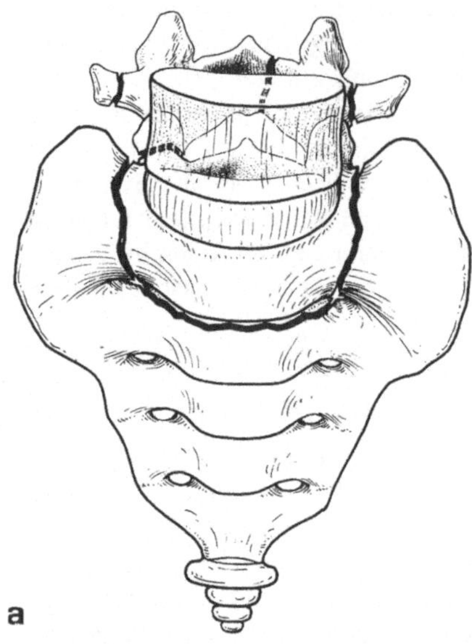

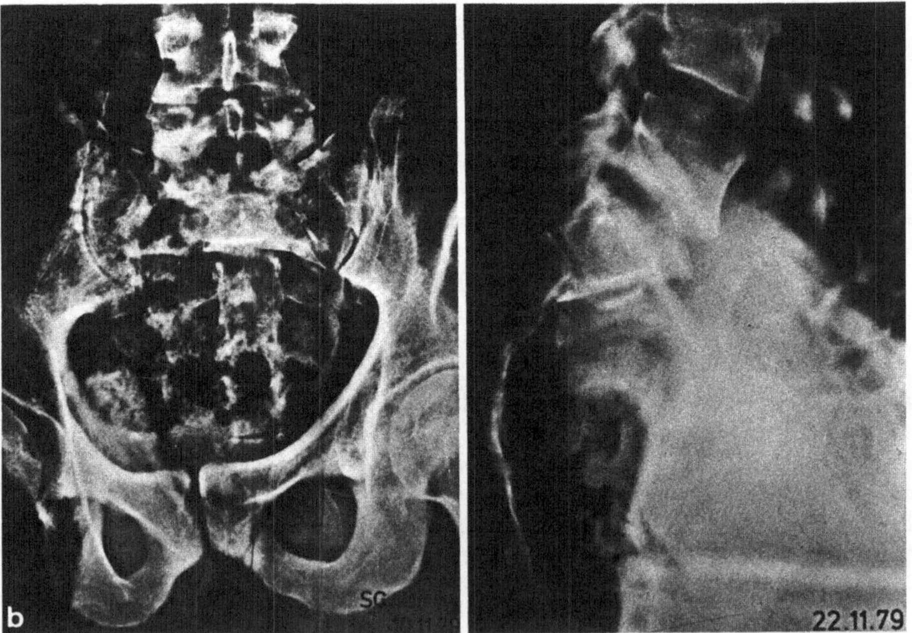

Abb. 5. a Schema der typischen Frakturlinien bei Sacrumquerfrakturen im oberen Sacrumanteil, b Dislocierte isolierte Querfraktur in Höhe des 2. Sacralwirbels. Bogenbruch des 1.
Sacralwirbels rechts, Bogenwurzelbruch des 5. Lendenwirbels rechts. Bilaterale Querfortsatzbrüche von L5

Ausnahme des von Purser [15] beschriebenen Falles alle Läsionen der Sacralnerven. In unseren Fällen bestanden ebenfalls bei allen Patienten neurologische Ausfälle.

Bei caudal von S1 lokalisierten Schädigungen können die primären Ausfälle leicht übersehen werden. Im Vordergrund stehen häufig Blasen- und Mastdarmlähmungen. Sensible Ausfälle des 2. Sacralsegmentes zeigen sich posterolateral an der Wade und an der Fußsohle. Bei Lähmungen unterhalb des 2. Sacralsegmentes besteht eine Reithosenanaesthesie. Anus und perianale Region werden vom 4. und 5. Sacralnerven versorgt. Diese Bezirke müssen bei Verdacht auf Sacrumfraktur sorgfältig geprüft werden.

Therapie

Von 3 Autoren wurde eine Zunahme der neurologischen Ausfälle nach Mobilisation mit Flexionsübungen berichtet (Fardon [4, 5], Dewey [3], Bucknill [2]). Diese Frakturen scheinen deshalb in Flexion instabil zu sein. Lagerungen in Flexionsstellung sowie Flexionsübungen sollten daher vermieden werden.

Frakturen mit minimaler Dislokation und geringen, sich bessernden neurologischen Symptomen können konservativ durch 6-wöchige flache Lagerung behandelt werden. Bei deutlicher Dislokation sowie neurologischen Ausfällen haben sich operative Maßnahmen bewährt. Stark abgeknickte Frakturen verursachen einen sacralen Gibbus mit entsprechender Neigung zu Druckstellen. Bei einer Patientin mußten wir in einem solchen Falle eine Resektion der sacralen Donfortsätze vornehmen.

Bereits die Reposition hat einen dekomprimierenden Effekt. Mit der sacralen Laminektomie lassen sich der eingeengte Sacralkanal erweitern sowie komprimierende Knochenfragmente aus dem Sacralkanal und den Foramina sacralia entfernen. Operative Befunde sowie Autopsiebefunde konnten dies bestätigen (Dewey [3]). Bei den bereits publizierten Fällen (13 Fälle) bestanden in 12 Fällen neurologische Ausfälle, wobei 9 Patienten eine Läsion der Cauda equina und 3 Patienten Läsionen einzelner Nervenwurzeln aufwiesen. Bei 10 Patienten wurde eine operative Dekompression vorgenommen. In jedem Fall zeigte sich eine Besserung der motorischen Ausfälle. Unverändert blieb das neurologische Bild bei konservativer Behandlung (Tabelle 4).

Eigenes Krankengut

8 Patienten mit en-bloc Aussprengungen der beiden oberen Sacralsegmente wiesen in jedem Fall neurologische Komplikationen auf. 6 Patienten hatten eine Läsion der Cauda equina unterhalb des 1. Sacralsegmentes. 2 Patienten hatten bilaterale Wurzelkompressionen von S1 und S2 (Tabelle 4). Ein Patient mit Läsion der Cauda equina hatte zusätzlich eine einseitige Sacrumlängsfraktur bei Beckenringbruch mit Läsion des Plexus ischiadicus auf dieser Seite. Von den 6 Fällen mit Läsion der Cauda equina wurde in 5 Fällen eine dekompressive Laminektomie durchgeführt. In zwei Fällen war zur Reposition und Stabilisierung des zur Redislokation neigenden distalen Sacrumanteiles eine Zuggurtungsosteosynthese mit Drahtcerclage erforderlich. Ein Patient mit unveränderter Caudaläsion nach konservativer Behandlung wurde uns zur Resektion der sacralen Dornfortsätze wegen sacralem Gibbus mit Hautproblemen zugewiesen. Bei allen operierten Patienten kam es zu einer deutlichen Erholung der neurologischen Ausfälle, in einem Fall zur kompletten Remission. Zwei Patienten mit Wurzelkompression zeigten eine rasche spontane Besserung, sodaß eine operative Dekompression nicht erforderlich war (Tabelle 5).

Tabelle 4. Dislocierte Querfrakturen des Sacrums in der Pars pelvina. Literaturübersicht (n = 21)

	Anzahl Fälle	Neurologische Ausfälle	Operative Dekompression	Neurologische Besserung
Purser 1969	1	0	0	0
Fardon 1976	1	1	1	1
Bucknill & Blackburn 1976	3	3	3	3
Fountain, Hamilton & Jameson 1977	6	6	5	5
Heckman & Keats 1978	1	1	0	1
Fardon 1979	1	1	1	1
Wörsdörfer & Magerl 1980	8	8	5	7

Tabelle 5. Neurologische Komplikationen bei dislocierten Querfrakturen des Sacrums in der Pars pelvina (n = 8)

	Anzahl	Operative Dekompression	Neurologische Besserung
Läsion Cauda equina	6	5	5
Wurzelkompression	2	0	2

Alle Patienten, auch die operativ behandelten, blieben 6–8 Wochen flach gelagert im Bett. Bei der Mobilisierung traten keine Komplikationen auf.

Verletzungen des Steißbeines

Die relativ häufigen und sehr schmerzhaften Steißbeinverletzungen entstehen durch Sturz auf die Steißbeinspitze. Dabei werden in erster Linie die sacrococcygialen und unteren intercoccygialen Gelenks- und Bandapparate traumatisiert. Die Folgen können unerträgliche und therapieresistente Coccygodynien sein. Steißbeinresektionen wegen Coccygodynie führen nicht immer zu dem gewünschten Behandlungserfolg.

Steißbeinluxationen können bei extremer ventraler Kippung Defäkationsschwierigkeiten verursachen. In einem solchen Fall mußte bei einer Patientin eine Resektion des luxierten Anteiles erfolgen. Als Erstmaßnahme sollte die transrektale digitale Reposition versucht werden.

Zusammenfassung

Brüche des vorderen Beckenringes sind in einem hohen Prozentsatz (45%) von Läsionen des hinteren Beckenringes begleitet. Bei bilateralen vorderen Ringbrüchen werden sogar 61% Häufigkeit angegeben. Die Hälfte aller hinteren Läsionen sind Längsfrakturen des Sacrums. Neurologische Symptome findet man in 46% aller vertikalen Brüche des hinteren Beckenringes. Bei innerhalb des Sacrums gelegenen neurologischen Läsionen mit Wurzelkompressionszeichen scheint ein dekomprimierender Eingriff günstig.

Sacrumlängsfrakturen sind schwierig zu diagnostizieren, neurologische Ausfälle sind oft wegen der häufigen Begleitverletzungen nicht erkennbar. Querfortsatzbrüche des 5. Lendenwirbels sind ein charakteristischer Hinweis auf eine Sacrumlängsfraktur. Bei Beckenringfrakturen muß deshalb ganz besonders auf diese Begleitverletzungen geachtet werden. Eine exakte neurologische Diagnostik ist für weitere Therapiemaßnahmen erforderlich.

Isolierte Querfrakturen des freien perinealen Teiles entstehen durch direktes Trauma. Neurologische Komplikationen können vorkommen.

Dislocierte Querfrakturen der beiden oberen Sacralsegmente gelten in der Literatur als seltene Verletzung. In unserem eigenen, nicht sehr großen Krankengut finden sich jedoch 8 Patienten mit dislocierten Querfrakturen und neurologischen Komplikationen. Auf Grund des besonderen Verletzungsmechanismus und des Verlaufes der Frakturlinien sollte eine Abgrenzung zur einfachen Querfraktur im freien Sacrumanteil erfolgen. Neurologische Komplikationen, hauptsächlich als Läsionen der Cauda equina, scheinen bei dislocierten Querfrakturen der oberen Sacralsegmente die Regel zu sein.

Ausgeprägte Dislokationen sowie sich nicht rasch rückbildende neurologische Ausfälle sind eine Indikation zur Reposition und operativen Dekompression. In allen operierten Fällen zeigte sich eine Besserung der neurologischen Ausfälle. Bei instabilen, zur Redislokation neigenden Frakturen eignet sich die Zuggurtungsosteosynthese. Querfrakturen in den oberen Sacralsegmenten sind in Flexion nicht stabil. Zunahme von neurologischen Ausfällen durch Flexion sind beschrieben.

Verletzungen des Steißbeines können langwierige therapieresistente Coccygodynien verursachen. Die Steißbeinresektion bringt nicht immer Beschwerdefreiheit. Bei Luxationen und ausgeprägten ventralen Dislokationen wird die transanale digitiale Reposition als Erstmaßnahme empfohlen.

Literatur

1. Bonnin JG (1945) Sacral fractures and injuries to the cauda equina. J Bone Jt Surg 27:113
2. Bucknill TM, Blackburne JS (1976) Fractures-dislocations of the sacrum. Report of three cases. J Bone Jt Surg 58-B:467
3. Dewey P, Browne PSH (1968) Fracture dislocations of the lumbosacral spine with cauda equina lesion. J Bone Jt Surg 50-B:635
4. Fardon DF (1976) Displaced fracture of the lumbosacral spine with delayed cauda equina deficit. Report of a case and review of the literature. Clin Orthop 120:155
5. Fardon DF (1979) Displaced fracture of the sacrum with nerve root injury: Report of a case with successfull operative management. J Trauma 192:119
6. Fountain SS, Hamilton RD, Jameson RM (1977) Transverse fracture of the sacrum. A report of six cases. J Bone Jt Surg 59-A:486
7. Ghilardi G (1953) Le fratture isolate del sacro. Minerva orthop 4:247

8. Gunterberg B, Goldie I, Slätis P (1978) Fixation of pelvic fractures and dislocations. Acta Orthop Scand 49:278
9. Heckman JD, Keats PK (1978) Fracture of the sacrum in a child. A case report. J Bone Jt Surg 60-A:404
10. Huittinen VM, Slätis P (1972) Fractures of the pelvis. Trauma mechanism, types of injury and principles of treatment. Acta Chir Scand 138:563
11. Huittinen VM, Slätis P (1972) Nerve injury in double vertical pelvic fractures. Acta Chir Scand 138:571
12. Magerl F (1972) Radikuläre Ausfälle bei Sakrumfraktur. Zeitschr Unfallmed Berufs-krankheiten 3:160
13. Malgaigne JF (1958) zit. nach Peltier LF: Josef François Malgaigne and Malgaigne's Fracture. Surgery 44:777
14. Medelman JP (1939) Fractures of the sacrum. Their incidence in fractures of the pelvis. Amer J Roentgenol 42:100
15. Purser DW (1969) Displaced fractures of the sacrum. Report of a case. J Bone Jt Surg 51-B:346
16. Raef L (1966) Double vertical fractures of the pelvis. Acta Chir Scand 131:298
17. Riska EB, von Bonsdorff H, Hakkinen S, Jaroma H, Kivimoto O, Paavilainen T (1979) External fixation of unstable pelvic fractures. International Orthopedics (SICOT) 3:183
18. Sicard A, Natali J (1953) Les fractures transversales du sacrum. J Chir 69:930
19. Voillemier J (1860) De quelques fractures par arrachement et des fractures verticales du sacrum. Bull Acad Med (Paris) 26:829

Querschnittläsionen

G.A. Zäch

In den vergangenen sechs Jahren erlitten in der Schweiz mit konstanter Regelmäßigkeit etwa 150 Personen eine Querschnittläsion, das sind 25 pro Million Einwohner.

Zwischen 1974 und 1979 (Philippi et al. [15], Zäch [22, 25]) fanden im Schweizerischen Paraplegiker-Zentrum in Basel 1343 Querschnittgelähmte Aufnahme zur stationären Behandlung, darunter waren 599 akute Querschnittläsionen, 537 wurden wegen schweren paraplegie-spezifischen Komplikationen (Decubitalulcera, Komplikationen des Urogenital- und des Intestinaltraktes, periarticuläre Kalkablagerungen, pulmonale Affektionen und chronische Schmerzzustände) hospitalisiert (Tabelle 1). Klinischen Kontrolluntersuchungen wurden 207 Para- und Tetraplegiker unterzogen und weitere 2359 wurden seit 1976 im Ambulatorium nachuntersucht.

Die Zeitdauer zwischen Eintritt der Lähmung und Eintritt ins Paraplegiker-Zentrum betrug bei

47% der Patienten 0–24 Stunden, bei
16% 24–48 Stunden, bei 22% 48 Stunden bis 14 Tage und
bei 15% mehr als 14 Tage.

80% der Rückenmarksverletzten erreichen uns im Helikopter der Schweizerischen Rettungsflugwacht (Hachen [7]).

Die Rückenmarksverletzung lag bei 38% im Halsbereich, in 55% der Fälle im thorakalen und lumbalen Bereich. Bei 7% führte die zwar schwere Wirbelverletzung lediglich zu vegetativen Ausfällen.

Bei Lähmungseintritt hatten ein Drittel der Patienten das Alter von 25 Jahren noch nicht erreicht, ein Drittel war zwischen 25 und 45-jährig, ein Viertel zwischen 45 und 65 Jahren und 9% waren über 65-jährig.

Die Ursache der Querschnittlähmung war in den Jahren 1974–1979 bei 34% ein Verkehrsunfall, bei 31% ein Arbeitsunfall, bei 17% ein Sportunfall. Diverse Unfallarten führten bei 9% zur Querschnittläsion und bei den restlichen 9% war es eine Krankheit.

Die Zusammenstellung der 128 im Jahre 1979 zugewiesenen frischen Querschnittgelähmten zeigt eine Verteilung von 118 traumatischen und 10 nicht traumatischen Läsionen.

Tabelle 1. Patientenaufnahmen 1974–1979

Akut Querschnittgelähmte	599
Komplikationen	537
Kontrollen	207
Total stationär	1 343
Ambulatorium	seit 1976
Total ambulant	2 359

Über das Vorgehen in der Akutphase der Querschnittläsion hat ein Team, bestehend aus einem in der Rehabilitation von Paraplegikern Erfahrenen, einem Neurochirurgen und einem Orthopäden zu entscheiden, und zwar ohne Verzug nach Eintritt der Lähmung (Lauberg [8], Lévy et al. [9], Meinecke [10, 11], Paeslack [14], Philippi et al. [15], Zäch [24], Zäch et al. [26]. Bei 92 von 118 Patienten führten wir orthopädisch-konservative Maßnahmen, wie sofortige Reposition und Ruhigstellung durch (Frankel et al. [5], Guttmann [6]).

Einen neurochirurgischen Eingriff im Sinne einer dekomprimierenden Maßnahme befürworten wir in Anlehnung an Böhler [1] bei neurologischen Ausfällen, die durch Druck auf die Medulla oder auf die Nervenwurzeln bedingt sein können sowie bei unstillbarem radiculären Schmerzsyndrom und, entsprechend Vorschlägen von Lausberg [8] und Meinecke [10,11], bei Zunahme einer inkompletten Lähmung und Auftreten von Lähmungszeichen nach freiem Intervall (Meinecke [10], Ruckstuhl et al. [16]).

Einen orthopädischen Eingriff erachten wir als angezeigt, wenn die Reposition konservativ nicht ausreichend möglich ist oder nach erfolgter Reposition eine Reluxation eintritt (Guttmann [6], Meinecke [10], Ruckstuhl et al. [16]).

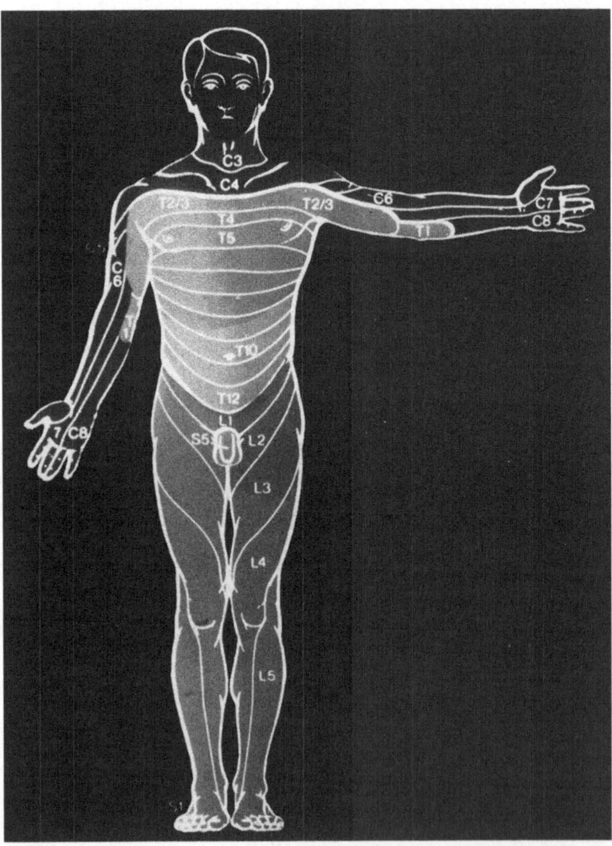

Abb. 1. Sensibilitätsschema zur frühzeitigen und kontinuierlichen Feststellung neurologischer Symptomatik

Eine operative Früh-Stabilisierung ist angezeigt bei lokalen und radiculären Schmerzen, bei röntgenologisch nachgewiesener Instabilität der Fraktur oder Zunahme der Fehlstellung der Wirbelsäule (Lévy et al. [9], Meinecke [10, 11]).

Lediglich bei 22% der akut-traumatischen Querschnittlähmungen des vergangenen Jahres waren diese Kriterien für ein operatives Vorgehen erfüllt.

In unserem Zentrum betrug die durchschnittliche Aufenthaltsdauer der vergangenen Jahre 163 Tage für Akut-Querschnittgelähmte, wobei Tetraplegiker 6–8 Monate und Paraplegiker 4–5 Monate Rehabilitationszeit brauchten.

Eine vollständige Erholung der neurologischen Symptomatik erreichten 20% unserer Patienten. Bei 41% stellte sich eine Erholung von funktioneller Bedeutung ein. Keine neurologische Erholung wiesen 35% der Querschnittgelähmten auf. Leider verschlechterte sich das neurologische Bild bei 0,4% und 3,6% überlebten die Akutphase nicht.

Zwischen 1974 und 1978 waren 77,5% unserer Patienten ein Jahr nach der Entlassung wieder berufsfähig. Diese Resultate sind möglich, wenn ein Querschnittgelähmter möglichst frühzeitig in eine für Querschnittläsionen spezialisierte Klinik eingewiesen wird.

Von besonderer Bedeutung ist die nahtlose Betreuung eines Querschnittgelähmten am Unfallplatz, während des Transportes, der Akutbehandlung in der Notfallstation bis hin zur Spezialklinik.

Die Erfahrung zeigt leider, daß der ärztliche Einsatz selten bereits an der Unfallstelle beginnt. Es sind manchmal Berufshelfer, meistens aber Laien, welche die Erste Hilfe leisten. Das kann fatale Folgen haben. Umso wichtiger ist es, daß vermehrt Fachleute im Notfallfahrzeug bis zum Patienten an den Unfallort vordringen und vermeidbare Sekundärschäden zu verhindern suchen (Hachen [7], Morscher [13], Zäch [20, 21]).

Die neurologische Diagnostik hat so früh wie möglich nach Eintritt der neurologischen Symptomatik zu erfolgen, da der neurologische Verlauf prognostisch von großer Bedeutung ist (Dollfus et al. [3, 4], Abb. 1).

Nicht nur das neurologische Niveau und die Richtdiagnose cervicale, thorakale oder lumbale Läsion muß schon in den ersten Minuten festgestellt werden, sondern ebenso die sichere Differentialdiagnose zwischen Tetra- und Paraplegie und die Abgrenzung zwischen kompletter und inkompletter Läsion (Zäch [1, 23, 24]).

Neurologisches Kontrolldreieck

Bei Verdacht auf Tetraplegie oder Tetraparese durch eine Halsmarkschädigung ist eine Sensibilitätsprüfung an den oberen Extremitäten angezeigt. Tetraplegiker werden erstaunlich oft unter der Verdachtsdiagnose Thorakal IV/V-Läsion verkannt, weil die Hautäste der Nervi supraclaviculares aus C III und C IV fächerförmig in die Schulter- und Schlüsselbeingegend ausstrahlen und so ein neurologisches Niveau in der Mitte zwischen Claviculae und Mammillae vortäuschen.

Deshalb ist die beidseitige Überprüfung der Sensibilität über Daumen C VI, Kleinfinger C VIII und Ellbogen Th I indiziert (Abb. 2). Beidseitige neurologische Ausfälle in diesem Bereich sind ernstzunehmende Hinweise auf eine Läsion im Halsbereich. Mit dieser leicht durchführbaren Kontrolle der Schmerzempfindung im Dreieck zwischen Daumen, Kleinfinger und Ellbogen (Neurologisches Kontrolldreieck Zäch [24]) kann eine Tetra- von einer Paraplegie unterschieden werden. Einfache Funktionsprüfungen wie „Finger sprei-

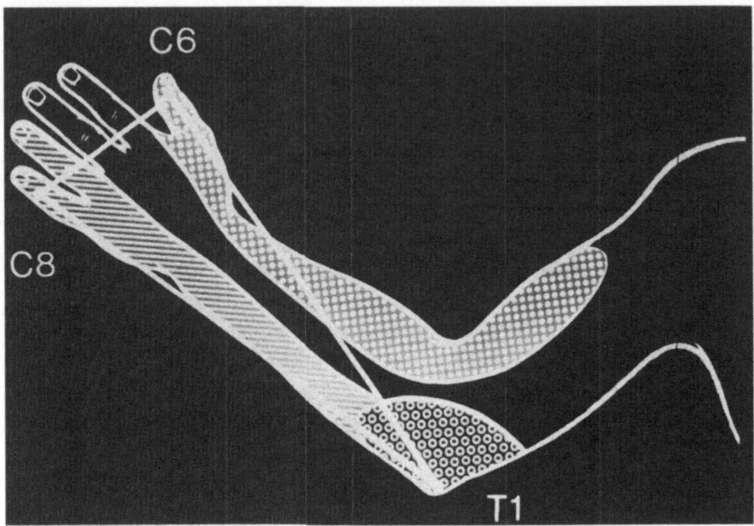

Abb. 2. Neurologisches Kontrolldreieck. Bei Verdacht auf Halsmarkschädigung ist eine beidseitige Sensibilitätsprüfung an den oberen Extremitäten angezeigt

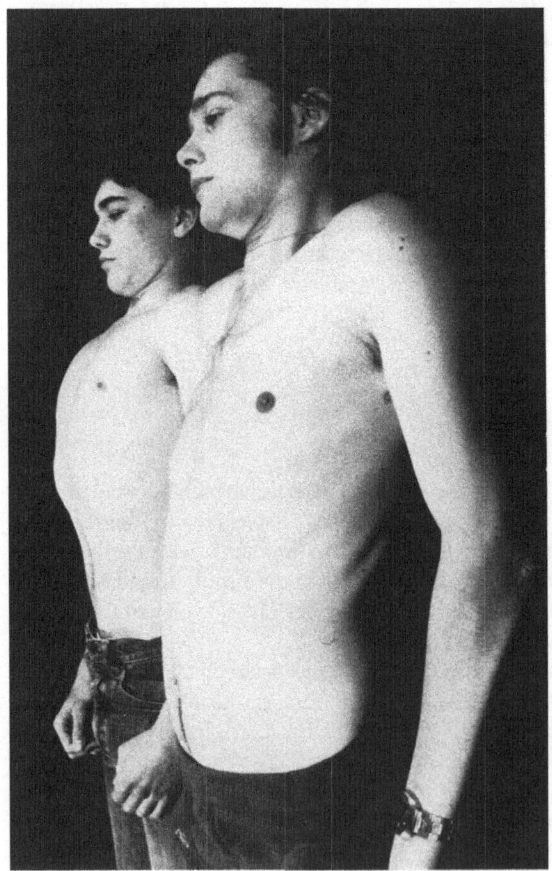

Abb. 3. Die paradoxe Atmung ist ein wichtiger diagnostischer Hinweis bei Verdacht auf Tetraplegie

zen", „Faust schließen" zeigen den Funktionsausfall. Die hingehaltene Hand kann der Tetraplegiker nicht erfassen.

Paradoxe Atmung bei Tetraplegie

Beim Tetraplegiker ist die Intercostalmuskulatur gelähmt. Bei nur noch funktionstüchtiger Zwerchfellatmung — das Diaphragma wird von CIII, IV und V aus über den Nervus phrenicus innerviert — entstehen paradoxe Atembewegungen. Bei der Einatmung werden die unteren Rippenabschnitte durch die Zwerchfellkontraktion eingezogen. Die funktionstüchtigen Mm. trapezius und sternocleidomastoideus arbeiten als „Atemhilfsmuskulatur". Das Abdomen wölbt sich während der Inspiration hervor, weil die gelähmte Bauchmuskulatur dem Druck des Diaphragmas nach unten nachgibt. Die Feststellung dieser Bauchatmung erlaubt die Diagnose einer Tetraplegie auch im Zustand der Bewußtlosigkeit (Burke et al. [2], Meinecke [10], Zäch [21]) (Abb. 3.).

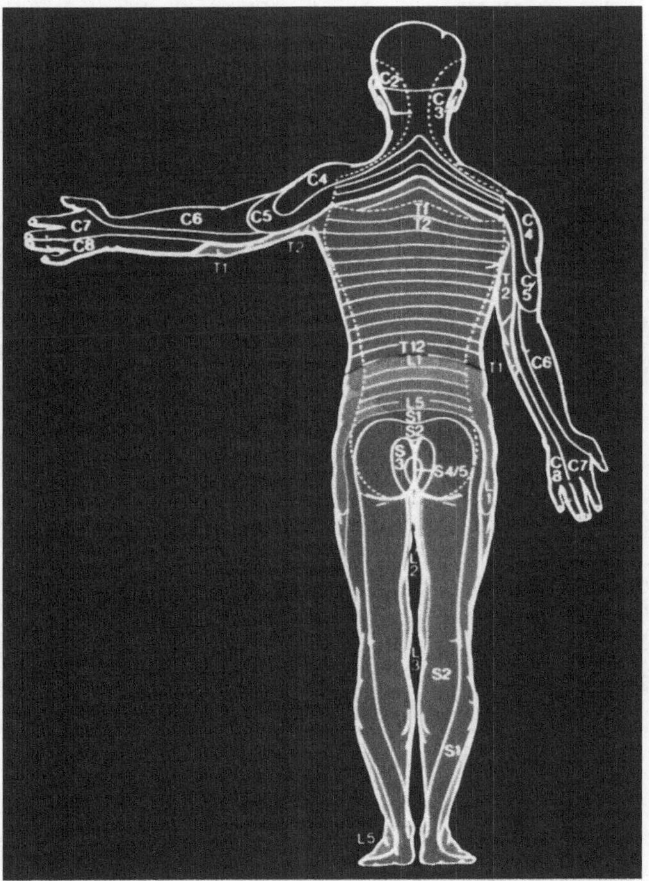

Abb. 4. Die sacrale Áussparung hat große prognostische Bedeutung

Sacrale Aussparung

Von großer diagnostischer und prognostischer Bedeutung ist die frühzeitige Prüfung einer allfälligen sacralen Aussparung (Abb. 4). Falls in den sacralen Segmenten auch die Schmerzempfindung noch nachgewiesen werden kann, bei sonst vollständiger motorischer Lähmung und Analgesie der übrigen Regionen unterhalb der Läsion, liegt prognostisch ein wichtiger Hinweis vor: Die Läsion ist auch in den vorderen Anteilen des Markes inkomplett. Eine neurologische Erholung bleibt während Wochen möglich. Völlige Analgesie im Sacralbereich, fehlende sonstige Erholung beim Zurückkehren der Bulbocavernosus- und Analreflexe, erlaubt die Aussage einer kompletten und irreversiblen Läsion (Dollfus et al. [3, 4], Michaelis [12], Philippi et al. [15], Stauffer [17], Vlahovitch et al. [18, 19]).

Im Straßenverkehr, beim Sport und Spiel, am Arbeitsplatz oder in der Freizeit erleiden in der Schweiz Jahr für Jahr über tausend Mitmenschen eine Verletzung der Wirbelsäule. Bei etwa 150 davon führt der Bruch und die Verschiebung der Wirbelsäule zudem zu einer Schädigung des Rückenmarkes mit Querschnittlähmung als Folge.

Ein Großteil der Wirbelsäulen-Verletzten bleibt also vor dauerndem Schaden trotz schwerem Unfall vorerst bewahrt. Einige allerdings nur noch für kurze Zeit. Denn leider führten noch jährlich bei mehreren Unfallopfern ungeeignetes Verhalten der ersten Helfer zu bleibender Querschnittlähmung mit Behinderung.

Das Kennen schonender Handgriffe und Tragarten zur Bergung, die Anwendung geeigneter Hilfsmittel und die Auswahl der richtigen Transportmittel sind im wörtlichen

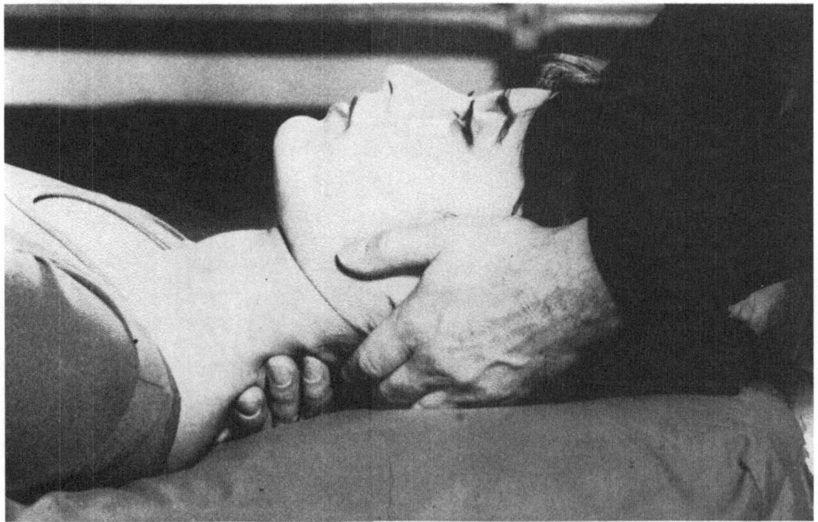

Abb. 5. Halsschienengriff

Abb. 6. a Anlegen des Halskragens aus Plastozot, **b** Zuerst den Nackenteil flachdrücken, **c** Bereits jetzt ist ein zweiter Helfer nötig, der den Kopf festhält. **d** Der Vorderteil des Kragens mit Abstützung auf Kinn und Brustbein kann mittels Klettenverschluß befestigt und der Kopf stabilisiert werden

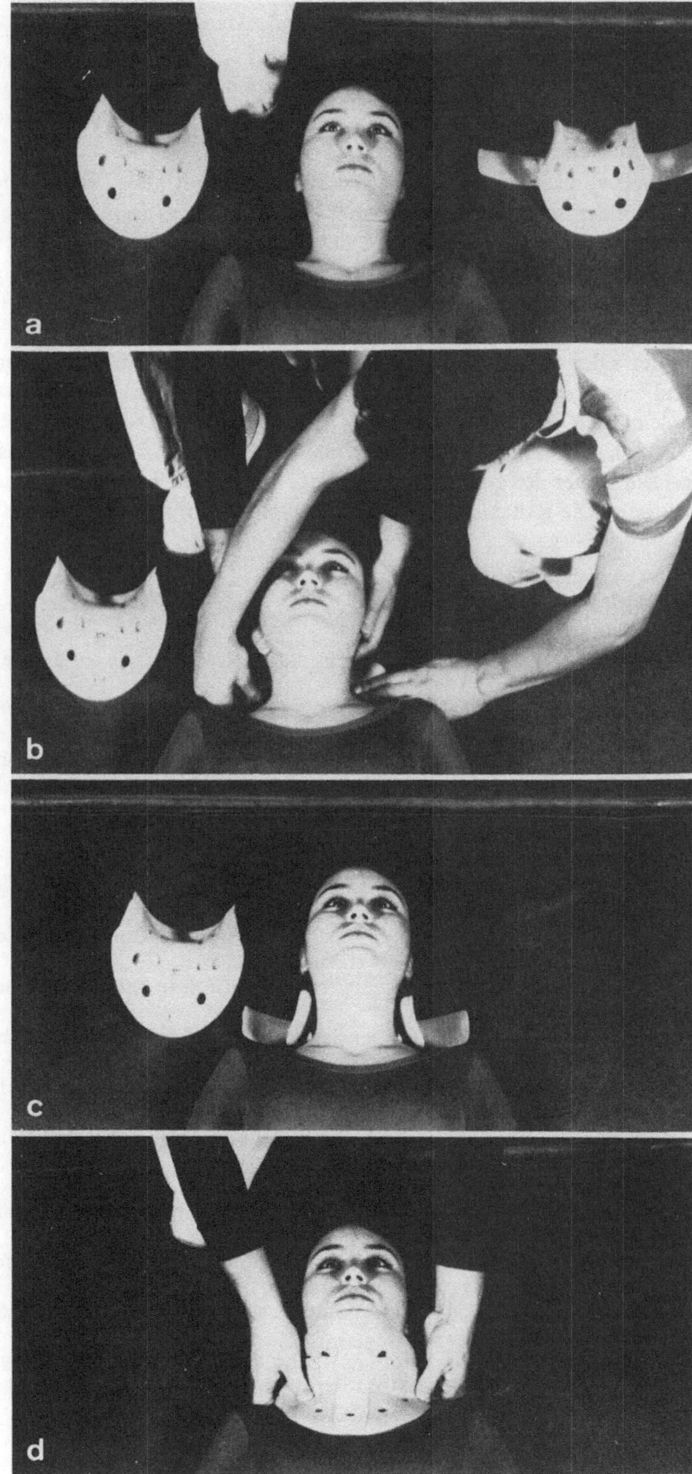

Abb. 6a-d

222

Sinn *notwendig*. Bei Verdacht auf Fraktur der Wirbelsäule hilft die Anwendung des *Halsschienengriffes* (Abb. 5) mit, allenfalls bleibende Schäden am Rückenmark zu vermeiden. Als Tragart für kurze Strecken, aber auch zum Umlagern von Wirbelsäulen-Verletzten auf eine geeignete Tragbahre oder ein gepolstertes Brett kommen der Schaufelgriff oder zur Umlagerung der Brückengriff in Frage.

Falls vorhanden, erfolgt die Stabilisierung des Kopfes bei vermuteter Halswirbelfraktur durch einen schonend anwendbaren und wirksamen *Halskragen* (Abb. 6), die Umlagerung mittels einer Schaufelbahre und der Transport von Wirbelsäulenverletzten mit Vakuummatratze und Schaufelbahre.

Die Kenntnis von Halsschienengriff, Schaufel- und Brückengriff sollte verbreitet und die sorgfältige Anwendung geübt werden. Denn jedermann kann plötzlich zum Ersten Helfer oder gar zum unglücklichen Opfer werden. Ein Halskragen, eine Schaufelbahre und eine Vakuummatratze gehören in jedes Notfallfahrzeug. Hier ist noch einiges nachzuholen (Zäch [20, 21, 23, 24, 26]).

Auch bei Querschnittläsionen gilt am Unfallplatz, während des Transportes und der ganzen Dauer der ärztlichen Betreuung: Primum nihil nocere. Und noch ein abschließender Hinweis: Die Rehabilitation von Querschnittgelähmten beginnt mit Eintritt der Lähmung.

Literatur

1. Böhler J (1977) Verletzungen der Halswirbelsäule und ihre Behandlung. Chirurg 48:493
2. Burke CD, Murray DD (1979) Die Behandlung Rückenmarksverletzter. Rehabilitation und Prävention 7. Springer, Berlin Heidelberg New York
3. Dollfus P, Ottinger R, Jacob-Chia D, Adli G (1976) Réflexions sur l'examen neurologique clinique en urgence du tétraplégique. Ann Méd phys 19:174—177
4. Dollfus P, Jacob-Chia D (1974) Réflexions sur l'examen neurologique clinique en urgence du paraplégique. Ann Méd phys 17:513—519
5. Frankel HL, Hancock DO, Hyslop G et al. (1969) The value of postural reduction in the initial management of closed injuries of the spine with paraplegia and tetraplegia. Part I. Paraplegia 7:179—192
6. Guttmann Sir L (1976) Spinal Cord Injuries. Comprehensive management and research. 2nd ed. Blackwell Oxford
7. Hachen HJ (1974) Emergency transportation in the event of acute spinal cord lesion. Paraplegia 12:33
8. Lausberg G (1966) Differentialtherapeutische Erörterungen bei Rückenmarks- und Caudaverletzungen. Dtsch med Wschr 91:1109
9. Lévy A, Stula D, Müller D, Zäch GA (1976) Praktisches Vorgehen bei instabilen Halswirbelsäulenverletzungen. Helv chir Acta 43:503
10. Meinecke FW (1980) Spezielle Chirurgie für die Praxis: Verletzungen der Wirbelsäule und des Rückenmarkes. Band III, Teil 2. Baumgartl F, Kremer K, Schreiber HW (Hrsg). Thieme, Stuttgart
11. Meinecke FW (1976) Sofort- und Frühbehandlung bei Halsmarklähmungen. Unfallheilkunde 11:17
12. Michaelis LS (1969) International inquiry on neurological terminology and prognosis in paraplegia and tetraplegia. Paraplegia 7:1—5
13. Morscher E (1975) Sonderprobleme der Notfallhilfe. Trauma der Wirbelsäule. Vischr Schweiz Sanit Off 59:73
14. Paeslack V (1968) Querschnittlähmung — Behandlung, Pflege und Rehabilitation. Kohlhammer, Stuttgart Köln Berlin Mainz

15. Philippi R, Kuhn W, Zäch GA, Jacob-Chia D, Dollfus P, Molé JP (1979) Survey of the neurological evolution of 300 Spinal Cord Injuries seen within 24 hours after injury. Proceedings of the Annual Scientific Meeting of the International Medical Society of Paraplegia, Mulhouse
16. Ruckstuhl J, Morscher E, Dolanc B, Müller W, Zäch GA, Lévy A (1978) Operative Eingriffe an der Wirbelsäule bei Querschnittgelähmten. Unfallheilkunde 81:281–294
17. Stauffer ES (1975) Diagnostic and prognostic of acute lesions of the spinal cord. Clin Orth 112:9–15
18. Vlahovitch B, Fuentes JM, Choucair Y et al. (1977). Valeur prognostique indissociable des fonctions spinothalamique et corticospinale dans les traumatismes médullaires graves. Neuro-Chir Paris 23:55–72
19. Vlahovitch B, Fuentes JM, Choucair Y et al. (1975) Eléments de prognostique à la phase précoce des traumatismes verté bromédullaires graves (valeur à la sensibilité et à la douleur). Neuro-Chir Paris 21:447–468
20. Zäch GA (1980) Bei Verdacht auf Verletzung der Wirbelsäule: Helfen darf nur, wer dadurch nicht schadet. Offizielles Organ der Schweizerischen Paraplegiker-Stiftung, Basel. Paraplegie 13
21. Zäch GA (1979) Wirbelsäulenverletzung – was nun? Offizielles Organ der Schweizerischen Paraplegiker-Stiftung, Basel. Paraplegie 9
22. Zäch GA. Jahresstatistik Schweizerisches Paraplegiker-Zentrum Basel 1974, 1975, 1976, 1977, 1978, 1979
23. Zäch GA (1978) Vorsicht – Tetraplegie. Offizielles Organ der Schweizerischen Paraplegiker-Stiftung, Basel. Paraplegie 8
24. Zäch GA (1977) Rehabilitation von Querschnittgelähmten. Sandorama IV
25. Zäch GA, Seiler W, Dollfus P (1976) Treatment results of spinal cord injuries in the Swiss Paraplegic Centre of Basle. Paraplegia 14:58–65
26. Zäch GA (1974) Stand und Zukunftsperspektiven der Rehabilitation von Querschnittgelähmten in der Schweiz. Verlag der Schweizerischen Paraplegiker-Stiftung Basel

Die Behandlung pathologischer Wirbelfrakturen

A. Rüter und J. Schulte

Definitionsgemäß werden als pathologische Frakturen Brüche in einem krankhaft veränderten Knochen bezeichnet. Diese Schäden sind klinisch meist durch die Unverhältnismäßigkeit der nur geringen Gewalt des Traumas zur eingetretenen Fraktur gekennzeichnet.

Speziell an der Wirbelsäule läßt sich häufig ein eigentliches Unfallgeschehen gar nicht feststellen, der Wirbelbruch tritt plötzlich unter den Belastungen des normalen Lebens ein. Ätiologisch können 4 Gruppen pathologischer Wirbelfrakturen entsprechend den Grunderkrankungen unterschieden werden:

1. Osteoporose
2. Entzündliche Wirbelveränderungen
3. Primäre Wirbeltumoren
4. Wirbelmetastasen

Diese Einteilung hat richtungsweisende Konsequenzen für die Prognose und die einzuschlagende Therapie.

Frakturen bei Wirbelkörperosteoporose

Die die Osteoporose kennzeichnende Rarifizierung des Trabekelsystems der Wirbelkörperspongiosa führt zu einer Herabsetzung der mechanischen Festigkeit und damit Verringerung der Bruchschwelle. Diese kann soweit erniedrigt sein, daß Verrichtungen des täglichen Lebens ausreichen, um eine Kompressionsfraktur eines oder mehrerer Wirbelkörper hervorzurufen. Nicht selten geht dieses Geschehen sogar völlig unbemerkt und ohne akutes Einsetzen stärkerer Beschwerden vonstatten.

Diese Brüche sind fast ausnahmslos Deckplatteneinbrüche oder reine Kompressionsfrakturen ohne Gefährdung der Stabilität. Zwar haben die Untersuchungen von Plaue [8] gezeigt, daß ein osteoporotisch vorgeschädigter Wirbelkörper durch zusätzliche Kompression eine erhebliche weitere Einbuße seiner Festigkeit erleidet, so daß ein weiteres Einsintern nicht ausgeschlossen werden kann.

Bei der Behandlung dieser Frakturen, die in aller Regel den älteren Menschen betreffen, muß diese Gefahr in Anbetracht der therapeutischen Alternativen jedoch in Kauf genommen werden. Eine weitere Verstärkung der traumatischen Fehlstellung ließe sich allenfalls durch eine wochenlange Ruhigstellung der Wirbelsäule in umfänglichen Gips- oder Kunststoffverbänden oder entsprechend lange Bettruhe verhindern. Diese Maßnahmen belasten und gefährden den alten Menschen jedoch mehr als die posttraumatische Kyphosierung.

Ziel der Therapie ist es vielmehr, den Patienten möglichst rasch wieder zu mobilisieren. In Einzelfällen wird es bei stärkeren Primärbeschwerden notwendig sein, einige Tage Bettruhe auf harter Matratze einhalten zu lassen. Hierbei ist darauf zu achten, daß vorbestehende fixierte Verkrümmungen der Wirbelsäule ausreichend abgepolstert sind. Sobald es die Schmerzen erlauben, wird der Patient unter krankengymnastischer Anleitung mobilisiert. Zu diesem Programm gehören auch Massagen und — soweit möglich — Kräftigungsübungen der Rückenmuskulatur.

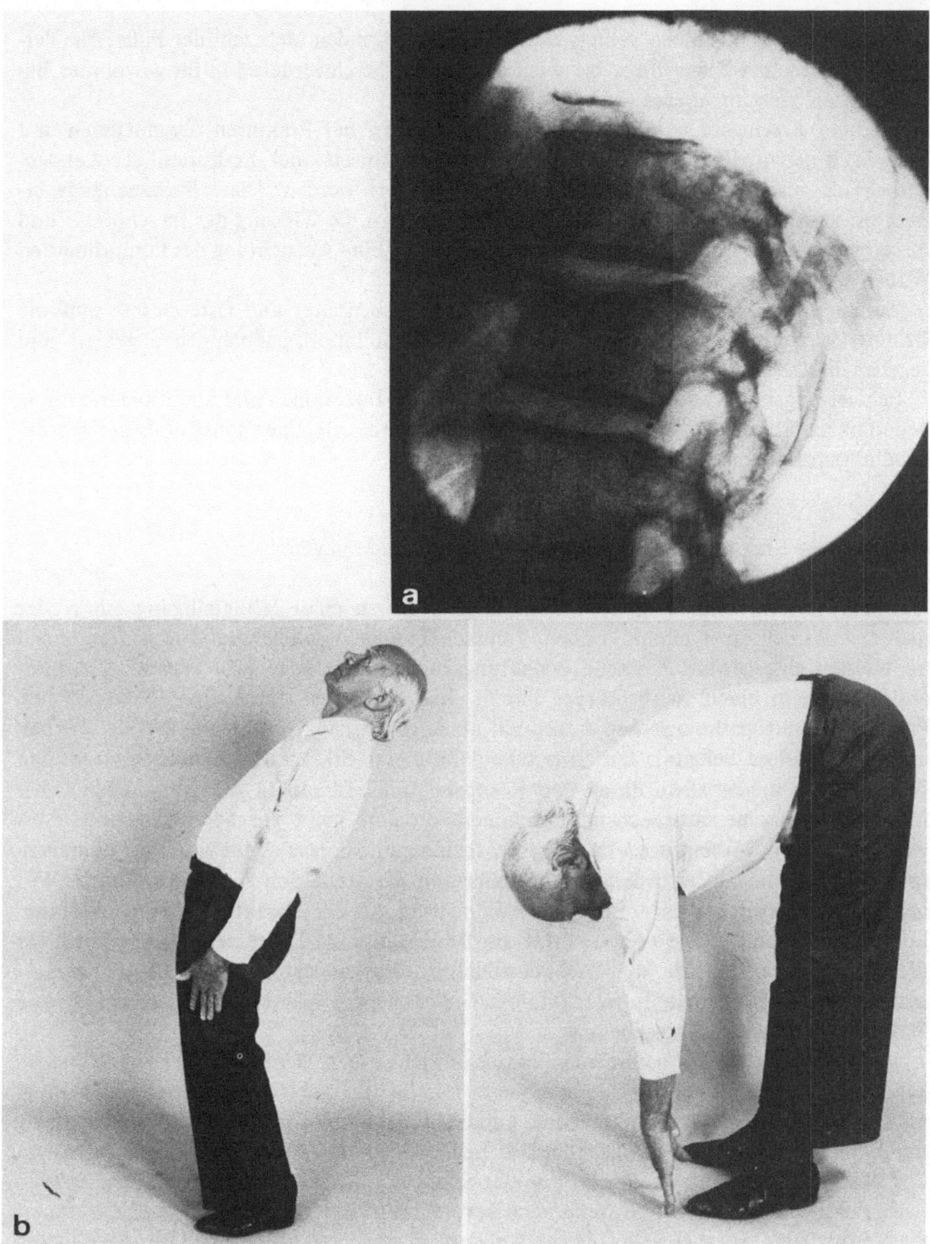

Abb. 1a,b. Kompressionsfraktur L1 bei einem 73jährigen Patienten. **a** Röntgenbefund, **b** Wirbelsäulenfunktion am Ende der 2. Woche

Durch diese Maßnahmen gelingt es in der überwiegenden Mehrzahl der Fälle, die Verletzten innerhalb weniger Tage bis weniger Wochen beschwerdefrei in ihr gewohntes Betätigungsfeld zu reintegrieren (Abb. 1).

Stärkere Beschwerden bei Wiederbelastung können bei Frakturen der mittleren und unteren Brustwirbelsäule durch ein 3-Punkte-Stützkorsett, bei Frakturen der Lendenwirbelsäule durch eine straffe Leibbandage gelindert werden. Diese Stützverbände erzwingen eine aufrechte Körperhaltung bzw. verbessern die Wirkung der Bauchpresse und führen so zu einer Entlastung der Rückenmuskulatur. Eine Aufrichtung des komprimierten Wirbels wird hierdurch nicht angestrebt.

Zumindest bei auffälliger Diskrepanz zwischen Lebensalter und Osteoporose muß die Grunderkrankung parallel zu den erwähnten Rehabilitationsmaßnahmen abgeklärt und gegebenenfalls behandelt werden.

Schwerwiegende Verletzungen der Wirbelsäule, wie Luxationen und Luxationsfrakturen, bedürfen natürlich auch bei vorbestehender Osteoporose der hier sonst notwendigen Behandlungsmaßnahmen.

Pathologische Frakturen bei entzündlichen Wirbelveränderungen

Aus der Vielzahl entzündlicher Erkrankungen, die zu einer Mitbeteiligung eines oder mehrerer Wirbelkörper führen können, kommen Typhus, Syphilis und Morbus Bang noch am ehesten eine gewisse klinische Bedeutung zu. Daneben kann jede Sepsis zu Tochterabsiedlungen in einem Wirbelkörper führen. Rarifizierungen durch einen entzündlichen Prozeß, die mit pathologischen Frakturen einhergehen, sind jedoch nur bei der Wirbelkörpertuberkulose bekannt. Die Unterscheidung dieser Erkrankung gegenüber tumorösen Wirbelveränderungen allein durch den Röntgenbefund, ist nur in Ausnahmefällen sicher möglich. Auch eine entsprechende Anamnese bewahrt nicht vor der zwingenden Notwendigkeit, den Wirbelprozeß histologisch abzuklären. Hieraus ergibt sich im Zusammenspiel mit der ohnehin erforderlichen Stabilisation die Indikation zur Exposition der Wirbelsäule von ventral, Ausräumung der veränderten Areale, Defektauffüllung und interkorporellen Spondylodese (Abb. 2). Da die Tuberkulose die Lebenserwartung nicht mehr drastisch reduziert, sollte die Defektauffüllung – zumindest bei unter 60-jährigen –, nicht mit Zement, sondern mit autologem Knochentransplantat erfolgen, um spätere Materiallockerungen auszuschließen.

Falls die Dignität des gefundenen Prozesses nicht durch Schnellschnitt geklärt werden kann, ist – zumindest bei Auffüllung größerer Anteile der Resektionslücke durch Zement – die ventrale Kontinuität der Wirbelsäule und damit die biomechanisch wichtige Abstützung durch hier eingebrachte corticospongiöse Späne dauerhaft wieder herzustellen. Zement und Knochentransplantat sollen in intakter Spongiosa – und damit meist in den benachbarten Wirbelkörpern zapfenförmig verankert werden. Eine Plattenosteosynthese sichert die Verblockung. Hierbei ist die Länge des Implantates so zu wählen, daß nur die ohnehin versteiften Segmente überbrückt werden.

Primäre Wirbeltumoren

Wie oben ausgeführt, ist die Zuordnung einer röntgenologisch nachweisbaren Wirbelkörperdestruktion allein aufgrund radiologischer Kriterien nur selten mit ausreichender Sicherheit
möglich. Auch die Szintigraphie hilft bei bereits eingetretener Fraktur nicht über diese

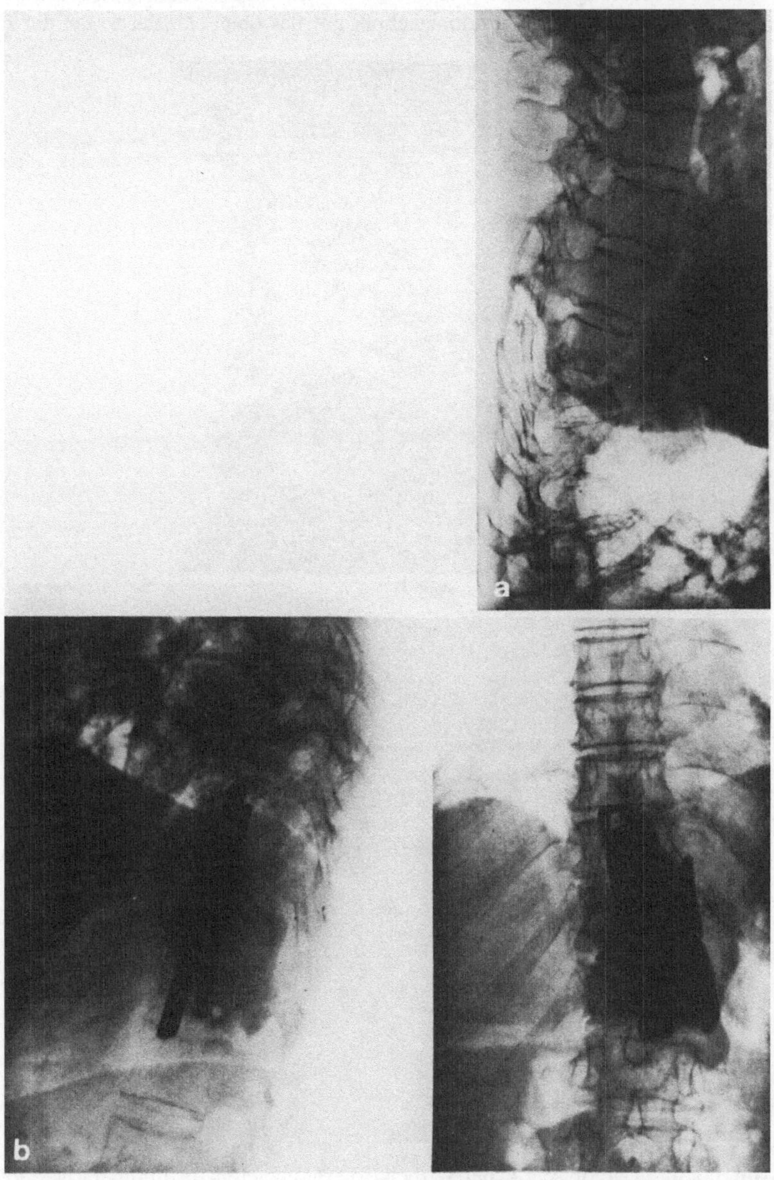

Abb. 2a,b. Spondylodiscitis Th 12/L 1 mit Wirbelkörperarrosion Th 12. **a** präoperativer
Befund, **b** postoperative Kontrolle nach ventraler Verbundspondylodese Th 12/L 1

228

Schwierigkeiten hinweg, da jeder Bruch, unabhängig von seiner Ursache, mit einer Speicherungssteigerung einhergeht.

Die Behandlung zielt also wiederum darauf ab, durch Ausräumung des kankhaften Prozesses Material zur histologischen Abklärung zu erhalten und gleichzeitig die Stabilität der Wirbelsäule wieder herzustellen.

Bei Veränderungen eines *Wirbelkörpers* wird beides durch eine ventrale Verblockung erreicht. Bezüglich der Operationstechnik gilt das oben skizzierte. Bei der Freilegung von

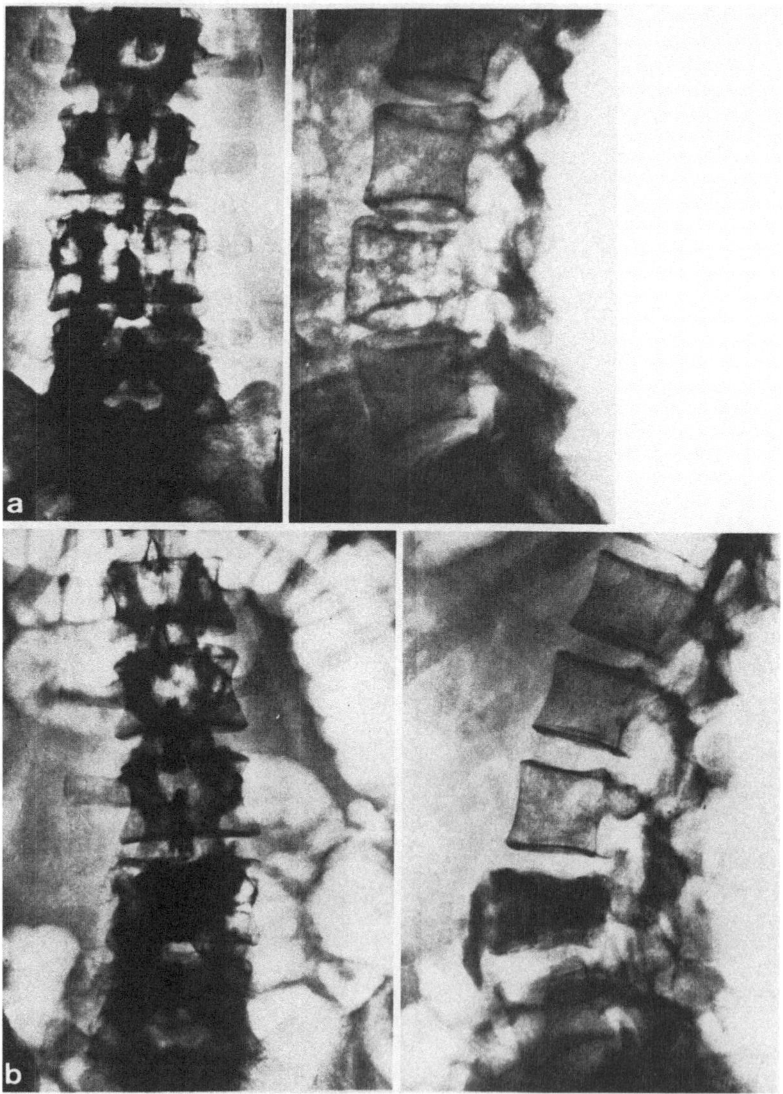

Abb. 3a,b. Osteolyse L4 bei Wirbelkörperhämangiom. **a** präoperativer Röntgenbefund, **b** postoperative Kontrolle nach Ausräumung und Defektauffüllung mit Zement. Intraoperativ massivste Blutung aus dem Wirbelkörper

Wirbelkörperhämangiomen können massive Blutungen auftreten, die nicht selten nur durch das rasche Einbringen von Zement zum Stillstand gebracht werden können. Für diesen Eingriff müssen ausreichende Transfusionsmengen bereitgestellt sein (Abb. 3).

Die äußerst seltenen Tumoren der *Wirbelbogen* und *Fortsätze* machen eine Ausräumung und Überbrückung von dorsal notwendig.

Pathologische Frakturen bei Wirbelmetastasen

Der Verdacht auf eine Wirbelmetastasierung ergibt sich zwar häufig bereits aus der Anamnese mit bekanntem Primärtumor. Nicht nur in Ausnahmefällen stellt jedoch die pathologische Wirbelfraktur die klinische Erstmanifestation eines metastasierenden Carcinoms dar.

Das therapeutische Vorgehen richtet sich nach Lokalisation und Ausdehnung des Wirbelsäulenbefalls sowie dem Allgemeinzustand des Patienten. Die Art des Primärtumors ist vor allem für die begleitende adjuvante Therapie von ausschlaggebender Bedeutung.

Die Ausräumung des veränderten Wirbelbezirks mit Defektauffüllung und Stabilisierung ergibt bezüglich Belastbarkeit und Gesamtmobilität des Patienten die besten Ergebnisse. Sind weitere Tochtergeschwülste nicht nachweisbar, wird dieses Vorgehen zudem der Forderung nach operativer Entfernung einer isolierten Metastase gerecht.

Die alleinige Auffüllung des Resektionsdefektes durch Zement ergibt keine ausreichend sichere Stabilität. Vielmehr müssen die entstandenen Hohlräume durch metallische Implantate zusätzlich abgestützt werden. Hierzu können entsprechend dimensionierte normale Osteosyntheseplatten so eingebolzt werden, daß sie in den unveränderten Strukturen – meist eines oder beider benachbarter Wirbelkörper – Halt finden (Abb. 4).

Einfacher und eleganter ist jedoch die Verwendung von in der Höhe teleskopartig verstellbaren Implantaten, wie sie unter anderem von Polster [9] angegeben wurden. Auch diese werden abschließend in Zement eingebettet (Abb. 5).

Die kleinen Verhältnisse an der Halswirbelsäule verhindern und erübrigen das interkorporelle Einbringen von Metallen. Vielmehr werden die Resektionshöhlen mit Zement überbrückt, die Spondylodese jedoch, wie bei Versteifungen mittels autologem Knochen, durch eine ventral aufgebrachte H-förmige Spezialplatte gesichert (Abb. 6).

Disseminierte Metastasierungen in die Wirbelsäule können durch einen ventralen Eingriff meist nicht gesamthaft erfaßt werden. In diesen Fällen ist eine Stabilisation des schmerzhaft veränderten Wirbelsäulenabschnittes, in dem sich dann meist multiple Osteolysen mit und ohne Frakturen finden, durch eine dorsale Spondylodese angezeigt. Die Ruhigstellung kann durch eine Zuggurtung zwischen den Dornfortsätzen, besser den Wirbelbogen, mittels achterförmig geführter Drahtschlinge erfolgen. Hierbei erhöht die zusätzliche Einbettung dieser Montage in Zement die Festigkeit wesentlich. Stabiler ist jedoch die dorsale Versteifung mit dem Harrington-Instrumentarium, das ohne zusätzlichen Kunststoff eingebracht werden kann, sofern die Haken an den Wirbelbögen ausreichende Verankerung finden (Abb. 7).

Diese technisch einfacheren und wenig belastenden dorsalen Versteifungen werden auch bei den Patienten mit isoliertem Wirbelbefall zum Vorgehen der Wahl, denen aufgrund ihres Gesamtzustandes der größere Eingriff von ventral nicht zugemutet werden kann oder bei denen die Lebenserwartung auf wenige Wochen reduziert ist.

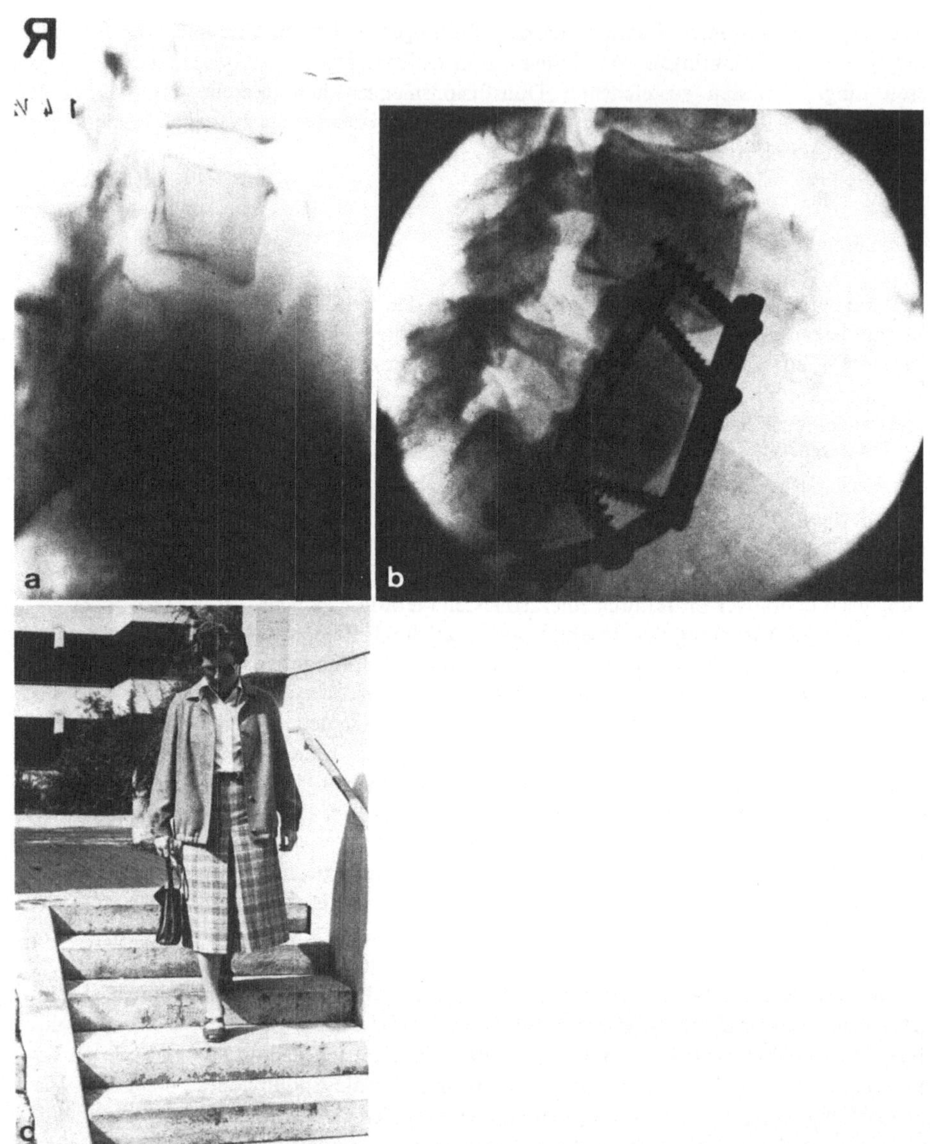

Abb. 4a-c. Ventrale Spondylodese durch Verbundosteosynthese. a präoperativer Röntgenbefund bei pathologischer Fraktur L5 durch Metastase eines Mammacarcinoms, b postoperative Röntgenkontrolle, c klinische Funktion der beschwerdefrei gehfähigen Patientin

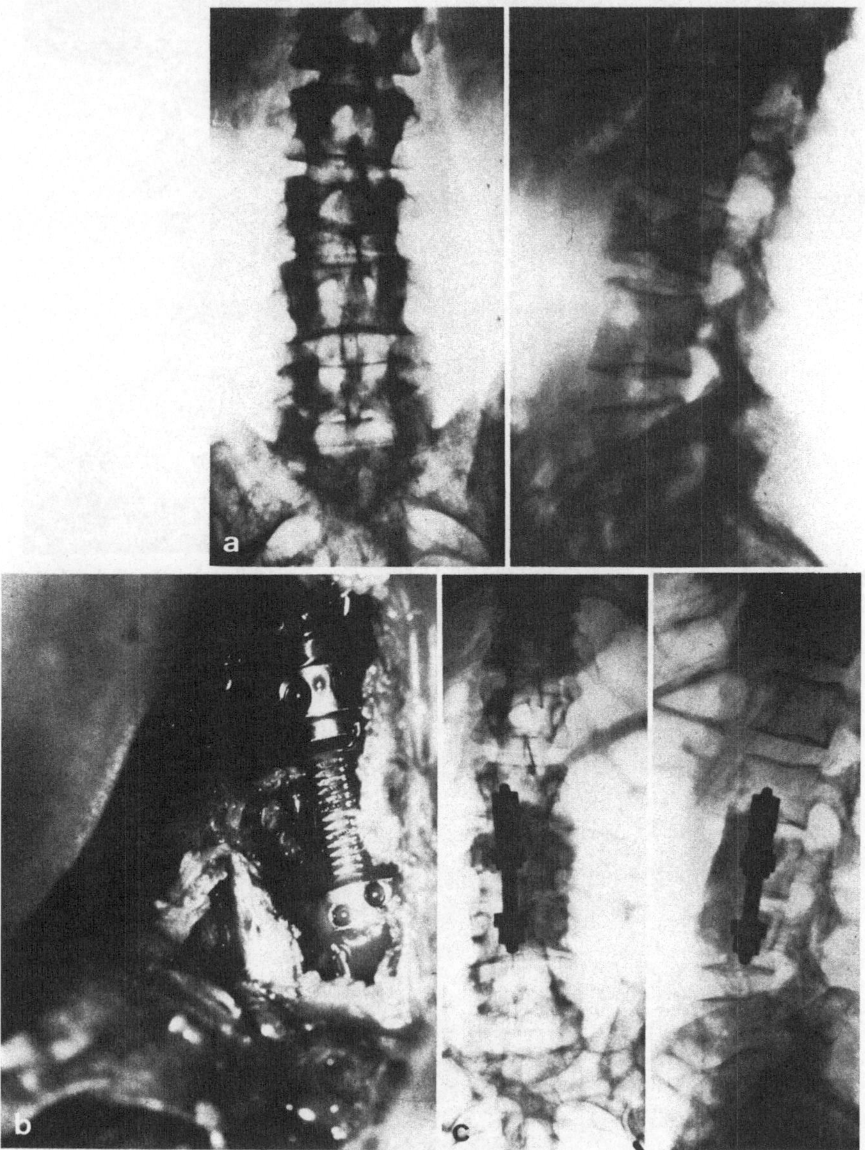

Abb. 5a-c. Ventrale Spondylodese durch speziellen „Wirbelkörperersatz." **a** präoperativer Befund bei pathologischer Fraktur L3 durch Hypernephrom-Metastase, **b** Intraoperativer Situs nach Einbringen und Ausfahren des Polster-Implantates, **c** Postoperative Röntgenkontrolle

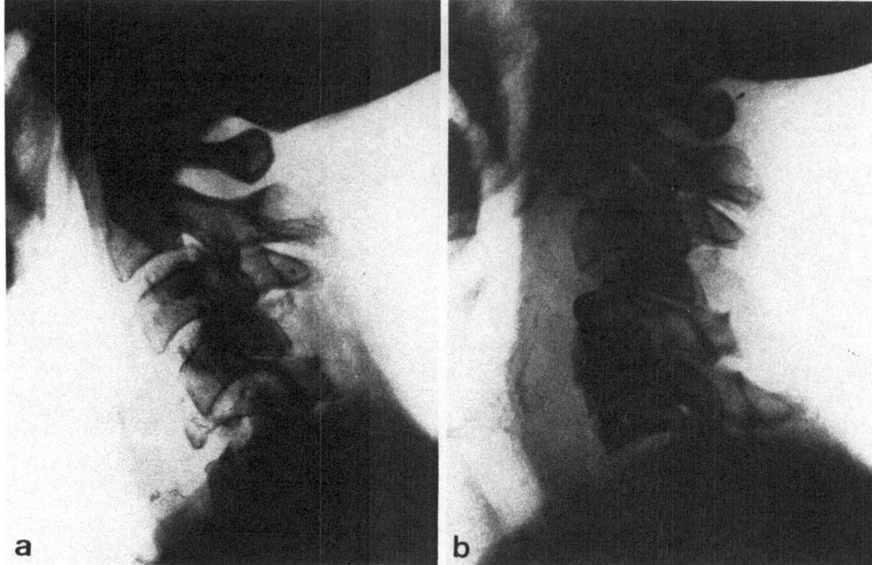

Abb. 6a,b. Ventrale Spondylodese durch Verbund an der Halswirbelsäule. **a** präoperativer Befund mit pathologischer Fraktur und weitgehender Zerstörung C5 durch Metastase eines Mammacarcinoms, **b** postoperative Kontrolle

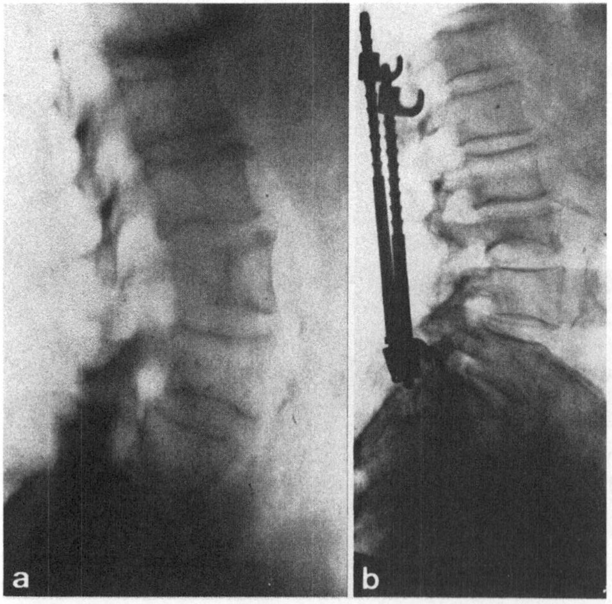

Abb. 7a,b. Dorsale Spondylodese durch Harrington-Stäbe. **a** pathologische Fraktur L3 durch Metastase eines inoperablen Bronchuscarcinoms bei schlechtem Allgemeinzustand, **b** postoperative Kontrolle nach dorsaler Stabilisierung

Eigenes Krankengut pathologischer Frakturen durch Wirbelkörpermetastasen

An der Abteilung für Unfallchirurgie der Universität Ulm wurden in der Zeit vom 1.1.1975 bis 31.1.1980 59 pathologische Wirbelfrakturen durch metastasierende Tumoren bei 55 Patienten operativ stabilisiert. Hierbei handelte es sich um 26 Männer und 29 Frauen. Das Durchschnittsalter lag bei 53 Jahren mit einer Streuung zwischen 29 und 71 Jahren. Die entsprechenden Werte betrugen bei den Männern 53 Jahre (41/70 Jahre) und lagen bei den Frauen bei 57 Jahren (29/71 Jahre).

Die Aufschlüsselung der Grundleiden geht aus Tabelle 1, die Lokalisation des Wirbelbefalls aus Tabelle 2 hervor. Die Stabilisierung der Wirbelsäule erfolgte 27mal durch ventrale Spondylodesen, ebenfalls 27mal durch dorsale Zuggurtungen und bei 5 Patienten durch Harrington-Stäbe. Die anfänglich speziell im Bereich der Brustwirbelsäule häufig verwendete dorsale Zuggurtung wurde mit zunehmender Erfahrung zugunsten einer ventralen Herdausräumung und Versteifung verlassen. Sie ist heute auf die oben erwähnten Indikationen eingeschränkt. Das gewählte Operationsverfahren geht in Abhängigkeit vom betroffenen Wirbelsäulenabschnitt aus Tabelle 3 hervor.

Postoperativ mußten 7 Frühkomplikationen in Kauf genommen werden. Hierbei handelte es sich zweimal um partielle Querschnittsläsionen. Beide Patienten wurden nicht mehr gehfähig. In 2 Fällen wurden ausgedehnte Hämatome operativ ausgeräumt. Danach heilten beide Wunden komplikationslos. Bei ebenfalls 2 Patienten entwickelten sich nach dorsalem Zugang Hautnekrosen über den Dornfortsätzen, die bis zum Tode nicht abheilten. Bei einer Patientin wurde nach ventraler thorakaler Spondylodese eine Rethora-

Tabelle 1. Primärtumoren (n = 55)

Mamma	16	29,1%
Hypernephrom	6	10,9%
Bronchial	5	9,0%
Prostata	4	7,3%
Sigma/Rectum	4	7,3%
Blase	4	7,3%
Plasmocytom	3	5,5%
M. Melanom	3	5,5%
Nieren	2	3,6%
Magen	1	1,8%
Uterus	1	1,8%
Chorionepitheliom	1	1,8%
Epithelial	1	1,8%
Myelom	1	1,8%
Unbekannt	3	5,5%

Tabelle 2. Lokalisation (N = 59)

N	59	
HWS	12	20,3%
BWS	24	40,7%
LWS	23	39,0%

234

cotomie wegen zunehmendem Hämatothorax notwendig. Als Blutungsquelle fand sich die Verletzung einer A. costalis durch den Drainagespieß.

Im weiteren Verlauf ergab sich bei 3 Patienten die Notwendigkeit zu einem Wiedereingriff an der Wirbelsäule. Hierbei wurde zweimal bei instabiler dorsaler Spondylodese zusätzlich eine ventrale Verblockung durchgeführt. Bei einer Patientin brach ein Harrington-Haken aus. Das Gestänge wurde entfernt und eine Zuggurtung durch die Dornfortsätze angelegt (Tabelle 4).

Bei 5 Patienten hatten präoperativ neurologische Ausfälle bestanden, deretwegen die Patienten gehunfähig waren. Von diesen konnten postoperativ 2 wieder selbständig gehen. In einem Fall war die Symptomatik zwar gebessert, selbständiges Gehen wurde jedoch nicht erreicht. In je einem weiteren Fall bestanden die Ausfälle unverändert fort bzw. nahmen kontinuierlich zu.

Die postoperative Mobilisation setzte nach Abklingen der ersten Wundschmerzen, üblicherweise dem 3. bis 4. Tag ein. Hierbei wurden 44 der 52 Patienten, entsprechend 84,6%, innerhalb der ersten Woche gehfähig. Nicht gehfähig aufgrund persistierender

Tabelle 3. Lokalisation/OP-Technik

	Ventral	Dorsal	Harrington
HWS	10	2	0
BWS	8	16	0
LWS	9	9	5
	27 (45,7%)	27 (45,7%)	6 (8,6%)

Tabelle 4. Komplikationen bei 59 Spondylodesen

Art	N	Verlauf
Hämatom	2	Ausräumung/abgeheilt
Hautnekrose	2	Bis z. Tod nicht abgeheilt
Hämatothorax	1	Rethorakotomie/o.B.
Partieller Querschnitt	2	Nicht gehfähig geworden

Wiedereingriffe an der Wirbelsäule

Ventrale nach dorsaler Spondylodese	2
Dorsale Spondylodese nach Harrington	1

Tabelle 5. Postoperative Mobilisation (N = 52)

Gehfähig n. 1 Woche	Nicht gehfähig Querschnittssympt.	Nicht mobilisierbar Allg. Schwäche
44	3	5
84,6%	5,8%	9,6%

neurologischer Ausfälle blieben 3 Kranke (5,8%). In 5 Fällen (9,6%) war ein Verlassen des Bettes wegen allgemeiner Körperschwäche nicht mehr zu erreichen (Tabelle 5).

Im Beobachtungszeitraum traten bei 8 Patienten weitere pathologische Brüche ein, die operativ behandelt wurden. Hierbei handelte es sich fünfmal um Frakturen des proximalen Femurs, bei einer Patientin beidseitig. Bei einem weiteren Patienten fand sich gleichzeitig mit der Femurfraktur eine ausgedehnte Osteolyse des Ulnaschaftes. Bei 4 Kranken traten weitere pathologische Frakturen eines anderen Wirbelkörpers auf (Tabelle 6).

Von den 52 Patienten, die bis zum 31.12.1979 operiert worden waren, sind bisher 37 verstorben, 15 leben noch.

Als Todesursache fand sich bei 25 der Verstorbenen (67,5%) eine Tumorgeneralisation. Fünfmal (13,5%) beendete eine Pneumonie, dreimal eine Herzinsuffizienz (8%) das Leben. In je 2 Fällen (5,5%) erlagen die Kranken einer Embolie, bzw. einer – nicht von der Wirbelsäule ausgehenden – Sepsis (Tabelle 7).

Die durchschnittliche Überlebenszeit der Verstorbenen nach operativer Behandlung der Wirbelmetastasen betrug 7 Monate und 20 Tage. Der entsprechende Wert für die noch Lebenden liegt bei 5 Monaten. Hierbei liegt der Eingriff an der Wirbelsäule bei 13 dieser Patienten (71,5%) mehr als 6 Monate zurück. 17 der 37 Verstorbenen (45,5%) lebten

Tabelle 6. Zusätzliche path..Frakturen mit operativer Therapie

Prox. Femur	5	Tumorprothese
Ulna	1	Verbundosteosynthese
Wirbelsäule	4	Spondylodese

Tabelle 7. Todesursachen (N = 37)

Tumorgeneralisation	25	67,5%
Pneumonie	5	13,5%
Herzinsuffizienz	3	8,0%
Embolie	2	5,5%
Sepsis	2	5,5%

Tabelle 8. Überlebenszeiten

Überlebenszeit der Verstorbenen (N = 37). Durchschnitt 7 Mo. 20 Tg. Unter 1/41

Unter 1 Mo.	Bis 3 Mo.	Bis 6 Mo.	Bis 12 Mo.	Bis 24 Mo.	Über 24 Mo.
3	10	7	6	9	2
8,1%	27,0%	18,9%	16,2%	24,3%	5,4%

Überlebenszeit der noch Lebenden (N = 18)
Durchschnitt 5 Mo. Unter 1/37

Unter 1 Mo.	Bis 3 Mo.	Bis 6 Mo.	Bis 12 Mo.	Bis 24 Mo.	Über 24 Mo.
2	2	1	7	5	1
11%	11%	5,5%	38,5%	27,5%	5,5%

236

ebenfalls länger als 1/2 Jahr nach der Spondylodese. Die Zeiten sind im einzelnen in Tabelle 8 wiedergegeben.

Schlüsselt man diese Werte entsprechend den Grunderkrankungen auf, so findet sich beim Plasmocytom eine bisherige durchschnittliche Überlebenszeit von 28 Monaten und damit die beste Prognose. Dagegen wurden Wirbelmetastasen bei Mamma-Carcinomen nur durchschnittlich 12 Monate überlebt.

Diskussion

Zwei Drittel aller Wirbelgeschwülste sind metastatische Tumorabsiedlungen (Well [12]). Diese Mitbeteiligung findet sich am häufigsten nach Carcinomen der Mamma und der Prostata (in 60 bis 66% der Erkrankungen), tritt noch bei jedem Dritten Bronchial-Carcinom auf, gehört jedoch bei den malignen Geschwülsten des Magen-Darmtraktes mit 2,5 bis 8% zu den seltenen Komplikationen (Schmorl-Junghanns [11]). Die Bedeutung des Problems geht auch aus der Publikation von Arcq hervor, in dessen Operationsstatistik von 76 Knochenmetastasen 50 in der Wirbelsäule lokalisiert waren. Die Geschwindigkeit der Wirbelkörperdestruktion und damit das Intervall zwischen Auftreten der ersten Rückenbeschwerden und zunehmenden neurologischen Ausfällen richtet sich nach der Art der Primärgeschwulst und schwankt nach den Beobachtungen von Kennady [5] zwischen 4 Wochen bei Bronchusmetastasen und 6–12 Monaten beim Schilddrüsen-Carcinom.

Nur eine operative Stabilisierung der befallenen Wirbelsegmente erspart dem Patienten den zunehmenden Verlust der Selbständigkeit, Schmerzen, Krankenlager und stets drohende Querschnittslähmung.

Soweit aus den uns bekannten Publikationen hervorgeht, waren Mandarino und Salvatore [6] 1958 die ersten, die pathologische Frakturen durch Implantation eines Kunststoffes, damals Ostamer, behandelten. Dieses Polyurethan stellte sich jedoch rasch als toxisch dar (Bruckner [2], Hulliger [4]).

1953 propagierte Herrmann [3] die Verwendung von Metakrylat zur Substitutionsbehandlung bei Knochenerkrankungen und Knochenbrüchen. Die Verwendung dieses Kunststoffes fand dann als Prothesenzement rasch weite Verbreitung. 1962 publizierte Müller [7] einen ersten Bericht über die Behandlung pathologischer Frakturen mit Metakrylat.

Durch die Verwendung dieses Kunststoffes ist es auch nach Ausräumung von Wirbeltumoren möglich, Form und Belastbarkeit der Wirbelsäule unmittelbar durch den Eingriff wiederherzustellen. Hierbei ist heute die Technik einer ausschließlich dorsalen Ruhigstellung ohne „Sanierung" des Wirbelkörperherdes nur noch in den Fällen angezeigt, in denen ein disseminierter Befall mehrerer Segmente von ventral nicht erfaßt werden kann oder der Gesamtzustand des Patienten den kleinstmöglichen Eingriff notwendig macht. In allen anderen Fällen ist die ventrale Freilegung des befallenen Wirbelkörpers mit Ausräumung aller erreichbaren Tumorareale, Defektauffüllung mit Zement und zusätzlicher Stabilisierung durch metallische Implantate das Vorgehen der Wahl. Die Indikation zu dieser Technik ist zusätzlich durch die Notwendigkeit gegeben, Gewebe zur histologischen Klassifizierung der Geschwulst zu erhalten. Die operative Behandlung wird durch eine Allgemeintherapie des Grundleidens sinnvoll ergänzt.

Bei unbekannter Dignität der Wirbeldestruktion und damit unklarer Prognose empfiehlt es sich, den Defekt durch autologe Spongiosa und corticospongiöse Spänen aufzufüllen, zumindest aber die ventrale Kontinuität der Wirbelsäule durch zusätzliches Einbringen dieses Materials dauerhaft wieder herzustellen.

Die anhand des eigenen Krankengutes mitgeteilten Zahlen belegen, daß durch das skizzierte Vorgehen der überwiegende Teil der Patienten mit Wirbelsäulenmetastasen (84,6%) in kürzester Zeit wieder selbständig mobil und gehfähig wurden. Die früher noch geforderte Einschränkung der Indikation zu diesen Eingriffen auf Patienten, die nach aller Voraussicht noch eine Lebensdauer von vielen Monaten haben und bei denen sonst keine Metastasen bekannt sind (Salzer [10]) erscheint heute nicht mehr gerechtfertigt. Auch in den letzten Lebensmonaten sollte dem Kranken die schmerzhafte Unselbständigkeit wenn irgendmöglich erspart bleiben. Diese aktive Einstellung ist umso mehr gerechtfertigt, da sie mit zunehmender chirurgischer Erfahrung die operative Belastung des Patienten und die postoperativen Komplikationen auf ein Maß reduzieren lassen, das in keinem Verhältnis zur Alternative der gelähmten Bettlägerigkeit steht.

Literatur

1. Arcq M (1975) Palliativoperationen zur Behandlung von Knochenmetastasen. Z Orthop 113:51
2. Bruckner H, Feischl P (1962) Spätergebnisse bei der Behandlung von Knochenbrüchen mit Polyurethanschaum. Arch orthop Unfall-Chir 54:48
3. Herrmann KO (1953) Die Verwendung des selbsthärtenden Kunststoffes Palavit zur Substitutionsbehandlung bei Knochenerkrankungen und Knochenbrüchen. Ärzt Forschung 7:543
4. Hulliger L (1962) Untersuchungen über die Wirkung von Kunstharzen (Palacos und Ostamer) in Gewebekulturen. Arch orthop Unfall-Chir 54:581
5. Kennady B (1977) Zit. aus Palliative Eingriffe bei tumorösen Wirbelsäulendestruktionen. Bauer R (Hrsg). Z Allg Med 53:1603
6. Mandarino MP, Salvatore UE (1958) Chemical osteosynthesis. Med Sci 4:215
7. Müller ME (1962) Die Verwendung von Kunstharzen in der Knochenchirurgie. Arch orthop Unfall-Chir 54:513
8. Plaue R, Esche E (1974) Das Frakturverhalten von Brust- und Lendenwirbelkörpern. Z Orthop 112:427
9. Polster J, Brinckmann P (1977) Ein Wirbelkörperimplantat zur Verwendung bei Palliativoperationen an der Wirbelsäule. Zeitschr Orthop u Grenzgebiete 1501:118
10. Salzer M, Salzer G, Denck H, Brenner H (1973) Operative Behandlung „solitärer" Metastasen der Brust- und Lendenwirbelkörper. Arch orthop Unfall-Chir 75:249
11. Schmorl-Junghanns (1957) Gesunde und kranke Wirbelsäule. Thieme, Stuttgart
12. Well S (1958) Die Geschwulst der Wirbelsäule. In: Hohmann G, Hackenbruch M, Lindemann K (Hrsg) Handbuch der Orthopädie, Band IV. Thieme, Stuttgart

Diskussionsbemerkungen und Empfehlungen aller Teilnehmer
(Leitung: M.E. Müller)

Zusammengefaßt und redigiert von A. Rüter und C. Burri

Frakturen des Sacrums

Diagnostik und Einteilung

Die Standardaufnahmen des Kreuzbeins lassen Frakturen oft nicht sicher erkennen. In Zweifelsfällen gibt ein Computertomogramm zuverlässigen Aufschluß.

Häufigste Form der Sacrumfraktur ist die Längsfraktur durch die Foramina, die dem dorsalen Anteil einer Malgaigne'schen Beckenfraktur entspricht.

Bei den Querfrakturen müssen die Brüche in der Pars perinealis von denjenigen in der Pars intrapelvina unterschieden werden. Erstere, meist durch Sturz auf das Gesäß ausgelöst, entsprechen einer höher gelegenen Steißbeinfraktur. Bei der zweiteren handelt es sich um einen Ausbruch der oberen Sacrum-Anteile zusammen mit der Wirbelsäule. Häufigster Verletzungsmechanismus ist ein Decelerationstrauma bei fixiertem Becken, entsprechend der mechanischen Situation eines PKW-Insassens bei Frontalkollision.

Mitbeteiligungen des Kreuzbeins in Form einer Längsfraktur finden sich bei vorderen einseitigen Beckenringbrüchen in 20 bis 45%, bei bilateralen Beckenringbrüchen in bis zu 61% der Fälle.

Ein röntgenologischer Hinweis auf diese Verletzungen ist eine begleitende Fraktur des Querfortsatzes L5.

Bei allen Kreuzbeinfrakturen kann die Cauda equina, der Plexus sacralis oder die Spinalnerven geschädigt sein. Diese Komplikationen werden bei den intrapelvinen Querfrakturen zur Regel, da das proximale Fragment – meist bei stehengebliebener Hinterwand des Sacrums – nach unten kippt und den Sacralkanal einengt.

Therapie

Auch Frakturen des Sacrums sollen möglichst anatomisch reponiert werden. Dies gilt natürlich vor allem für die hohen Querbrüche mit Gefährdung oder Störung des Sacralkanals. Diese Forderung ist jedoch auch für die Längsbrüche zu stellen, die den lumbosacralen Übergang mit einbeziehen und hier zu schmerzhaften Gefügestörungen führen können oder durch Höhertreten der Beckenhälfte eine Beinverkürzung bewirken.

Die Höhenverschiebung in Längsfrakturen kann entweder direkt offen reponiert werden, alternativ ist zumindest der Versuch möglich, den Längenausgleich durch Extension am Bein der höhergetretenen Seite anzustreben. Nach erreichter Reposition erfolgt die Fixation durch äußere Spanner in den Beckenkämmen oder eine Plattenosteosynthese auf dem Sacrum.

Falls sich die Reposition geschlossen durchführen läßt und keine operative Stabilisierung erfolgen soll, müssen die Patienten 6 Wochen Bettruhe unter Flachlagerung einhalten.

Unabhängig vom gewählten Vorgehen muß jedoch die Reposition in den ersten 24 Std erreicht werden, da sie bereits nach dieser Zeit erheblich erschwert, wenn nicht unmöglich ist.

Bei neurologischen Störungen ist die offene Reposition das Vorgehen der Wahl, wobei eine sacrale Laminektomie ohne Stabilitätsgefährdung durchgeführt werden kann.

Frakturen der Pars perinealis ohne größere Dislokation sowie Frakturen des Steißbeins werden konservativ behandelt. Hierbei kann versucht werden, eine exakte Reposition digital rektal zu erreichen.

Nachbehandlung

Bei konservativer Behandlung der Längs- und Querfrakturen Bettruhe bei Flachlagerung für 6 Wochen, danach Mobilisation unter Teilbelastung.

Nach Osteosynthese mit dem Fixateur wird dieser nach 6–8 Wochen entfernt. In dieser Zeit kann der Patient unter Teilbelastung mobilisiert werden. Vollständig freie Belastung nach 10–12 Wochen.

Dieselben Zeiten – 6 Wochen Teilbelastung, 4–6 Wochen steigernde Belastung, freie Belastung nach 10–12 Wochen – gelten auch für die Nachbehandlung von Plattenosteosynthesen.

Querschnittsläsionen

Diagnostik

Die Abklärung der Nervenfunktionen gehört zur Erstuntersuchung jedes Wirbelsäulenverletzten.

Unsicherheiten entstehen häufiger bei der Festlegung der Schädigungshöhe. Dies gilt vor allem bei Paraplegikern, bei denen durch die Äste des N. supraclavicularis aus C3 und C4 noch eine sensible Hautversorgung bis fast auf Höhe der Mamillen gegeben sein kann.

Klarheit bringt die Prüfung des sogenannten neurologischen Dreiecks – Daumen (C6) Kleinfinger (C8) und Ellbogen (Th 1) – sowie der motorischen Funktionen der Hand. Ein weiterer Hinweis auf das Vorliegen einer Tetraplegie ist die paradoxe Atmung, da nur noch der Phrenicus aus C3/5 intakt ist.

Indikationen zur operativen Stabilisierung der Wirbelsäulenverletzungen mit Querschnittssymptomen

Die operative Stabilisierung der begleitenden Wirbelfraktur bei Querschnittsgelähmten hat ihren schlechten Ruf aus einer Zeit, in der durch ausgedehnte Hemilaminektomien die Reststabilität verschlechtert wurde, da sich der Dekompression keine operative Versteifung anschloß.

Heute muß als unabdingbares Ziel dieses Eingriffs gefordert werden, daß am Ende der Operation die Verletzung so stabilisiert ist, daß der Patient aus dem Bett genommen und

240

krankengymnastisch beübt werden kann. Eine Dekompression mittels Hemilaminektomie oder Laminektomie ist nur noch bei isolierter Wurzelkompression angezeigt. Bei allen übrigen Indikationen besteht das Vorgehen der Wahl vielmehr in einer anatomischen Reposition der verletzten Segmente mit anschließender Verblockung. Die Reposition führt zu einer ausreichenden Entlastung des Myelons, sofern nicht Fragmente oder Bandscheibengewebe in den Rückenmarkskanal prolabiert sind.

Bei der anschließenden interkorporellen ventralen Spondylodese kann nach Ausräumung des Bandscheibengewebes der Spinalkanal ausreichend revidiert und gegebenenfalls störendes Material entfernt werden.

Die Verblockung zwischen den Wirbelkörpern mit abstützender Osteosynthese sichert die angestrebte Stabilität.

Als sichere Indikationen zur Spondylodese gelten heute: Zunahme einer zunächst inkompletten Querschnittsläsion, Auftreten von Lähmungszeichen nach freiem Intervall, Ansteigen der Lähmungshöhe, radiculäre Schmerzen oder Ausfälle, die durch Druck auf die Medulla oder einzelne Wurzeln ausgelöst sein können.

Späteingriffe werden bei röntgenologisch nachgewiesener Instabilität oder deutlich progredienten Fehlstellungen nötig.

Unter dieser Indikationsstellung sind bei etwa 20% aller Querschnittsverletzten operative Eingriffe an der Wirbelsäule indiziert. Hierbei wird von allen Beteiligten nochmals nachdrücklich betont, daß dekomprimierende Maßnahmen ohne anschließende übungsstabile Spondylodese heute nicht mehr zu vertreten sind.

Auch eine anschließende intensive Diskussion kann keinen weiteren Aufschluß in der Frage erbringen, inwieweit Reposition und Dekompression bei primär vollständigem Querschnitt den weiteren Verlauf zu beeinflussen vermögen.

Die Unsicherheit in dieser wichtigen Frage beruht nicht zuletzt darauf, daß nicht gesagt werden kann, inwieweit bei den wenigen publizierten Erfolgsberichten spinale Kontusionen oder unvollständige Querschnitte — zumindest zum Teil — vorgelegen haben. Auf die Bedeutung einer sorgfältigen neurologischen Abklärung, speziell im Hinblick auf Restfunktionen und sacrale Aussparung wird hierbei nochmals hingewiesen.

Pathologische Frakturen

Diagnostik

Jeder Verdacht auf eine Fraktur durch Tumorbefall eines Wirbelkörpers bedarf einer histologischen Abklärung — solange der Gesamtzustand des Patienten nicht jeden operativen Eingriff verbietet.

Die Zuordnung der Veränderungen allein aufgrund der Anamnese und des Röntgenbefundes ist nur in Ausnahmefällen zuverlässig. Die Szintigraphie zeigt bei jeder Fraktur vermehrte Speicherungen, ohne Aufschluß über die Dignität.

Die Freilegung des Wirbelkörpers zur Materialgewinnung muß gleichzeitig zur Tumorausräumung und ventralen Verblockung genützt werden.

Nur bei multifocaler Metastasierung eines bekannten Tumors kann die Indikation zur Spondylodese auf die Fälle mit lokalen stärkeren Schmerzen oder neurologischen Ausfällen eingeschränkt werden.

Operationsindikation

Damit ergeben sich folgende Indikationen zur Spondylodese bei pathologischen Wirbelfrakturen:

Unbekannte Grunderkrankung bei Wirbelkörperosteolysen, Verdacht auf Metastasierung eines anamnestisch bekannten Malignoms.

Stärkere lokale Schmerzen oder neurologische Ausfälle bei bekannter multipler Metastasierung.

Operationstechnik

Falls es der Allgemeinzustand des Patienten erlaubt und die pathologischen Veränderungen auf einen oder zwei benachbarte Wirbelkörper beschränkt sind, soll eine ventrale Spondylodese mit Tumorresektion, Defektauffüllung und abstützender Osteosynthese durchgeführt werden. An der Brust- und Lendenwirbelsäule hat sich hierbei die Verwendung von in der Höhe verstellbaren, abstützenden Metallbolzen bewährt.

Dorsale Spondylodesen sind nur als Ultima ratio bei ausgedehntem Wirbelsäulenbefall oder erheblich reduziertem Allgemeinzustand angezeigt.

Parallel zu diesen Maßnahmen muß in jedem Fall mit den Onkologen geklärt werden, inwieweit eine Allgemeinbehandlung des Tumorleidens möglich ist.

V. Folgezustände nach Wirbelsäulenverletzungen

Posttraumatische Wirbelsäulendeformitäten

E. Morscher

Die schwerwiegendsten Folgen einer Wirbelsäulenverletzung sind die definitive Schädigung neuraler Elemente, die Instabilität und die Deformität. Während die neurologische Läsion in der Regel schicksalhafte Folge der Wirbelsäulenverletzung selbst ist, sind Instabilität und Deformität schon eher als Folgen unsachgemäßer Behandlung zu bezeichnen. Jede Fraktur hat in Abhängigkeit mannigfacher Faktoren wie Lokalisation, Verlauf der Bruchlinien, Alter des Patienten, physikalische Eigenschaften des Knochens, Ansprüche des Patienten an Form und Funktion seines Bewegungsapparates usw. ihre optimale Art der Behandlung.

Deformitäten nach Wirbelsäulenverletzungen entstehen vor allem infolge einer Kompression eines oder mehrerer Wirbelkörper. Die Besonderheit der Wirbelkörperkompressionsfraktur besteht darin, daß es sich im wesentlichen um eine spongiöse Fraktur handelt. Diese Frakturen haben im Prinzip eine gute Heilungstendenz. Wegen Kompression der Spongiosa und damit Verlust an Knochensubstanz, kommt es aber – trotz primär durchaus gutem Repositionsergebnis – zur Deformität, bzw. Keilwirbelbildung.

In Analogie zu spongiösen Frakturen anderer Lokalisation, z.B. am distalen Tibiaende (Pilon tibial) oder am Tibiakopf, müßte das Prinzip der hochgradigen Wirbelkompressionsfraktur in Reposition, Spongiosaplastik und Fixation (Abstützung) bestehen.

Einem solchen Prinzip ist bei Wirbelfrakturen bis heute aber kaum je entsprochen worden, entweder weil man die Deformität als belanglos oder die technischen Schwierigkeiten und das operative Risiko als zu groß betrachtet hat.

Eine definitive Kyphosierung der Wirbelsäule oder Gibbusbildung ist aber keineswegs belanglos. So hat beispielsweise eine Verringerung der vorderen Wirbelkörperhöhe gegenüber der hinteren um 50% und mehr eine derart starke Inkongruenz der kleinen Wirbelgelenke zufolge, daß es nach Mac Nab [1] zwangsläufig zur Spondylarthrose kommt. Neben der Schwere der verbleibenden Deformität hängt die Prognose einer Wirbelkompressionsfraktur natürlich auch von den Möglichkeiten der Wirbelsäule, diese Deformität zu kompensieren, ab, ferner von der zu erwartenden Beanspruchung des Rückens.

Eine möglichst optimale Wiederherstellung der ursprünglichen morphologischen und funktionellen Verhältnisse und damit eine Operation ist deshalb vor allem bei jugendlichen Patienten mit hochgradiger Deformität, schlechten Kompensationsmöglichkeiten und voraussichtlich erheblicher Beanspruchung der Wirbelsäule indiziert. Schlechte Kompensationsmöglichkeiten an der Wirbelsäule liegen vor, wenn schon primär eine fixierte Hyperkyphose, z.B. eine Scheuermann'sche Krankheit bestanden hat oder wenn eine kompensatorische Hyperlordose im benachbarten Wirbelsäulenabschnitt, wie etwa bei einer Spondylolisthesis, schmerzhaft ist. Mit anderen Worten ausgedrückt: je schlechter beweg-

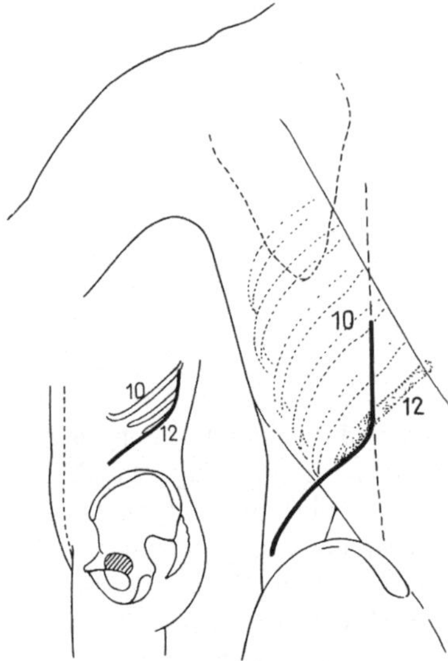

Abb. 1. Extraperitoneal-retrodiaphragmaler Zugang zu den Wirbelkörpern Th 11 bis L 2: Verlauf des Hautschnittes

lich eine Wirbelsäule primär ist und je schlechter damit auch die Kompensationsmechanismen sind, desto weniger stark darf eine Deformität sein.

Die Indikation zu einer operativen Therapie einer Wirbelsäulenverletzung ist unseres Erachtens deshalb nicht nur aufgrund neurologischer Kriterien und bei Instabilität, sondern auch bei hochgradiger Deformität gegeben.

Eine Wirbelsäulendeformität kann grundsätzlich von ventral oder von dorsal her beseitigt werden. Der dorsale Zugang ist dann zu wählen, wenn einmal gleichzeitig eine Laminektomie indiziert ist und eine Instabilität vorliegt. In den Fällen, in denen die Instabilität durch Zerreißung des hinteren Ligamentkomplexes in einem einzigen Segment verursacht ist, beschränken wir uns auf die Stabilisation und Fixation dieses Segmentes mit dem Kompressionsinstrumentarium von Harrington. Im übrigen bevorzugen wir für die Reposition und Fixation von dorsal die Verwendung der langen Distraktionsstäbe von Harrington, wobei wir die Spondylodese selbst möglichst kurz wählen.

Die Korrektur einer Kyphose von dorsal her ist aber nur bei frischen Verletzungen möglich. Bei stabilen — frischen oder alten — hochgradigen Wirbelkompressionsfrakturen bietet sich deshalb der vordere Zugang an (Morscher [2, 3, 4, 5, 6]). Die Wirbelsäule muß somit in den Fällen, in denen die Deformität durch eine Keilwirbelbildung verursacht ist, von ventral her aufgerichtet werden. In frischen Fällen erfolgt die Aufrichtung und Spondylodese im Frakturgebiet, in alten Fällen muß die Wirbelsäule „osteotomiert" werden. Im Thorakalbereich ist deshalb eine Thoracotomie, im Lendenbereich ein seitlicher lumbaler Schnitt, wie er etwa für eine Sympathektomie gewählt wird, erforderlich.

Die überwiegende Mehrzahl der Wirbelkompressionsfrakturen beim Erwachsenen ist am thoraco-lumbalen Übergang lokalisiert. Die Wirbelkörper Th11, Th12, sowie L1 und L2, lassen sich durch einen von uns auf Vorschlag von Nissen [7]entwickelten und in der Zwischenzeit auch von anderen Autoren in analoger Weise beschriebenen Zugang durch das Bett der 12. Rippe ohne Eröffnung des Pleura- oder Peritonealraumes erreichen (Abb. 1).

Der extraperitoneale-retrodiaphragmale Zugang zu den Wirbelkörpern Th11−L2

Der Patient wird in rechter Seitenlage gelagert. Der Hautschnitt erfolgt vom lateralen Rand des M. sacrospinalis über der 12. Rippe bis zum lateralen Rand des M. rectus abdominis. Der M. latissimus dorsi und der M. serratus posterior inferior werden über der 12. Rippe quer durchtrennt. Hierauf wird die 12. Rippe subperiostal dargestellt und nach scharfer Durchtrennung der Costotransversalligamente exartikuliert. Die Rippe läßt sich gegebenenfalls als zusätzliches Knochenmaterial bei der Spondylodese verwenden (Abb. 2).

Die quer über die Wirbelkörper ziehenden Intercostal- bzw. Lumbalgefäße sind mit größter Sorgfalt darzustellen und zu ligieren.

Der N. subcostalis muß geschont werden. Er verläuft an der Vorderfläche des M. quadratus lumborum und an der Rückfläche des Arcus lumbocostalis lateralis in Richtung auf die retroperitoneale Loge. Seine Mobilisation bereitet keine größeren Schwierigkeiten, da er auf diesem Wege keine Äste abgibt. Auch der N. iliohypogastricus, der caudal vom N. subcostalis an der Vorderseite des M. quadratus lumborum in dessen Muskelfascie eingeschlossen verläuft, ist leicht aufzufinden und durch Mobilisation zu schonen (Abb. 3).

Nachdem die 12. Rippe entfernt und die Pleura stumpf nach cranial geschoben worden ist, liegen in der Mitte des Operationsfeldes die ventro-laterale Fläche des 12. Brustwirbel- und 1. Lendenwirbelkörpers, sowie der obere Rand des 2. Lendenwirbelkörpers, ferner nach caudal gedrängt die Ursprünge des M. psoas major, nach ventral der Arcus lumbocostalis lateralis und darunter die retroperitoneale Fettloge mit der linken Niere, sowie nach dorso-lateral gedrängt der M. quadratus lumborum. Das Ligamentum longi-

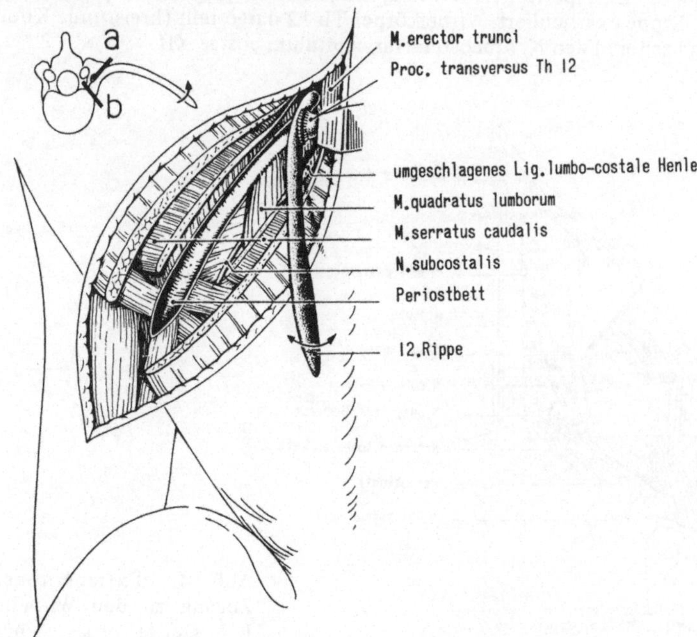

Abb. 2. Extraperitoneal-retrodiaphragmaler Zugang zu den Wirbelkörpern Th 11 bis L 2: M. serratus dorsalis caudalis über der 12. Rippe durchtrennt, 12. Rippe subperiostal ausgeschält

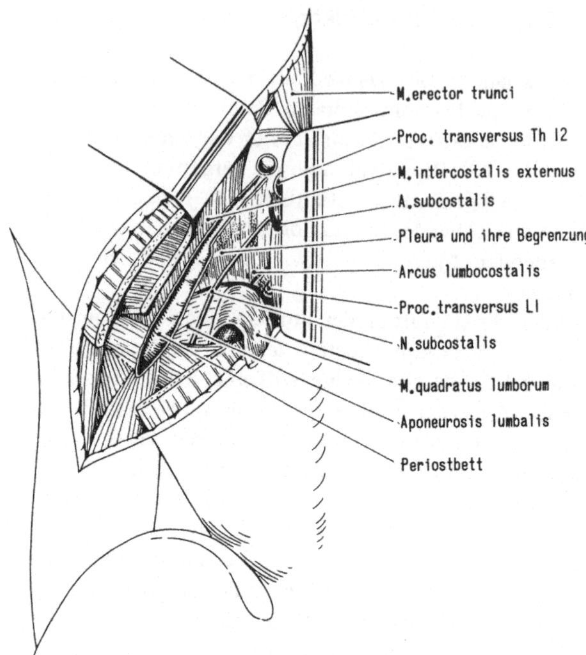

Abb. 3. Extraperitoneal-retrodiaphragmaler Zugang zu den Wirbelkörpern Th 11 bis L 2: 12. Rippe exarticuliert, Wirbelkörper Th 12 dargestellt (kreisrunde Knorpelfläche). Beachte (und schone) den N. subcostalis für capitulum costae XII

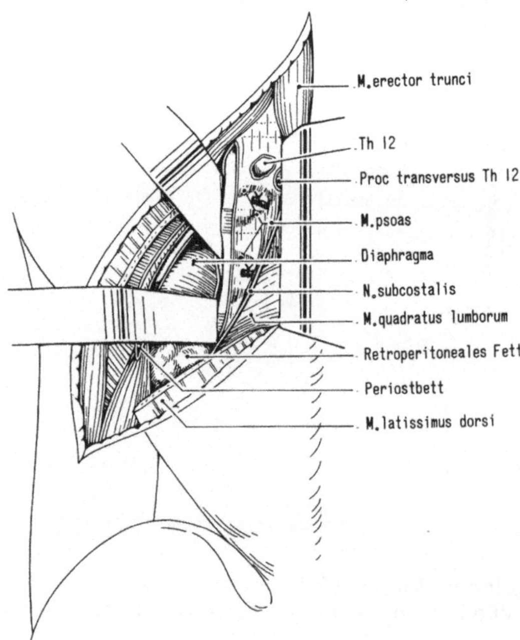

Abb. 4. Extraperitoneal-subdiaphragmaler Zugang zu den Wirbelkörpern TH 11 bis L 2: Der M. psoas ist nach dorsal präpariert und die Wirbelkörper Th 12 und L 1 dargestellt. Das Lig. long. ventr. is abgelöst. Zwischen dieses und die Wirbelkörper wurden 2 Hohmann-Haken eingesetzt

tudinale anterius, das die Zwischenwirbelscheiben überspannt, kann zusammen mit dem medialen Schenkel des Zwerchfelles mit dem Raspatorium unterfahren und abgehoben werden. Durch Unterfahren des Längsbandes mit Hohmann-Hebeln hält man die vor diesem liegende Aorta und Vena cava inferior nach ventral und nach rechts (Abb. 4).

Technik der ventralen Aufrichtung der Wirbelsäule

Bei frischen Frakturen wird die Aufrichtung im Frakturgebiet selbst vollzogen. Wir ziehen es dabei vor, die Operation erst etwa 8–10 Tage nach dem Unfall, wenn das Frakturhämatom weitgehend resorbiert ist, durchzuführen. Bei alten Frakturen, d.h. nach erfolgter Frakturkonsolidation wird die Aufrichtung, bzw. die „Osteotomie" im Bereich einer oder zweier Bandscheiben vorgenommen.

In die Spondylodese sind jeweils diejenigen Bandscheiben einzubeziehen, die selbst durch die Fraktur mitbetroffen waren. Entscheidend ist dabei, ob nur eine oder beide Deckplatten des verletzten Wirbelkörpers eingebrochen waren. Die betreffende Bandscheibe wird möglichst vollständig ausgeräumt, die beiden angrenzenden Deckplatten werden entkoppelt. Zur Aufrichtung muß das Ligamentum longitudinale ventrale durchtrennt werden. Die Korrektur der Kyphose selbst wird dann einerseits durch manuellen Druck von dorsal, andererseits mit Hilfe eines speziell für disen Zweck konstruierten Spreizers durchgeführt (Hersteller des Wirbelspreizers: Firma R. Mathys, Instrumentenfabrik, CH-2544 Bettlach). Die Osteotomie wird durch einen Corticalisspan abgestützt. Um eine rasche Resorption des Spanes, welche zu einem Korrekturverlust führen könnte, zu verhindern, verwenden wir seit einiger Zeit nur noch homologe Corticalis aus der Knochenbank. Dieser kräftige Corticalisspan stützt sich ventral vor allem an den entsprechenden noch erhaltenen Deckplatten ab (Abb. 5a,b). Bei Verblockung von 2 Bandscheiben empfiehlt es sich, einen zweiten Span weiter dorsal einzusetzen. Dieser Span wird in eine Nute gelegt, welche den ganzen frakturierten Wirbelkörper und die beiden begrenzenden Wirbelkörper überbrückt. Die verbleibenden Lücken werden mit frischer, dem Beckenkamm entnommener autologer Spongiosa aufgefüllt. Von dieser Spongiosa wird auch ventral der in die Spondylodese einbezogenen Wirbelkörper aufgelegt, um schlußendlich eine solide ventrale Abstützung zu erreichen. Vor dem Wundverschluß vergewissert man sich durch Aufblähen der Lunge, daß die Pleura nicht verletzt worden ist. Ein kleiner Riß kann gegebenenfalls bei maximaler Aufblähung der Lunge direkt verschlossen werden. Bei einer ausgedehnten Verletzung wird eine Bülau-Drainage angelegt. In jedem Fall wird ein retroperitoneales Redondrain eingeführt. Die beiden Ränder des Periostschlauches der 12. Rippe werden mit den anhaftenden Muskelinsertionen unter Schonung des N. subcostalis adaptiert. Der Arcus lumbocostalis sowie der Ansatz des M. quadratus lumborum müssen zum Verschluß des retroperitonealen Raumes mit dem Periost der 12. Rippe und dem Querfortsatz von L1 vernäht werden (Abb. 6a,b).

Nach der Operation lassen wir den Patienten ohne äußere Stütze, also ohne Gipsschale oder Korsett, lediglich auf flacher Unterlage, das Operationsgebiet allenfalls mit einem flachen Kissen unterlegt, auf dem Rücken liegen. 2 Wochen postoperativ legen wir dem Patienten in einem leichten ventralen Durchhang ein Gipskorsett an. Trotzdem empfiehlt es sich, den Patienten frühestens nach 6 Wochen zu mobilisieren, andernfalls mit

248

einem Korrekturverlust gerechnet werden muß. Das Dreipunktekorsett muß mindestens
bis 16 Wochen nach der Operation getragen werden.

Eine *Kontraindikation* zur ventralen Aufrichtung einer frischen Fraktur bildet eine
globale Instabilität infolge Bogenfraktur. Da die ventrale Aufrichtung der Wirbelsäule
über das Hypomochlion der Intervertebralgelenke und des Wirbelbogens erfolgt, könnte
es bei einer Fraktur derselben zu einer Stauchung und damit zu einer Kompression des
Rückenmarkes kommen. Bei einer Protrusion von Wirbelkörperfragmenten gegen den
Spinalkanal ist bei fehlenden neurologischen Ausfällen mit der Aufrichtung entweder bis

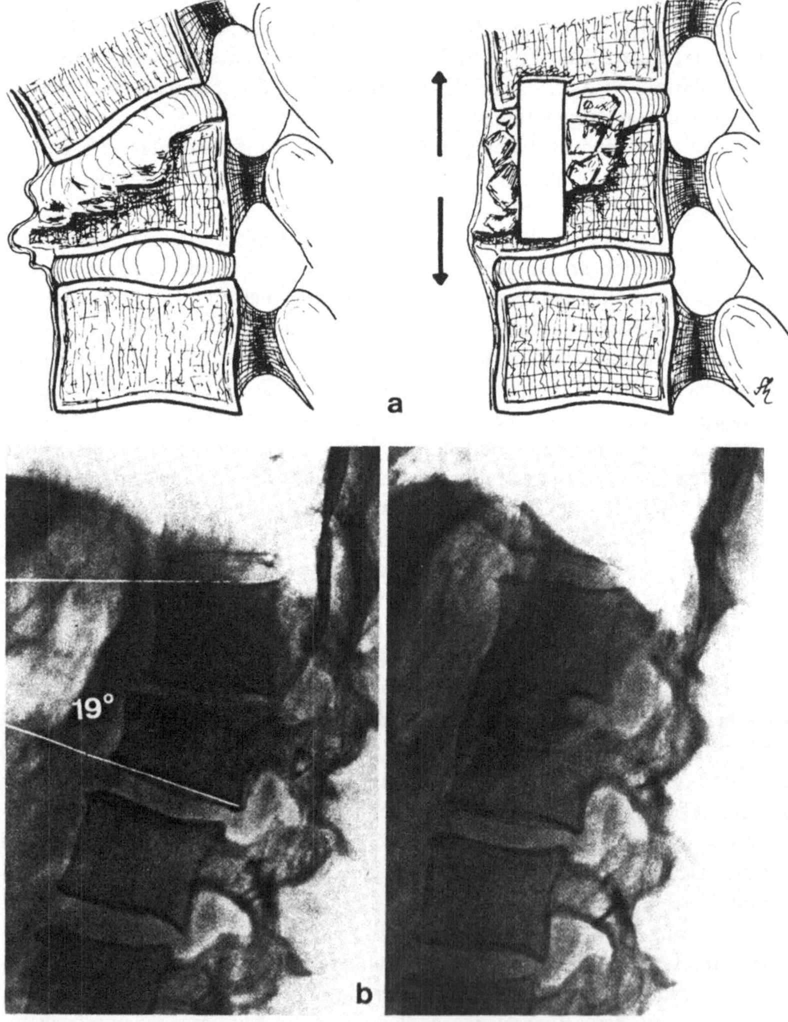

Abb. 5a,b. Operative Aufrichtung und Stabilisation einer Wirbelkompressionsfraktur mit
Beteiligung einer Deckplatte bzw. Bandscheibe. **a** schematische Darstellung der Operation,
b 47-jährige Patientin mit Zustand nach Kompressionsfraktur L1 vor und 1 Jahr nach der
operativen Aufrichtung und Spondylodese L1/L2

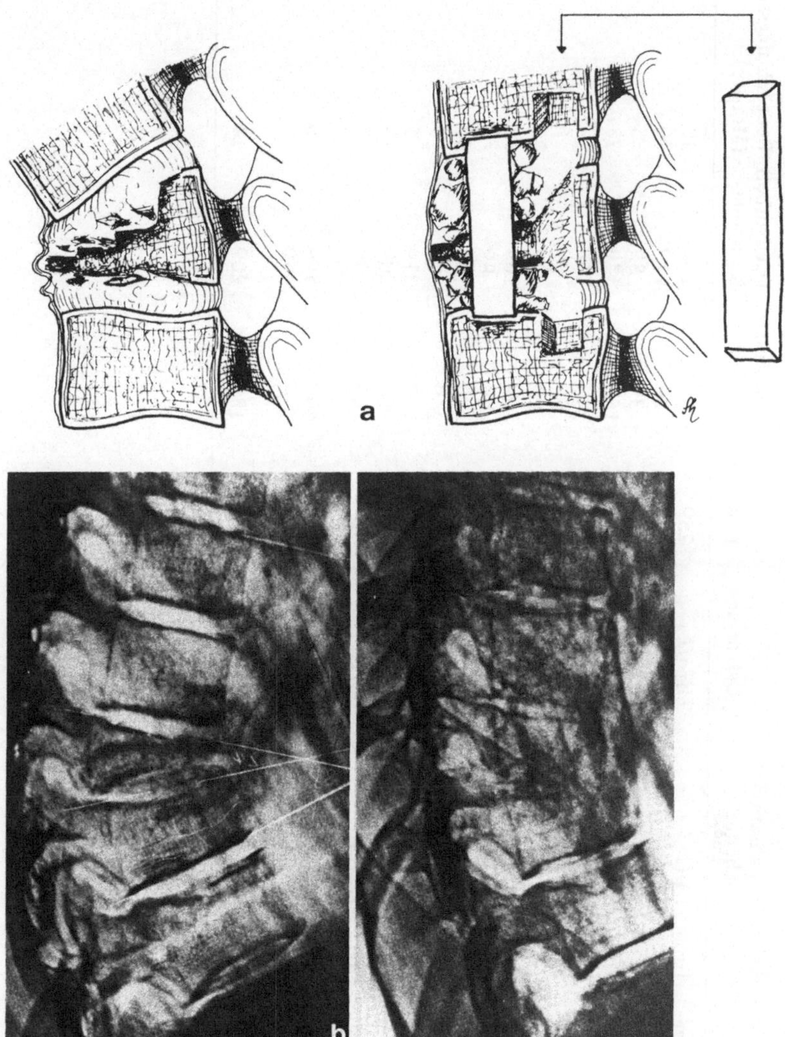

Abb. 6a,b

zur Konsolidierung der Fraktur zuzuwarten oder die Wirbelsäule von dorsal mit Hilfe von Harrington-Distraktionsstäben zu distrahieren. In Fällen von partiellen neurologischen Ausfällen mit Protrusion von Fragmenten in den Spinalkanal ist die Dekompression mit Entfernung der Fragmente indiziert. Hierfür kann auch eine vollständige Entfernung des Wirbelkörpers notwendig sein. Das eigene Krankengut ist in Tabelle 1 aufgelistet.

Komplikationen der operativen Aufrichtung einer frischen oder alten Wirbelkompressionsfraktur haben wir unter 18 Fällen nur einmal in Form einer Läsion des N. iliohypogastricus erlebt.

Tabelle 1. Kasuistik operativer Aufrichtungen von Wirbelfrakturen. (a = alte Fraktur, f = frische Fraktur)

Nr.	Name		Alter	Lokalisation „Scheitel"	„Osteotomie"	prae. op.	Deformität post. op.	(Keilwirbel) Kontrolle	Beobachtungszeit (Monate)
1.	R.H.R.	m	16	L_1 (f)	Th_{12}/L_1	25°	5°	10°	39
2.	B.Ch.	f	35	L_1 (f)	Th_{12}/L_1	21°	2°	11°	20
3.	T.S.	f	26	L_1 (a)	Th_{12}/L_1	30°	3°	8°	5
4.	St.A.	m	19	Th_{12} (f)	Th_{11}/Th_{12}	24°	10°	14°	28
5.	H.R.	m	34	Th_{12} (a)	Th_{11}/Th_{12}	30°	12°	21°	12
6.	B.J.	m	18	L_1 (f)	L_1	32°	9°	9°	6
7.	Sch.M.	f	17	L_1 (f)	L_1	29°	9°	9°	20
8.	J.M.	m	37	L_1 (a)	Th_{12}/L_1	37°	20°	26°	5
9.	J.H.	m	34	Th_{12} (a)	Th_{11}/Th_{12}	34°	6°	8°	3
10.	R.C.	m	52	Th_{12} (a)	Th_{11}/Th_{12}	35°	14°	19°	42
11.	B.P.	m	33	Th_{12} (a)	Th_{11}/Th_{12}	51°	26°	30°	9
12.	Sch.E.	f	23	L_1 (a)	Th_{12}/L_1	33°	12°	21°	5
13.	S.G.	f	47	L_2 (a)	L_1/L_2	19°	0°	0°	9
14.	F.A.	m	46	L_3 (a) (Pseudarthrose)	L_2/L_3	15°	0°	5°	7
15.	H.K.	m	28	Th_{11}/Th_{12} (a)	Th_{11}/Th_{12}	70°	40°	54°	6
16.	E.E.	f	24	L_1 (a)	Th_{12}/L_1	25°	12°	19°	4
17.	L.J.	m	20	Th_9 (Th_{10}, Th_{11}) (f)	Th_8/Th_{10}	44°	18°	20°	14

In 15 von insgesamt 17 Fällen erfolgte die Aufrichte-Osteotomie durch den beschriebenen Zugang am thoracolumbalen Übergang. In 12 Fällen handelte es sich um alte Frakturen, bzw. um Hyperkyphosen nach konsolidierter Fraktur. Die durchschnittliche Primärkorrektur betrug 21°, die definitiv erreichte 16°.

Literatur

1. Mac Nab I (1977) Backache. Williams & Wilkins, Baltimore
2. Morscher E (1970) Operative Aufrichtung fixierter Hyperkyphosen durch vordere Wirbelsäulenosteotomie. Z Orthop 108:516
3. Morscher E (1972) Operative Aufrichtung von Wirbelfrakturen. Mschr Unfallheilk 75:555–559
4. Morscher E (1977) Operationen an den Wirbelkörpern der Brustwirbelsäule. Arch Orthop Unf-Chir 87:185–203
5. Morscher E (1978) Wirbelkörpereingriffe mit vorderem Zugang. Zbl Chirurgie 103: 1105–1111
6. Morscher E (1980) Korrektur der Hyperkyphose bei frischen und alten Wirbelkompressionsfrakturen. Orthopädie 9/1:77–83
7. Nissen R. Persönliche Mitteilung

Folgezustände nach Wirbelsäulenverletzungen

G. Muhr und H. Tscherne

Einleitung

Die Therapieprinzipien für Gelenkfrakturen (Kongruenz, korrekte Achse und Funktions-
stabilität) haben auch an der Wirbelsäule unverändert Gültigkeit. Wird dagegen verstoßen,
treten erhebliche und folgenschwere Funktionsstörungen auf.

Pathophysiologie

Unerwünschte Folgezustände nach Wirbelsäulenverletzungen sind Instabilität und nicht
kompensierbare Achsenfehler (Tab. 1).

Bei der *Instabilität* kommt es zu abnormen Bewegungen im verletzten Funktionsseg-
ment. Diskus- und Bandverbindungen sind insuffizient oder gar nicht verheilt, die chronische abnorme Beweglichkeit führt zur Synoviitis der Wirbelgelenke und Dehnung der
Schmerzreceptoren in den Bändern. An der Brustwirbelsäule treten Beschwerden in den
Costotransversalgelenken auf. Da die Instabilität durch die paravertebrale Muskulatur
kompensiert werden muß, zeigen sich schmerzhafte Muskelverspannungen. Insgesamt
ist das Bewegungssegment verletzungsanfälliger geworden, relativ geringe Traumen können
zu folgenschweren Schäden führen.

Eine Sonderform ist die Pseudarthrose des Dens axis. Trotz ungestörter Funktion ist
die fibröse Verbindung nicht in der Lage, die notwendige Stabilität zu garantieren. Gelegenheitsursachen (Raufhändel, Schleuderverletzungen etc.), können zu akuten Instabilitäten mit Todesfolge führen.

Durch Kompression des spongiösen Wirbelkörpers entstehen *Achsenknickungen*. Starke
Gibbusbildungen führen zu Subluxation der Wirbelgelenke mit nachfolgender chronischer
Synoviitis und Arthrose. Langfristig wird der funktionelle Kompensationsrahmen angren-
zender Bewegungssegmente überfordert, es resultieren reaktive Spondylarthrosen. Die
Erscheinungen sind umso stärker ausgeprägt, je schwerer der Achsenfehler ist und ab-
hängig vom Vorzustand der Wirbelsäule und Ort der Deformität. Knicke am Scheitelpunkt
einer Kyphose (Brustwirbelsäule) sind bekanntlich wesentlich weniger störend als an
Krümmungsrandbezirken (thorako-lumbaler Übergang, untere Lendenwirbelsäule).

Tabelle 1. Folgeschäden nach Frakturen oder Luxationen an der Wirbelsäule

Unerwünschte Folgezustände

Instabilität oder/und
Starker Achsenknick
    Führen zu
Synergistendekompensation
(Spondylarthrose)
Muskelatrophie
Progred. Neurol. Störungen

An der Halswirbelsäule kann es bei Luxationsfrakturen zu Verletzungen und nachfolgender Vernarbung der prävertebralen Muskulatur kommen. Daraus resultiert eine vertebro-myogene Zwangshaltung.

Letztlich ist noch auf die chronischen Störungen vor allem im Bereich der Halswirbelsäule nach Weichteilverletzungen hinzuweisen, *die posttraumatischen Zervikalsyndrome*. Muskelhämatome, Einrisse und Bandverletzungen führen zu Narben mit Störung in den Gleitverschiebeschichten und rezidivierenden Subluxationen. Dies wird z.T. durch eine auffällige, psychische Veränderung der Patienten überlagert, was die Diagnostik und die Klärung von Zusammenhangsfragen erschwert. Einen Sonderfall stellt die narbige oder knöcherne Einengung der A. vertebralis (A. vertebralis-Syndrom) dar mit Nacken- und Kopfschmerzen, Schwindelattacken und akustischen oder oculären Phänomenen.

Diagnostik

Schmerzen nach Wirbelverletzungen sind nicht selten, eine genaue Differenzierung ist notwendig. Neben der Kontrolle von Statik und Funktion müssen Dolenzen und Muskelzustand beurteilt werden. Bei Instabilität werden die Schmerzen auf das verletzte Segment bezogen, palpatorisch ist die Interspinalgegend, aber auch der Bereich der Wirbelgelenke druckschmerzhaft. Röntgenfunktionsaufnahmen beweisen die pathologische Beweglichkeit (Abb. 1).

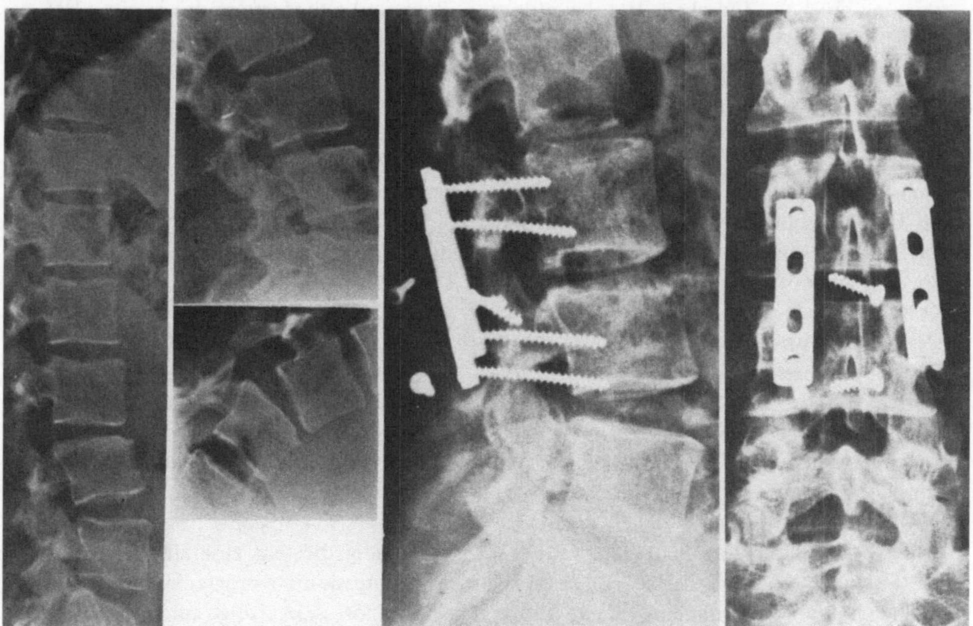

Abb. 1. Achsenfehler (aufgehobene Lordose) und Instabilität (Funktionsaufnahmen !) 1 Jahr nach „Vorderkantenfraktur" mit Subluxation L_3-L_4 und chronischen Beschwerden. Dorsale Fusion des Segmentes durch Verschraubung der Gelenke, Plattenosteosynthese und Spanfixation an die Dornfortsätze. 6 Monate postoperativ als Krankenschwester tätig

Bei Achsendeformitäten existieren noch keine zuverlässigen Parameter für die Relation von Gibbus und Beschwerdebild. Starke Achsenknickungen verursachen lokale Druckschmerzen, vor allem dann, wenn zusätzlich eine Instabilität besteht. Ist es zur stabilen Heilung gekommen, so treten Überlastungsbeschwerden am Scheitelpunkt des Kompensationsbereiches auf.

Therapie

Konservative Maßnahmen erschöpfen sich in physikalischer Behandlung. Zusätzlich sind oft analgetisch-antiphlogistische Medikamente notwendig. Die Infiltration lokal schmerzhafter Stellen (Wirbelgelenke, Muskelansätze) hilft nur temporär. Diese Infiltration kann bei isolierten Schmerzherden eine diagnostische Hilfe sein. Die anschließende percutane Denervation bringt Beschwerdefreiheit.

Die *operative* Therapie hat das Ziel, schmerzhafte Instabilitäten zu beseitigen oder Achsenfehler zu korrigieren. Bei gleichzeitigen Radiculo- oder Myelopathien müssen Wurzel oder Mark entlastet werden. Gewählt wird jene Technik, die risikoarm mit geringstem Funktionsverlust zum Ziel führt. Dies kann auf dorsalem wie ventralem Wege möglich sein.

Die Wirbelsäule ist von *dorsal* in gesamter Länge zugänglich. Dorsale Fusionen werden ausgeführt: Am occipito-zervikalen Übergang bei schmerzhaften Arthrosen nach Atlasberstungsbrüchen. Zwischen Protuberantia occipitalis und Dornfortsatz des zweiten Halswirbelkörpers wird ein cortico-spongiöser Block mit einer Zuggurtung verklemmt. Dens-Pseudarthrosen können auf ventralem wie dorsalem Wege stabilisiert werden. Gebräuchlich ist die Technik nach Gallie [2], wo zwischen Atlasbogen und Dornfortsatz von C2 ein cortico-spongiöser Span mit einer Drahtzuggurtung fixiert wird. Dorsale Fusionen an Brust- und Lendenwirbelsäule machen sich den Zuggurtungseffekt zunutze. Ein Maximum an Stabilität ist anzustreben, was mit Zuggurtung und H-Span nicht gewährleistet ist. Bessere Implantate sind Harrington-Stäbe [1], die externe Fixation (Magerl [3]) und die Plattenosteosynthese nach Roy-Camille [4]. Immer muß Spongiosa angelagert werden, um eine solide Verknöcherung zu erzielen (Abb. 1).

Nachgabe des dorsalen Weges sind eine oft schwere Muskelschädigung, bedingt durch Desinsertion und Quetschung, sowie die mögliche Läsion des Ramus dorsalis, wenn im Bereich der Querfortsätze operiert wird.

Der *vordere* Zugang ermöglicht eine Stabilisierung an mechanisch optimaler Stelle, nämlich zwischen den Wirbelkörpern. Die Fusion wird an der Hals- und Lendenwirbelsäule vorteilhaft mit einer Plattenosteosynthese kombiniert, was eine Frühmobilisierung ermöglicht. Durch die Brustwirbelsäulenkyphose kann der Span verklemmt und auf eine Platte verzichtet werden.

Bei Achsenknickungen ist eine Aufrichtung notwendig. Besteht zusätzlich eine Instabilität, kann es durch narbige oder knöcherne Kompression zu progredienten neurologischen Störungen kommen. Die nun notwendige Dekompression erfolgt durch Entfernung des störenden dorso-cranialen Wirbelabschnittes, aber auch durch die Aufrichtung (Abb. 2). Im Gegensatz zu frischen Frakturen erfolgt die Achsenkorrektur im Intervertebralspalt. Bei sehr lange bestehenden Verkrümmungen an der Brustwirbelsäule mit Osteoporose und Vernarbung der prävertebralen Weichteile ist dies schwer oder gar nicht möglich.

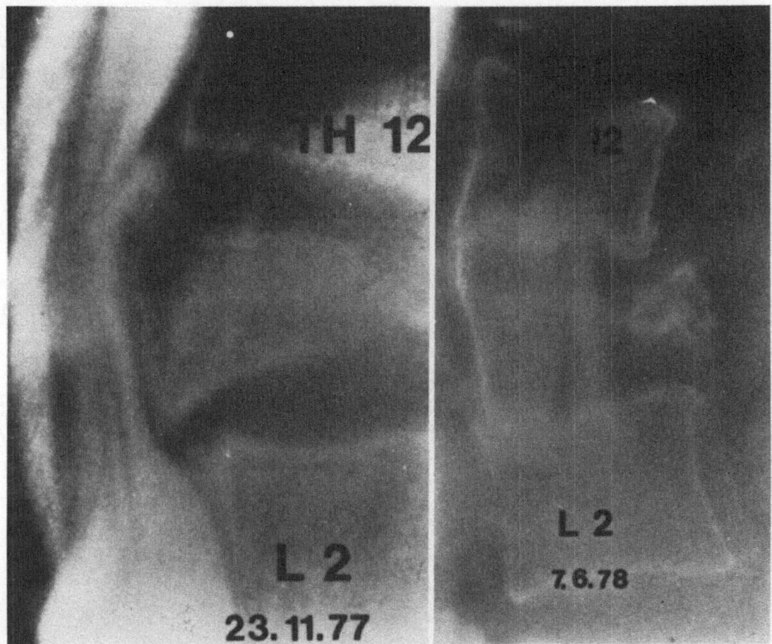

Abb. 2. Zunehmende Cauda-Kompressionsymptomatik 3 Jahre nach Fraktur von L_1. Nach linksseitiger anterolateraler Dekompression, Teilspondylektomie und Fusion mit autogenem cortico-spongiösen Span völlige Beschwerdefreiheit

Neben den Fusionen ist noch auf *Schmerzeingriffe* hinzuweisen. Es handelt sich hier um Denervationen und Desinsertionen im Bereich der Wirbelgelenke, Wirbelfortsätze und Muskel-Bandansatzstellen.

Einen Sonderfall stellt die posttraumatische Einengung der A. vertebralis dar. Nach angiographischer Sicherung von Diagnose und Lokalisation wird durch eine Transversotomie entlastet.

Krankengut und Ergebnisse

An der Unfallchirurgischen Klinik der Medizinischen Hochschule Hannover wurden zwischen 1970 und Dezember 1979 31 Korrektureingriffe an der Wirbelsäule vorgenommen. In 21 Fällen war davon die Halswirbelsäule, 3 mal die Brustwirbelsäule und 7 mal die Lendenwirbelsäule betroffen. 24 mal standen Instabilitätsbeschwerden, z.T. verbunden mit Achsendeformitäten im Vordergrund, 7 mal erzwangen zunehmende neurologische Symptome die Operation. Das auslösende Trauma lag 3 Monate bis 12 Jahre zurück.

An der Halswirbelsäule wurde 3 mal von ventral und 18 mal von dorsal (Denspseudarthrosen und Occipito-Zervikalfusionen) eingegriffen. 3 Spondylodesen der Brustwirbelsäule erfolgten transthorakal, an der Lendenwirbelsäule wurden 5 ventrale und 2 dorsale Fusionen durchgeführt.

Eine gleichzeitige Dekompression wegen Radiculo- oder Myelopathie war je 3 mal an der Hals- und Lendenwirbelsäule und 1 mal an der Brustwirbelsäule notwendig. Die neurologische Symptomatik, die vor der Operation in 7 Fällen eine deutliche Progredienz zeigte, war postoperativ bei 3 Patienten völlig beseitigt und in 4 Fällen wesentlich gebessert worden. Eine Verschlechterung wurde nie beobachtet, ebensowenig eine Infektion oder Pseudarthrose.

Literatur

1. Flesch JR, Leider LL, Erickson DL, Chou SN, Bradford DS (1977) Harrington instrumentation and spine fusion for fractures and fracture-dislocations of th thoracic and lumbar spine. J Bone Jt Surg 59-A:143
2. Gallie WE (1939) Fractures and dislocations of the cervical spine. Amer J Surg 46:495
3. Magerl F. Persönliche Mitteilung
4. Roy-Camille R, Saillant G, Marie-Anne S, Mamoudy P (1980) Behandlung von Wirbelfrakturen und -luxationen am thorako-lumbalen Übergang. Orthopäde 9:63

Begutachtung von Wirbelsäulenverletzungen

W. Spier

Diagnostik und Therapie von Wirbelsäulenverletzungen sind manchmal recht problematisch. Einem weiteren Problem begegnet der Arzt meist erst erheblich später, nämlich dann, wenn eine Begutachtung des Wirbelsäulenschadens erforderlich wird.

Die Folgen nahezu aller schweren Unfälle wird heute in irgendeiner Form von einer Versicherung gedeckt. Die Leistungen variieren hier je nach Versicherungszweig erheblich. Aufgabe des ärztlichen Gutachters ist es, dem Versicherungsträger über die Unfallfolgen objektivierbare Angaben zu machen, auf welche sich die Entschädigung stützen kann.

Bei der Beurteilung von Wirbelsäulenschäden gehen die Ansichten von Patient und Gutachter oft weit auseinander. Das soziale Unfall- und Versorgungsrecht in Deutschland bringt es mit sich, daß der unfallbedingte Schaden meist durch eine Rente auszugleichen ist. Ein solches Versicherungssystem bietet naturgemäß einen starken Anreiz zu bewußter oder unbewußter Übertreibung. Der Patient verbindet mit der Tatsache eines „gebrochenen Rückens" eine überaus schwere Schädigung seines Körpers, entsprechend hoch sind seine Erwartungen auf die finanzielle Entschädigung seines Leidens und entprechend stark werden die subjektiven Beschwerden von psychischen Faktoren überlagert.

Demgegenüber ist die ärztliche Auffassung über die Bedeutung eines Wirbelbruches eher optimistisch. In den USA z.B., wo es keine Berentung in unserem Sinne gibt, sind Patienten mit einem Kompressionsbruch eines Wirbelkörpers ohne neurologische Ausfälle nach 6–8 Wochen wieder arbeitsfähig; die Wirbelkörperfraktur wird dort offensichtlich als verhältnismäßig leichte Unfallfolge angesehen.

Lob [3] hat die Beschwerden von Gruppen versicherter und nicht versicherter Patienten miteinander statistisch verglichen. Er stellte fest, daß die nicht Versicherten bei annähernd gleichem objektiven Befund signifikant seltener Schmerzen angaben und mit ihrer Arbeit besser zurecht kamen als die Gruppe der Versicherten. Man könnte daraus folgern, daß die Beschwerden nach Wirbelsäulenverletzungen vor allem in der Psyche des Verletzten fixiert sind und einem Rentenwunsch entsprechen. Die meisten Unfallfolgen an der Wirbelsäule könnten damit in der Begutachtung weitgehend vernachläßigt werden, zumal mit zunehmendem Alter jeder Mensch durch schicksalsmäßig auftretende Verschleißerscheinungen mehr oder weniger starke Rückenschmerzen bekommt.

Der gangbare Weg liegt, wie oft, in der Mitte zwischen Überbewertung und Verharmlosung.

Maßstab der Bewertung von Spätfolgen nach Wirbelsäulenverletzungen sollten stets objektivierbare Veränderungen sein. Ein mathematischer Beweis ist in der Medizin weder möglich noch erforderlich. Nach dem Versicherungsrecht ist es ausreichend, daß die vom Patienten geklagten Beschwerden mit hinreichender Wahrscheinlichkeit objektivierbar sind. Die Möglichkeit allein reicht zur Begründung nicht aus. Die Maxime „in dubio pro aegroto" ist in der Begutachtung nicht anwendbar.

Jeder Begutachtung muß ein ausführlicher, genauer Befund zugrunde liegen, der auch unfallunabhängige Veränderungen einschließt. Er ist schon deshalb nötig, um spätere Besserungen oder Verschlimmerungen abzugrenzen.

In der Beurteilung sind neben den Beschwerden funktionelle Ausfälle zu berücksichtigen: Beweglichkeit der gesamten Wirbelsäule und des verletzten Segmentes, Verbiegungen, Körperhaltung, Zustand der Rückenmuskulatur und neurologische Ausfälle.

Letztere können so mannigfaltig und so gravierend sein, daß ihre Erörterung und Bewertung diesen Rahmen sprengen würden. Es empfiehlt sich in solchen Fällen, eine neurologische Zusatzbegutachtung einzuholen, deren Ergebnis jedoch nicht ohne weiteres zur unfallchirurgischen Bewertung addiert werden darf, da sich die Beschwerden oft überlappen.

Das Röntgenbild in 2, besser in 4 Ebenen, mit Darstellung der angrenzenden Wirbelsäulensegmente gibt darüber Aufschluß, ob es sich nur um eine Kantenabsprengung ohne Höhenminderung handelt, ob eine mehr oder weniger starke Keilform vorliegt oder ob eine Instabilität des Wirbelsäulengefüges zurückblieb. Lob [3] stuft die „voll ausgebildete Wirbelverletzung" als besonders schwere Schädigung ein und versteht darunter die Verschiebung von Wirbelkörperfragmenten, den Vorfall von Bandscheibengewebe in die Fraktur und den Bruch von kleinen Wirbelgelenken. Bedeutsam für die Bewertung ist stets die Frage, ob die Nachbarsegmente gut beweglich und in der Lage sind, einen Funktionsausfall zu kompensieren. Kommt es im Verlauf zu einer Verblockung verletzter Segmente durch knöcherne Spangenbildung, so läßt sich hierdurch eine Besserung der Beschwerden objektivieren.

Erst die Zusammenschau von Beschwerden, funktionellem Zustand und Röntgenbefund läßt eine einigermaßen gerechte Beurteilung zu, wobei zu berücksichtigen ist, daß sich die verletzungsbedingten Schmerzen erfahrungsgemäß im Verlauf von Monaten bis Jahren bessern und auch durch Gewöhnung und Anpassung an die Verletzungsfolgen eine gewisse Besserung zu erwarten ist.

Eine endgültige Beurteilung sollte man daher erst 1 1/2 bis 2 Jahre nach dem Unfall treffen.

Für den Arzt ist es eine unangenehme Aufgabe, Verletzungsfolgen in Bruchteilen der Arbeitsfähigkeit oder in Prozenten ausdrücken zu müssen. Im Laufe der Zeit haben sich jedoch gewisse Bewertungsgrundlagen herauskristallisiert, die von Ärzten, Versicherungsträgern und Sozialgerichten gleichermaßen anerkannt sind. Innerhalb dieser Eckpfeiler sollte sich die ärztliche Beurteilung bewegen, wobei jeder Schematismus zu vermeiden ist. Man sollte sich darüber klar sein, daß die ärztliche Begutachtung nur eine Empfehlung darstellt, an welche Versicherungen und Gerichte nicht zwingend gebunden sind. In aller Regel aber wird man das Gutachten der Entschädigung zugrunde legen. Der Gutachtenauftrag an den Arzt ist der Beweis, daß sich der Auftraggeber der Kompetenz des Gutachters unterwerfen möchte. In Streitfällen dagegen wird zum Beispiel vom Sozialgericht das Gutachten berücksichtigt, das wegen seiner Klarheit, logischen Konsequenz und kritischen Würdigung aller Fakten überzeugt. Die Ausführlichkeit, gemessen an der Seitenzahl, hat untergeordnete Bedeutung.

Die verschiedenen Versicherungszweige stellen recht unterschiedliche Fagen an den Gutachter. Einige Begriffe sollen hier definiert und in ihrer Anwendung auf Wirbelsäulenverletzungen skizziert werden:

Arbeitsfähig ist ein Patient dann, wenn er seiner früheren oder einer ähnlichen Tätigkeit wieder nachgehen kann. Medizinisch gesehen ist die Arbeitsunfähigkeit meist identisch mit der Behandlungsbedürftigkeit der Unfallfolgen. Nach einem einfachen Kompressionsbruch sollte der Patient nach spätestens 6 Monaten wieder arbeitsfähig sein. Schwerarbeit oder erhebliche Verformungen können die Arbeitsfähigkeit hinauszögern oder Berufsunfähigkeit bedingen.

Erwerbsunfähigkeit im Sinne der Invalidenversicherung ist dann anzunehmen, wenn der Patient nicht mehr in der Lage ist, die Hälfte dessen zu erwerben, was eine gesunde Person mit ähnlicher Ausbildung durch Arbeit zu verdienen pflegt. Eine Wirbelfraktur allein begründet eine solche Invalidität nur in den seltensten Fällen, sie ist jedoch als Teilursache bei anderen schweren Veränderungen zu berücksichtigen.

Berufsunfähigkeit kann für Schwerarbeiter bei schweren posttraumatischen Verformungen gegeben sein, für die Umschulung sind Berufe mit leichterer Arbeit zu empfehlen, die jedoch nicht vollschichtig im Sitzen, sondern bei gelegentlichem Aufstehen und Umhergehen ausgeführt werden sollte.

Die Minderung der Erwerbsfähigkeit (MdE) in der gesetzlichen Unfallversicherung entschädigt die körperliche Beeinträchtigung, die verminderte Arbeitsmöglichkeit, die Erschwerung des wirtschaftlichen Fortkommens und die Notwendigkeit, den Arbeitsplatz oder den Beruf zu wechseln. Die Bewertung erfolgt abstrakt und bezieht sich auf den allgemeinen Arbeitsmarkt, der individuelle Beruf des Verletzten bleibt außer in extremen Härtefällen unberücksichtigt.

Grundlagen sind Rententabellen, die etwa im „Unfallmann' von Liniger/Molineus [2] oder in der „Unfallbegutachtung" von Günther/Hymmen [1] zusammengestellt sind. Die dort veröffentlichten Prozentzahlen zeigen, daß bei Wirbelsäulenverletzungen der Entscheidung durch den Gutachter verhältnismäßig großer Spielraum gelassen ist (Tabelle 1 und 2).

In Deutschland, aber auch im deutschsprachigen Ausland ist es üblich, den unkomplizierten Kompressionsbruch im ersten Jahr etwa mit 30%, im zweiten Jahr mit 20% zu bewerten und zur Dauerrente nur dann eine rentenberechtigende MdE von 20% oder darüber einzuschätzen, wenn stärkere Bewegungseinschränkungen, Formänderungen oder neurologische Ausfälle als Unfallfolge zurückgeblieben sind.

Die Versorgungsämter, Träger der Versorgung von Kriegsopfern und von Schäden während des Dienstes bei der Bundeswehr, entschädigen ebenfalls unter Berücksichtigung der MdE. Die Richtlinien des Bundesarbeitsminsteriums, das hierfür zuständig ist, unterscheiden sich nicht wesentlich von den Tabellen der gesetzlichen Unfallversicherung (Tabelle 3).

Die Gliedertaxe, nach welcher die private Unfallversicherung entschädigt, läßt sich auf Wirbelsäulenverletzungen nicht anwenden. Der Gutachter hat daher bei der Bemessung zu berücksichtigen, zu welchem Prozentsatz der Versicherte durch die Verletzung behindert ist, eine Erwerbstätigkeit auszuführen, die seinen Kräften und Fähigkeiten entspricht.

Die Haftpflichtversicherungen sind gehalten, den konkreten materiellen Schaden zu ersetzen. Der Gutachter muß dabei die individuelle Situation des Betroffenen in den Mittelpunkt stellen und aufzeigen, inwieweit die persönlichen Fähigkeiten des Verletzten durch den Wirbelsäulenschaden im Berufs-, aber auch im Privatleben beeinträchtigt sind.

Erst die Kenntnis des individuellen Befundes, darüber hinaus aber auch der speziellen Fragestellungen der einzelnen Versicherungsträger befähigen den Gutachter zu Äußerungen, die den berechtigten Ansprüchen und Erfordernissen von Patient und Versicherer gleichermaßen gerecht werden.

Besondere Schwierigkeiten ergeben sich, wenn sich der Gutachter zur Entstehung oder Verschlimmerung eines Wirbelsäulenleidens durch einen Unfall äußern soll. Es überschreitet den Rahmen dieser Zusammenfassung bei weitem, unfallbedingte Einflüsse auf sämtliche bekannten Wirbelsäulenerkrankungen aufzuzeigen.

Tabelle 1. Liniger/Molineus: Der Unfallmann [2]

Dorn- oder Querfortsatzfrakturen	0–20 %
Wirbelkörperbrüche ohne neurologische Ausfälle im 1. Jahr nach dem Unfall	20–40 %
Wirbelbrüche oder Verrenkungen mit Rückenmarksbeteiligung	80–100 %

Tabelle 2. Günther Hymmen: Unfallbegutachtung [1]

Dornfortsatzbruch	0 %
Querfortsatzbruch	0 %
Wirbelkörperbruch ohne Nervenbeteiligung, je nach der Leistungsfähigkeit der Wirbelsäule	10–20 %
Wirbelkörperbruch mit Beteiligung des Rückenmarks	50–100 %
Alleinige Blasen-, Mastdarmstörungen nach Wirbelbruch oder Bluterguß ins Rückenmark	30–100 %
Lähmungen beider Beine, der Blase und des Mastdarms nach Wirbelkörperbruch	100 %

Tabelle 3. Anhaltspunkte für die ärztliche Begutachtung Behinderter

Brüche von Dorn- oder Querfortsätzen im ersten Jahr	0–10 %
Wirbelkörperbruch ohne statische Auswirkung im ersten Jahr	0–20 %
Wirbelkörperbruch mit erheblicher Verformung im ersten Jahr	20–40 %
Wirbelkörperbruch vom zweiten Jahr an	10–20 %
Wirbelkörperbruch schief verheilt mit Bewegungsbehinderung und Beschwerden	20–40 %

Eine Verschlimmerung ist anzunehmen, wenn ein unfallunabhängiges Wirbelsäulenleiden durch ein Trauma nachhaltig beeinflußt wird. Eine vorübergehende Verschlimmerung liegt zum Beispiel dann vor, wenn eine osteochondrotisch veränderte Wirbelsäule von einer nachweisbaren schweren Zerrung oder Prellung betroffen wird. Man muß annehmen, daß dieses Trauma infolge des Vorschadens langsamer ausheilt und länger Beschwerden macht als bei gesunder Wirbelsäule. Nach Monaten, spätestens nach ein bis zwei Jahren jedoch mündet der Befund in den Zustand ein, der sich auch ohne Hinzutreten des Unfalles aus dem Vorschaden entwickelt hätte. Die Verschlimmerung ist abgeklungen und die Beschwerden müssen nun als unfallunabhängige gewertet werden.

Wesentlich mehr Probleme bietet die Beurteilung einer richtunggebenden Verschlimmerung. Sie ist dann anzunehmen, wenn ein unabhängiges Leiden durch den Unfall früher zur Entwicklung gebracht oder in seinem zeitlichen Ablauf beschleunigt wurde. Die Begutachtung ist dann besonders schwierig, wenn ein Leiden von sich aus in Schüben verläuft. Hier ist eine besonders kritische Prüfung erforderlich, ob ein geeignetes, also schweres Trauma vorlag, ob der Ort der Gewalteinwirkung mit der später festgestellten Verschlimmerung übereinstimmt und ob ein zeitlicher Zusammenhang zwischen Unfall und verstärktem Auftreten der Beschwerden bestand. Andererseits ist es möglich, daß ein akuter Schub nur zufällig im Anschluß an das Trauma auftrat, der Unfall also nur Gelegenheitsursache war. Wird eine richtunggebende Verschlimmerung anerkannt, so ist das ganze Leiden als Unfallfolge zu entschädigen.

Ähnliche Fragen wirft die Beurteilung des Unfallzusammenhanges eines Leidens auf, welches erst später festgestellt wurde. Das Kausalitätsbedürfnis des Patienten und manchmal auch des Arztes fördert fast immer irgendein Unfallereignis aus der Vergangenheit zutage, dem dann die Erkrankung angelastet wird.

Der Unfallbegriff ist als von außen auf den Menschen einwirkendes, körperlich schädigendes, plötzliches, d.h. zeitlich begrenztes Ereignis definiert. In aller Regel bedarf es einer schweren Gewalteinwirkung, die zu sofortiger Einstellung der Arbeit und zur Konsultation eines Arztes zwingt, um die Wirbelsäule zu schädigen. Ein Verheben oder ein bloßes Ausrutschen kommt nicht als wesentliche Ursache eines nachhaltigenden Wirbelschadens in Frage, auch wenn sich die Beschwerden erst seit diesem Ereignis manifestieren.

Ein traumatisch bedingter Bandscheibenschaden zum Besipiel erfordert ein schweres Trauma, das auch die angrenzenden Wirbel in irgendeiner Form verletzt. Die erwähnten „Ereignisse” sind in aller Regel nur Gelegenheitsursachen zum ersten Manifestwerden der Beschwerden. Der Bandscheibenvorfall hätte auch bei jeder anderen Gelegenheit außerhalb der Arbeitszeit auftreten können.

Eine chronische Lumbago nach einer Wirbelsäulenzerrung ist meist nicht Unfallfolge, die Zerrung heilt nach 2–3 Wochen ab, während die Lumbago ein längerdauerndes, rezidivierendes Leiden ist und nur bei unfallbedingten morphologischen Wirbelsäulenveränderungen anerkannt werden sollte.

Eine Spondylolyse bzw. -listhese ist unfallunabhängig; sie ist jedoch gegen unfallbedingte pseudarthrotische Wirbelbogenbrüche abzugrenzen. Bei Verschlimmerung einer Lyse durch einen Unfall muß das Trauma geeignet sein, den Gleitbezirk so stark zu schädigen, daß hierdurch das Gleiten in Gang kommt. Meist handelt es sich um eine zeitlich begrenzte Verschlimmerung.

Die Schipperkrankheit kann nie Unfallfolge sein, da sie nicht durch ein einmaliges Ereignis entsteht, wohl aber ist sie unter bestimmten Voraussetzungen als Berufskrankheit anzuerkennen.

Variationen der Wirbelsäulenanatomie (Halsrippen, Lendenrippen, Lumbalisation, Sacralisation) und Fehlbildungen (Block — Keil — Halbwirbel — Spaltbildungen) dürfen nicht als Unfallfolge verkannt und entsprechend entschädigt werden.

Entzündliche Erkrankungen (Osteitis, Tuberkulose) und Tumoren der Wirbelsäule können nur unter sehr kritischer Würdigung der Vorgeschichte und des Verlaufes anerkannt werden, also bei erheblichem Trauma sowie zeitlichem und örtlichem Zusammenhang.

Morbus Bechterew, M. Paget und generalisierte Spondylosis deformans der Wirbelsäule sind so gut wie nie Unfallfolge, jedoch können unfallbedingte Verschlimmerungen auftreten, wenn z.B. durch einen Wirbelbruch die Statik wesentlich verschlechtert wurde.

Jeder Fall ist individuell und äußerst kritisch zu entscheiden. An der Wirbelsäule gilt jedoch allgemein, daß die Wahrscheinlichkeit eines Unfallzusammenhanges umso kleiner ist, je weniger erheblich das angeschuldigte Trauma war.

Der hier gesetzte Rahmen erlaubt es nur, einige Grundregeln der Begutachtung von Wirbelsäulenverletzungen aufzuzeigen. Ein gewisser Schematismus ist unvermeidlich, wenn man diesen doch recht komplexen Zweig der ärztlichen Therapie bewältigen will. Die Zusammenstellung ausführlicher Rententabellen darf uns jedoch nicht dazu verleiten, nur noch das Schema zu sehen und darüber den Patienten zu vergessen, dessen körperliche Integrität man durch eine finanzielle Entschädigung nicht wiederherstellen kann.

Literatur

1. Günther E, Hymmen R (1972) Unfallbegutachtung. de Gruyter, Berlin New York
2. Liniger-Molineus (1974) Der Unfallmann. Barth, Frankfurt
3. Lob A (1954) Die Wirbelsäulenverletzungen und ihre Ausheilung. Thieme, Stuttgart

**Diskussionsbemerkungen und Empfehlungen aller Teilnehmer
(Leitung: G. Friedebold)**

Zusammengefaßt und redigiert von A. Rüter und C. Burri

Diagnostik

Anhaltende Beschwerden nach Wirbelsäulenverletzungen können bedingt sein durch:
Neurale Störungen,
Instabilität,
Deformität.

Die Veränderungen führen entweder zu lokalen Beschwerden in den unmittelbar traumatisch veränderten Segmenten oder in kompensatorisch beanspruchten entfernt liegenden Abschnitten der Wirbelsäule. Neurale Schäden können in Form radiculär ausstrahlender Schmerzen oder motorischer bzw. sensibler Ausfälle vorliegen.

Die sorgfältige Erhebung der Anamnese erlaubt zwar oft schon die erste Zuordnung zu einer dieser Gruppen. Häufig handelt es sich jedoch um komplexe Auswirkungen des Spätschadens, wie z.B. lokalen Beschwerden durch Instabilität und gleichzeitigen neurologischen Ausfällen.

Klagen über bewegungsabhängige Beschwerden lenken den Verdacht auf eine Instabilität. Deformitäten mit Hyperkyphosierungen, speziell im Bereich der Brustwirbelsäule, können Ursache von Beschwerden in der kompensatorisch hyperlordosierten Lenden- oder Halswirbelsäule sein. Hierbei sind nicht selten die primär traumatisch veränderten Segmente schmerzfrei, speziell wenn dort bereits eine knöcherne Abstützung eingetreten ist.

Als Ursache neuraler Irritationen kommen neben der Instabilität Einengungen des Wirbelkanals durch Bandscheibengewebe, Callusbildungen oder prolabierte Fragmente in Betracht. Isolierte Nervenwurzelstörungen sind meist durch Einengungen im Foramen intervertebrale verursacht.

Die Beurteilung der Beschwerden erfordert Einblick in die Gesamtstruktur der Wirbelsäule. Daher müssen Röntgenaufnahmen nicht nur der ehemals traumatisierten Region, sondern aller Wirbelsäulenabschnitte in ausreichender Qualität zur Verfügung stehen. Ein Verdacht auf Instabilität wird durch Funktionsaufnahmen in der Sagittalebene, bei entsprechender Symptomatik zusätzlich in der Frontalebene näher geklärt. Ergänzende Schrägaufnahmen geben Aufschluß über Form und Stellung der Gelenkfortsätze und Konfiguration der Zwischenwirbellöcher.

Die neurologische Befunderhebung schließt die Diagnostik ab.

264

Therapie

Der größte Teil anhaltender Beschwerden nach Verletzungen der Wirbelsäule geht von schmerzhaft verspannten Muskelgruppen aus. Zu ihrer Behandlung steht zunächst die breite Palette physikalischer Maßnahmen, gegebenenfalls unterstützt durch Analgetica und Antirheumatica zur Verfügung. Während sich Beschwerden durch fixierte Fehlstellungen hierdurch zumindest vorübergehend meist günstig beeinflussen lassen, werden Schmerzen durch eine Instabilität nicht wesentlich gemildert. Diese Behandlung muß umso mehr bei neurologischen Irritationen versagen.

So ergeben sich sichere und relative aber empfehlenswerte Indikationen zur operativen Behandlung von Spätschäden. Sichere Indikationen:

Neurologische Irritationen oder Ausfälle durch Kompression des Myelons oder der Nervenwurzel.
Denspseudarthrosen,
Bewegungs- oder haltungsabhängige Beschwerden bei nachgewiesener Instabilität.

Vor dem Entschluß, eine Instabilität der operativen Versteifung zuzuführen, sollte die Auswirkung der beabsichtigten Maßnahme durch vorübergehende äußere Ruhigstellung mittels auch umfänglicher Korsette geprüft werden. Nur wenn diese Immobilisation die Beschwerden erheblich verringert, kann von einer operativen Versteifung derselbe Effekt erwartet werden.

Empfehlenswerte Indikationen

Beschwerden bei posttraumatischer Fehlstellung der Wirbelsäule, die konservativ nicht ausreichend beeinflußt werden können, sofern dem Patienten die Operation ohne größeres Risiko zugemutet werden kann, und er selbst auf diesen Eingriff drängt. Hierbei ist die Indikation umso eher gegeben, wenn andere, auch nicht traumatische Veränderungen der Wirbelsäule bestehen, die die Kompensation der traumatischen Fehlstellung beeinträchtigen.

Der Eingriff sollte jedoch nur durchgeführt werden, wenn ausreichende konservative Maßnahmen die Beschwerden nicht genügend reduzieren können.

Operationstechnik

Störungen des Rückenmarks durch in Fehlstellung verheilte Fragmente, überschießende Callusmassen oder Bandscheibengewebe machen eine ventrale Exposition des Wirbelkanals notwendig. Nach Ausräumung der Bandscheibe im veränderten Segment kann die Revision durchgeführt und anschließend die interkorporelle Spondylodese in Korrekturstellung durchgeführt werden.

Auch korrekturbedürftige Fehlstellungen erfordern eine ventrale Korrektur. Diese erfolgt bei verheilten Brüchen in der benachbarten Bandscheibe, nur bei noch nicht konsolidierten Frakturen im Wirbelkörper selbst.

Mit Ausnahme einer atlanto-axialen Instabilität, z.B. bei Dens-Pseudarthrosen, wird ein instabiles Wirbelsäulensegment am zuverlässigsten durch eine ventrale Verblockung ruhiggestellt. Nur wenn eine Zerreißung des gesamten dorsalen Bandkomplexes Ursache der pathologischen Beweglichkeit ist oder gleichzeitig eine Revision der Zwischenwirbellöcher durchgeführt werden muß, soll die Versteifung von dorsal durchgeführt werden.

Bei der sogenannten globalen Instabilität, die bei nicht verheilten Frakturen eines Wirbelbogens nach Luxationsfrakturen angetroffen werden kann, wird eine Fusionierung von ventral und dorsal notwendig.

Die Frage, ob es mit Sicherheit Grenzwerte der traumatischen Gibbusbildung gibt, oberhalb denen mit konservativ unbeeinflußbaren Beschwerden gerechnet werden muß, kann aufgrund der in der Diskussionsrunde vorhandenen Erfahrungen nur insoweit beurteilt werden, daß Winkelbildungen von über 40° fast immer der Aufrichtung bedürfen.

Da hierzu aber häufig nicht die Beschwerden im verletzten Segment, sondern in der kompensatorisch mehr beanspruchten Hals- oder Lendenwirbelsäule zwingen, ist die Toleranzgrenze an den Zustand der Bandscheiben in diesen Segmenten gebunden. Mit zunehmender Degeneration sinkt die Grenze des schmerzfrei Ertragenen. Hieraus ergibt sich die Folgerung, daß einerseits auch Spätschäden, d.h. Beschwerden nach Jahrzehnten auftreten können und andererseits eine Indikation zur Korrektur umso eher besteht, je schlechter die Wirbelsäule insgesamt ist. Dies betrifft insbesondere das Zusammentreffen von traumatischer Gibbusbildung und vorbestehendem M. Scheuermann oder beginnendem M. Bechterew.

Begutachtung

Das eigentliche Problem der Begutachtung liegt nicht so sehr in der richtigen Einschätzung der funktionellen Auswirkung der Unfallfolgen. Schwierigkeiten macht vielmehr die Abgrenzung von Vor-, Nach- und Folgeschäden. Eine gerechte Zuordnung der geklagten Beschwerden macht immer die röntgenologische Darstellung der gesamten Wirbelsäule notwendig, die nicht selten durch zusätzliche Funktions- und Schrägaufnahmen ergänzt werden muß.

Auch gutachterlich ist die „herdferne" Auswirkung von Fehlstellungen zu beachten und anzuerkennen.

Sachverzeichnis

W. Heipertz, E. Schmitt

Wirbelsäulen-erkrankungen

Diagnostik und Therapie

Unter Mitarbeit von D. Ruckelshausen

1978. 121 Abbildungen. X, 196 Seiten
(Kliniktaschenbücher)
DM 24,60
ISBN 3-540-08787-7

Inhaltsübersicht:
Form und Funktion der Wirbelsäule. – Untersuchung der Wirbelsäule. – Wirbelsäulenveränderungen bei den Systemerkrankungen. – Aseptische Nekrosen der Wirbelsäule. – Fehlbildungen der Wirbelsäule. – Säuglingskoliose. – Haltungsstörungen. – Juvenile Kyhose (Morbus Scheuermann, Adoleszentenkyphose). – Skoliose. – Degenerative Wirbelsäulenerkrankungen. – Spondylogene Syndrome. – Die Bechterew'sche Erkrankung (Morbus Pierre-Marie-Strümpell-Bechterew). – Spondylitis. – Geschwülste der Wirbelsäule. – Osteoporosen und Osteosklerosen. – Verletzungen der Wirbelsäule und des Rückenmarks. – Chirotherapie, vertebragene Störungen und ihre Behandlung.

Diagnostik und Therapie der Wirbelsäulenerkrankungen gehören zu den Hauptaufgaben der Orthopädie. Hier ist dieses Fach in allen seinen Bereichen angesprochen: Prävention, Diagnostik, konservative und operative Behandlung, technische Orthopädie, Rehabilitation. Die Entwicklung neuer Methoden hat die früher ungünstige Prognose bei vielen Wirbelsäulenerkrankungen gewandelt. Die Darstellung dieser Fortschritte macht das Buch besonders interessant, da es trotz gebotener Kürze die wensentlichen Kenntnisse auf dem Gebiet der Diagnose und Therapie bis hin zur manuellen Medizin vermittelt. Namhafte Autoren beschreiben ihre Erfahrungen über Funktion, angeborene und erworbene Funktionsstörungen und deren Behandlung aus der Sicht ihrer Spezialabteilung. Gleichzeitig ist dieses Buch in so allgemein verständlicher Form geschrieben, daß es auch den in Ausbildung befindlichen und niedergelassenen Allgemeinarzt anspricht, dem es somit eine wertvolle Hilfe bei der Früherkenung und Prävention von Krankheiten des Stützorganes bietet.

H. J. Fichtner

Berufliche Rehabilitation bei Erkrankungen des Haltungs- und Bewegungsapparates

Herausgeber: Stiftung Rehabilitation, Heidelberg

1977. 5 Abbildungen, 64 Tabellen. VIII, 65 Seiten.
(Rehabilitation und Prävention, Band 3)
DM 28,–
Mengenpreis ab 20 Exemplare: DM 22,40
ISBN 3-540-08233-6

Inhaltsübersicht:
Die Behinderung. – Multifaktorielle Probleme innerhalb unserer Leistungsgesellschaft. – Umfassende Rehabilitation. – Aufgaben medizinischer, beruflicher und sozialer Fachdienste. – Berufliche Rehabilitation. – Berufliche Qualifikation bei Erkrankungen des Haltungs- und Bewegungsapparates am Modell des Berufsförderungswerkes Heidelberg. – Diskussion.

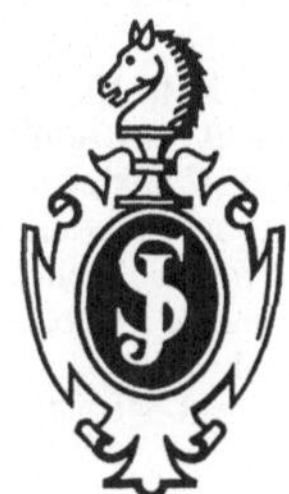

Springer-Verlag
Berlin
Heidelberg
New York

Hefte zur Unfallheilkunde

Beihefte zur Zeitschrift „Unfallheilkunde/Traumatology"

Herausgeber: J. Rehn, L. Schweiberer

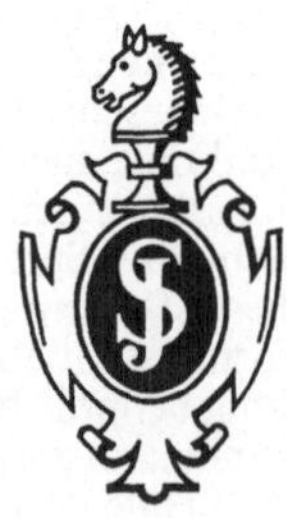

Springer-Verlag
Berlin
Heidelberg
New York